Jens Waschke

Cutting edge: Anatomie – Woher? Wohin?

Warum nicht nur Vesal und Leonardo, sondern auch Goethe, Aristoteles und die Humboldt-Brüder Leichen im Keller hatten und das uns samt den Politikern auch heute nicht schaden würde

Jens Waschke

Cutting edge: Anatomie – Woher? Wohin?

Warum nicht nur Vesal und Leonardo, sondern auch Goethe, Aristoteles und die Humboldt-Brüder Leichen im Keller hatten und das uns samt den Politikern auch heute nicht schaden würde

lehmanns media

Impressum

Bibliografische Information der Deutschen Nationalbibliothek
Die Deutsche Nationalbibliothek verzeichnet diese Publikation in der Deutschen Nationalbibliografie; detaillierte bibliografische Angaben sind im Internet unter http://www.dnb.de abrufbar.

Helmholtzstr. 2-9
10587 Berlin
Design: Jens Waschke
Grafik: Andreas Dietz
Satz & Layout: LaTeX(Libertinus) Volker Thurner, Berlin
Druck und Bindung: Totem • Inowrocław • Polen

ISBN 978-3-96543-474-5 www.lehmanns.de

Anatomie des Buches

für meine Familie

Meine Liebe und Inspiration

Kapitel 1

Wofür der Aufschnitt?

Von Andreas bis Gunther

❓ Was haben Goethe & Leonardo da Vinci mit Aristoteles und Empedokles gemein?

🎓 Sie waren Anatomen.

Die „Mona Lisa" und der „Faust" und damit das wohl berühmteste Gemälde der Welt und eines der wohl wichtigsten literarischen Werke aller Zeiten, wurden von Anatomen geschaffen. Und auch die Elemente Erde, Feuer, Wasser und Luft sowie die Klassen des Tierreichs wurden von Anatomen definiert.

Und ich sage nicht, Leonardo da Vinci und Johann Wolfgang von Goethe seien nicht die eigentlichen Schöpfer dieser Kunstwerke gewesen. Vielmehr behaupte ich, dass Leonardo und Goethe Anatomen waren. Andere dagegen wie der Politiker Christian Lindner oder der Philosoph Noah Yuval Harari sind keine Anatomen und werden wohl leider auch keine mehr. Das hätte aber auch keiner von uns vermutet, nehme ich an. Andere Philosophen wie Aristoteles und Empedokles dagegen erfüllten die Kriterien dagegen schon. Ein Anatom wurde sogar Bischof, ein anderer hatte eine Leitungsfunktion in einem Pharmakonzern. Eine erstaunliche Anzahl von Anatomen waren Leibärzte, Lehrer und Berater von Kaisern, Königen, Herzögen, Zaren und Emiren. Und einzelne übernahmen sogar mehrere dieser Funktionen und waren damit Multitalente oder sogar Universalgenies. Zusammenfassend kann man festhalten, dass für zweitausendfünfhundert Jahre viele große Dichter und Denker Anatomen waren oder sich zumindest sehr intensiv mit der Anatomie beschäftigt haben.

Das wirft für mich die Frage auf, warum das heute nicht mehr der Fall ist. Wohl kaum, weil heute alle die Anatomie ihres eigenen Körpers verstehen!

Vielleicht muss ich allerdings ein wenig weiter ausholen, damit Sie meiner Argumentation folgen können. Vor allem, wenn ich aus meinen Ausführungen ableiten möchte, dass die Anatomie zwar sicher nicht über das Schicksal einer Gesellschaft entscheidet, aber immerhin doch der Stellenwert der Anatomie als Teil der Bildung ein guter Indikator dafür ist, wie es um die Wertschätzung von Fakten in dem jeweiligen Land steht. Und wenn diese Hypothese am Ende etwas weit hergeholt ist, dann bleibt hoffentlich wenigstens die Erkenntnis unstrittig, dass für jede und jeden einzelnen von uns die Anatomie des eigenen Körpers tatsächlich höchst relevant ist und Grundkenntnisse der Anatomie für die eigene Gesundheitskompetenz unabdingbar sind.

Fangen wir daher einfach an: Jede Disziplin hat ihre Helden und jede Religion ihre Göttinnen! Michael Jackson war in meiner Jugend der King of Pop und nun ist es vielleicht Elton John. Davor wurde Elvis als King des Rock'n'Roll verehrt. Heute wird Beyoncé des Öfteren mit einer Göttin verglichen. Die Queen of Pop verkörpert inzwischen eher Taylor Swift als Madonna, die diesen Titel verdiente, als ich noch jung war. Taylor Swift wurde 2023 zur Person des Jahres gekürt und konnte sich in diesem Wettbewerb gegen Präsidenten und Diktatoren durchsetzen. Und auch gegen Barbie, was die Auszeichnung in meinen Augen wieder ein wenig relativiert. Wir Anatomen haben drei solche „Godfathers", was sich besser und weniger nach Mafia anhört als die deutsche Übersetzung „Paten" und auch den Stellenwert eher trifft. Zum einen, weil drei eine gute Zahl ist, wie sie vielleicht auch aus Monthy Pythons Film „Ritter der Kokosnuss" wissen. Zum anderen, weil die Zahl drei in der Anatomie fast allgegenwärtig ist. Meinen Studierenden empfehle ich daher auch, wenn sie in einer Prüfung auf eine Frage keine Antwort wissen und zum Beispiel überlegen, wie viele Teile ein Organ hat, erst mal die Zahl drei in den Raum zu werfen. Drei Abschnitte haben die Speiseröhre, der Magen, der Dünndarm und der Analkanal, um nur mal bei den Abschnitten des Verdauungstrakts zu bleiben. Die Speiseröhre hat auch drei Engstellen. Drei Abschnitte hat auch der Harnleiter...

Wenn man genauer hinschaut, gab es natürlich viel mehr bedeutende Anatomen. Ich werde mich später sogar an einer Top Ten versuchen, da ich früher in meiner Jugend über einige Jahre hinweg die Music-Charts auf Bayern 3 im Radio verfolgt habe. Daran können sie erkennen, dass ich offensichtlich auch schon ein alter Anatom bin. Aber keine Sorge, in den Top Ten komme ich sicher nicht vor. Da ich überhaupt keine noch aktiv im Berufsleben stehenden Anatomen aufzählen werde, kommen auch in den Top Ten tatsächlich nur Anatomen vor, also Männer. Erfolgreiche Anatominnen, wie es heutzutage einige gibt, kennen wir nämlich noch nicht allzu lange. Vor dem Zweiten Weltkrieg gab es offenbar keine Frauen in offiziellen Leitungspositionen anatomischer Institute an den Universitäten. Aber einzelne Anatominnen gab es in der Geschichte eben doch und vielleicht würden sie, liebe Leserinnen, Ihre persönliche Bestenliste ja ganz anders zusammenstellen als ich.

Der vielleicht wichtigste Anatom war **Andreas Vesal**, der in seinem Standardwerk von 1543 erstmalig die ganze Anatomie systematisch und basierend auf eigenen Sektionen von Leichen beschrieben hat. Dabei hat er mit einer Vielzahl von Fehlern aufgeräumt, die sich eingeschlichen haben, weil die antiken Anatomen wie der Großmeister **Galen**, dessen Schriften über dreizehnhundert Jahre lang der Goldstandard waren, keine Menschen seziert hat, sondern Tiere. Vesal wird seitdem als der Begründer der modernen Anatomie angesehen. Daher verwundert es nicht, dass sich heutige Anatomen wie **Gunther von Hagens**, der die Technik der Plastination perfektioniert und damit die Körperwelten-Ausstellungen und das Plastinarium erfunden hat, sich ganz bescheiden gerne in einer direkten Linie zu Andreas Vesal sehen. Übrigens gehört Gunther nicht zu den Godfathers und ist inzwischen eher ein Schausteller als Anatom, was ungefähr dem Unterschied entspricht zwischen einem Betreiber einer Geisterbahn auf dem Jahrmarkt und einer Wissenschaftlerin an einer Universität. Fett gedruckt haben wir ihn, weil alle Anatomen in diesem Buch durch Fettdruck hervorgehoben werden, was also nicht heißen soll, sie wären wichtiger als die anderen genannten Personen wie Christian Lindner, nur so als Beispiel.

Leonardo da Vinci dagegen wird als Anatom unterschätzt und viele von Ihnen hätten ihn gar nicht im Triumvirat der Anatomie verortet. Der Grund ist, dass er es in seiner Hybris und aufgrund seiner Lateinschwäche versemmelt hat, sein Anatomiebuch fertigzustellen, und es bis zum Ende des 18. Jahrhunderts dauerte, bis jemand aus der Vielzahl von anatomischen Skizzen schlau genug wurde, um deren Bedeutung für die Wissenschaft im Allgemeinen und unser Fachgebiet im Besonderen zu erkennen. Vielleicht ist es bei Leonardo aber auch einfach so, dass ich seinen Stellenwert für die Anatomie überschätze, weil er unsere Disziplin durch seine anatomischen Studien adelt. Ungefähr wie der späte Johnny Cash, der in seiner Albenreihe „American recordings“ die Aufnahmen vieler Interpreten durch Cover-Versionen auf ein neues Niveau gehoben hat, wie z. B. „One“ von U2 oder

„Personal Jesus“ von Depeche Mode. Gut, werden sie sagen, diese Gruppen waren bereits vorher Superstars. Bei „The Mercy Seat“ von Nick Cave und „Hurt“ von Trent Reznor, dem Mastermind hinter den Nine Inch Nails, war es allerdings sicher so. Und Nick Cave und Depeche Mode interpretieren ihre Songs bei Konzerten seitdem auch anders, mit einem neuen „Spirit“. Vielleicht erhoffe ich daher auch, dass meine Anatomie-Vorlesungen vom Glanz Leonardos profitieren, wenn ich in diesen ein paar Bilder des Altmeisters zeige? Vielleicht schreibe ich auch nur deshalb Anatomie-Bücher, weil da Vinci in dieser Disziplin versagt hat? Ich glaube nicht. Aber, man weiß es nicht; man kann es nicht wissen…

Doch starten wir mal ganz am Anfang. Unser Fach Anatomie ist im Kanon der Fächer eines Medizinstudiums etwas Besonderes. Zum einen rühmen sich die Universitäten heutzutage gerne noch damit, eine fundierte anatomische Lehre mit Präparierübungen anzubieten. Wenn sie mal die Image-Filme ansehen, die manche Hochschule wie auch die Ludwig-Maximilians-Universität auf ihrer Webseite anbieten, könnten sie glatt zu der Annahme verleitet werden, Anatomie hätte einen hohen Stellenwert an einer Universität. Das ist ja eigentlich auch ganz nett und wohl der Bedeutung geschuldet, welche die Anatomie tatsächlich lange für die Universitäten hatte. Tatsächlich ist es allerdings besonders an den forschungsstarken Universitäten meist eher so, dass das Fach Anatomie eine Randerscheinung ist, weil die Fachvertreter der Anatomie nur selten in bedeutendem Ausmaß zum Forschungserfolg beitragen und damit für die Exzellenz-Strategie eher nicht relevant sind, in der die Unis um Gelder der Deutschen Forschungsgemeinschaft (DFG) und das damit verbundene Ansehen buhlen.

Wie passt das also zusammen, dass anatomische Lehre für die Mediziner-Ausbildung und auch für die Gesundheitskompetenz eines jeden einzelnen von uns einerseits hoch relevant ist, wie ich behaupte, und andererseits die Forschung in der Anatomie aber keine Spitzenklasse ist? Hängt das vielleicht miteinander zusammen? Und war das schon immer so? Diesen Fragen will ich in diesem Buch nachgehen.

In diesem Zusammenhang möchte ich betonen, dass es kein anderes medizinisches Grundlagenfach gibt, das so viele ethische Bezüge hat wie die Anatomie. Zum einen, weil das Leichenwesen in der Anatomie für den Präparierkurs heutzutage unabdingbar ist, da dieser einen zentralen Baustein unserer Lehre darstellt, und es ohne Leichen keinen Präparierkurs gäbe. Zum anderen wird einem die moralische Komponente auch bewusst, wenn man sich mit dem dunklen Kapitel der Anatomie zur Zeit des Nationalsozialismus auseinandersetzt. Damals gab es kein Körperspendewesen und in dieser Zeit wurde es nicht einmal vermisst, weil es plötzlich eher zu viele Leichen in der Anatomie gab. Heute dagegen könnte die Anatomie ohne Körperspenderinnen und Körperspender, die ihren Körper der Wissenschaft spenden, gar nicht existieren. Da kein Fach der Medizin eine längere Historie hat und über viele Jahrhunderte Medizin und Anatomie untrennbar und nahezu gleichzusetzen waren, kann man sich vorstellen, dass diese moralischen Spannungen öfter in der Geschichte der Anatomie relevant wurden. Heute wie wohl zu jeder Zeit spielt die Auseinandersetzung mit dem eigenen Tod eine nicht unerhebliche Rolle, wenn man sich mit Anatomie beschäftigt.

Das erklärt zumindest den Gruselfaktor, den unser Fach leider immer noch hat. Oder wie meine jungen Mitarbeiter sagen: Anatomie geht immer! Womit sie meinen, dass man mit dem Thema Anatomie als Beruf jeden Small Talk in gesellschaftlicher Runde bestreiten kann. Und was dazu führt, dass viele Anatomen meist nur sagen, sie seien Wissenschaftler oder so. Ich dagegen sage immer, ich bin Anatom, wenn mich einer fragt. Wahrscheinlich habe ich aber bloß nicht so viel soziale Kontakte, dass mir das Thema auf den Geist geht. Oder es liegt an der völligen Belanglosigkeit, mit der ich das sage. Eben so, wie ich es auch meinen Kindern erklärt habe, als diese noch klein waren und anfingen zu fragen, was ich denn so den ganzen Tag tue.

So, jetzt schauen wir mal, ob Anatomie wirklich so spannend ist, wie ich behaupte. Einen kleinen „Disclaimer" möchte ich noch vorausschicken, wie man heute so sagt, um mich zu exkulpieren, wie es früher auch nicht schöner hieß. Wenn sie historisch gebildet sind und vielleicht Frau oder Mann vom Fach, dann wird ihnen sofort auffallen, dass ich genau das nicht bin. Daher kann es sein, dass manche meiner historischen Beschreibungen ungenau oder auch falsch sind. Dankbar wäre ich, wenn Sie mir das schreiben würden, damit ich es womöglich verbessern kann, falls sich eine Gelegenheit bietet. Es handelt sich hier auch nicht um ein wissenschaftliches Buch, da es meinen Ansprüchen an eine gründliche Literaturrecherche nicht gerecht werden kann und ich zur Geschichte aus Büchern zitiere, statt die Originalquellen gelesen zu haben. Das ist wohl auch der Grund, warum ich das Manuskript in den letzten Jahren immer wieder beiseite gelegt habe und dachte, besser bliebe es in einer „Schublade" und mir der Nutzen für die Leser ohnehin unklar war.

Was ich bieten kann, ist die Sicht eines Anatomen auf die Entwicklungen in meinem Fach und die Bedeutung der Anatomie für uns als Individuen und unsere Gesellschaft. In Gesprächen innerhalb der Zwanglosen Gesellschaft in München (übrigens nicht gleichzusetzen mit der Zwanglos Gastronomie in Berlin, die an der Web-Adresse als Swinger-Club identifizierbar ist) bin ich aber doch zu dem Schluss gekommen, dass sich zumindest für manche junge Anatomin oder jungem Anatom die Lektüre trotz aller Limitationen meiner selbst doch lohnen könnte, da sie ihnen bei der Selbstverortung helfen kann. Als Einstieg in die Materie ist der Text hoffentlich auch angenehmer zu lesen als die anderen Abhandlungen über die Geschichte der Anatomie, die sogar für mich bisweilen zum Gähnen langweilig sind. Das Literaturverzeichnis am Ende der einzelnen Kapitel lässt schnell erkennen, welche Bücher es sich lohnt zu lesen, wenn Sie tiefer in die Geschichte einsteigen wollen. Allen voran möchte ich dafür das Buch „A History of Human Anatomy“ empfehlen, dessen erste Auflage von dem Anatomen **T.V.N. (Vid) Persaud** bereits 1997 verfasst wurde und für das Persaud eine enorme Zahl an Referenzen gesichtet hat. Da es sich im Folgenden in den meisten Fällen um Sekundärliteratur handelt, die ich zitiere, und keine Primärreferenzen recherchiert habe, ist das Literaturverzeichnis meistens auch recht kurz ausgefallen. Grundsätzlich kann man davon ausgehen, dass alle historischen Inhalte aus den Quellen stammen und nicht von mir beschrieben, sondern hier nur zusammengefasst wurden.

Das Ziel ist also, ein lebendiges Anatomie-Geschichtsbuch zu schreiben und kein wissenschaftliches. Bedenken Sie also, ich bin kein Historiker und erst recht kein Philosoph, sondern nur Anatom, falls Sie sich bei der Lektüre denken sollten:

Si tacuisses, philosophus mansisses!

Kapitel 2

Anatomie und Cutting edge

Wie passt das zusammen?

Sie wissen vielleicht zumindest grob, was Anatomie ist? Anatomie ist die Lehre vom Bau des Körpers, für uns vor allem des menschlichen Körpers. Aber natürlich können sie immer dann lesen „die Anatomie von diesem und jenem", wenn einer Sache mal so richtig auf den Grund gegangen werden, also ein Sachverhalt seziert werden soll. Wie bei dem aktuellen Film „Anatomie eines Falls" von Justine Triet aus dem Jahr 2023. Stripped to the bone – quasi!

Die wichtigste Technik zur Ergründung des Baus des menschlichen Körpers war vor der Erfindung des Mikroskops tatsächlich die Sektion, also das Aufschneiden von Leichen mit einem Skalpell. Der Begriff Anatomie kommt auch aus dem Griechischen und bedeutet so viel wie Aufschneiden. Damit war die Anatomie also schon immer „Cutting edge". Tatsächlich ist sie das auch durch die Einführung der Lichtmikroskopie in die medizinische Forschung im siebzehnten Jahrhundert geblieben, da man nun den Bau des Körpers noch genauer beschreiben konnte als es zuvor mit dem bloßen Auge möglich war. Ein paar der ersten Nobelpreise wurden zu Beginn des zwanzigsten Jahrhunderts an Anatomen für ihre bahnbrechenden Studien von Zell-Organellen oder Nervenzellen vergeben. Bis dahin war die Anatomie also tatsächlich die Speerspitze oder in diesem Kontext eher die Messerklinge der Medizinforschung. Bis zur Mitte des zwanzigsten Jahrhunderts und der Entdeckung der Elektronenmikroskopie, mit der man hochauflösend kleinste Strukturen der Körperzellen sehen kann, waren Studien zur Morphologie immer noch wichtig, wurden aber zunehmend nicht vor Anatomen, sondern von Zellbiologen durchgeführt. Da die Forschung inzwischen viel experimenteller geworden ist und beschreibende Studien zur Struktur in ihrer Bedeutung abgenommen haben, gehen seitdem kaum mehr höchste Forschungsauszeichnungen an Anatominnen und Anatomen. Heute gibt es auch viel mehr Forschungsdiziplinen in der Wissenschaft als früher.

Über mehrere Jahrhunderte war es fast üblich oder zumindest häufig, dass Universitäten durch einen Anatomen geleitet wurden. Noch zwischen 1900 und 1910 wurde der Dekan an der medizinischen Fakultät in Montpellier, das im Mittelalter ab 1137 neben Salerno und Bologna eines der ersten Zentren war, an denen Anatomie seit dem Untergang des Römischen Reiches überhaupt wieder praktiziert wurde, noch anhand seiner anatomischen Präparationsfertigkeiten bestimmt[1].

Auch wenn ich diesen Text in der zweiten Hälfte des letzten Jahrhunderts geschrieben hätte, dann hätten wir immer noch viele Kollegen in unseren Reihen gehabt, die als Präsidenten ihrer Universitäten oder Dekane medizinischer Fakultäten zu den ganz zentralen Figuren in der Akademie gezählt haben. Heute ist das selten und ich kenne nur zwei ausgebildete Anatominnen, die Präsidentinnen einer Universität waren oder sind.

Männliche Kollegen kenne ich übrigens keine, allerdings sind einige Vizepräsidenten und Dekane oder sind es gewesen. Was hat also zu diesem Bedeutungsverlust unseres Faches in der Forschung und an den Universitäten geführt? Was sagt uns dieser Relevanzschwund über die Gesellschaft, in der wir leben? Und was können wir aus diesen Entwicklungen für unser Leben lernen?

Mal sehen, ob ich zur Beantwortung dieser Fragen etwas beitragen kann.

Literatur

1. Bartens W. Als die Medizin Wissenschaft wurde. Süddeutsche Zeitung. 2024; Nr. 35.

Kapitel 3

Medizin in den Kinderschuhen

Anatomie im Alten Ägypten, Mesopotamien, Indien und China

Wie man immer wieder feststellen kann, weiß man als Normalmensch kaum etwas darüber, wie sich die Medizin entwickelt hat. Als Studentin oder Student der Medizin geht es einem da nur wenig anders. Es gibt im Medizinstudium zwar das Fach „Geschichte der Medizin". Oft aber wird dieses Stoffgebiet der Medizingeschichte so randständig unterrichtet, dass man in Anbetracht der „großen Fächer" im Medizinstudium einfach keinen Kopf dafür hat, sich mit den eigentlich extrem spannenden Inhalten der Medizingeschichte auseinanderzusetzen. Bei mir war das im Studium sogar so, dass man den „Sitzschein" bekommen hat, ohne jemals in der Vorlesung gesessen zu haben. Und so kam es, dass ich zum ersten Mal ernsthaft mit dem Fach Geschichte der Medizin konfrontiert wurde, als es mir neben meinen Hauptfächern Innere Medizin, Chirurgie und Pathologie als viertes Fach im dritten Staatsexamen am Ende meines Studiums zugelost wurde. Ich weiß noch genau, dass ich einfach nur perplex war, als ich den Brief mit meiner Fächereinteilung öffnete. Wie ich an dieser Stelle gestehen muss, bin ich im Studium ein ziemlicher Streber gewesen, der sehr zwanghaft jeden Tag ab morgens um acht Uhr gelernt hat, auch wenn Semesterferien waren. Daher dachte ich, ich wäre für das Examen ganz gut aufgestellt und habe mir gewünscht, ein anderes großes Fach wie Neurologie zugelost zu bekommen. Geschichte dagegen war ein Schock, da ich auf diesem Gebiet buchstäblich NICHTS wusste. Zum Glück hatte meine Prüfungsgruppe aber einen sehr verständnisvollen und bodenständigen Dozenten, der die Bedeutung seines Faches für uns angehende Mediziner richtig einzuschätzen wusste. Er hatte ein kleines Buch von ungefähr hundert Seiten parat, dass er einfach unter uns vier Prüfungskandidaten aufteilte und die Themengebiete so geschickt sezierte, dass in der Prüfung den Mitprüfern aus den Hauptfächern der Eindruck vermittelt wurde, wir hätten alle ein umfassendes medizingeschichtliches Wissen, obwohl wie alle nur unsere fünfundzwanzig Seiten beherrschten. An dieser Stelle ein dickes Dankeschön an Dr. D.!

Heute hat sich übrigens die Zielsetzung des Faches Geschichte der Medizin weiterentwickelt, da jetzt neben der Historie auch die Ethik der Medizin vermittelt wird. Zu Recht liegt der Fokus heutzutage sogar oft auf der Ethik, wie man im Rahmen der Covid-Pandemie nicht nur erkennen konnte, wenn Ärzte über die Triage von Patienten diskutierten, also die Frage, wem man die begrenzten Behandlungskapazitäten zukommen lassen möchte und wem nicht. Oder denken Sie mal an die anderen sehr aktuellen Themen wie Hilfe beim Suizid durch Ärztinnen und Ärzte, Priorisierungen bei Transplantationen und Impfungen. Dann wird klar, warum die geschichtlichen Aspekte sogar noch an Relevanz verlieren und es neben den Historiker noch die Ethiker gibt, die um die raren Professuren an den Universitäten konkurrieren. Wobei viele zunehmend beide Aspekte in ihrer

Tätigkeit vereinen. Die ganz Schlauen erforschen sogar die Geschichte der Ethik in der Medizin!

Nach diesem kurzen Exkurs am Ende meines Studiums habe ich mich dann für ein paar Jahre nicht mehr mit der Geschichte der Medizin beschäftigt. Erst später in meiner Weiterbildung in der Anatomie, als ich mich 2005 zur Prüfung zum „Fachanatom der Anatomischen Gesellschaft" angemeldet hatte, verspürte ich das Bedürfnis, wenigstens ein wenig über die Geschichte meines Faches zu wissen. Die Namen der alten Anatomen waren ja in vielen Fachbegriffen (sogenannten Eponymen) verewigt, sodass man mit den geschichtlichen Bezügen immer mal wieder konfrontiert worden war. Trotzdem war auch diese Idee – rückblickend – absurd, sich in Anbetracht eines so großen Stoffgebietes auch noch mit dessen historischen Wurzeln beschäftigen zu wollen, zumal klar war, dass diese sicher nicht in der Prüfung Thema sein würden. Aber wie gesagt hatte ich in meiner leicht zwanghaften Art das Gefühl, wenigstens ein kurzes Buch zur Geschichte der Anatomie lesen zu müssen. Dies fand ich in „Das anatomische Zeitalter" von Ralf Vollmuth, das sich besonders mit den Entwicklungen während der Renaissance beschäftigt, in der die moderne Anatomie begründet wurde. Nach der Lektüre hatte ich wenigstens ein bisschen Ahnung und kann das Buch als wissenschaftlichen Einstieg in die Thematik nur empfehlen. Ein paar Jahre später, als ich 2008 als Professor in Würzburg die Begleitvorlesungen zum Präparierkurs halten durfte, verlor ich am Anfang auch immer ein paar Worte zu den Anfängen der Anatomie, weil ich mir das bei den „alten Anatomen" so abgeschaut hatte. Trotzdem fühlte ich mich immer unsicher und unwissend, wenn ich über die Geschichte der Anatomie sprach. Nach meinem Wechsel nach München kam dann eine Kollegin aus der Geschichte der Medizin mit der Frage auf mich zu, ob wir nicht zusammen in einer Vorlesung von zwei Perspektiven die Geschichte der Anatomie mit ihren moralischen Aspekten beleuchten wollen.

Wie schon festgestellt, geht es den meisten Menschen so wie mir bis zum Ende meines Medizinstudiums. Von den Entwicklungen, die über viele Jahrhunderte den medizinischen Wissensfortschritt unserer Gesellschaft in Europa prägten, hat man keinen blassen Schimmer. Daher möchte ich in diesem Buch einen kurzen geschichtlichen Abriss der Anatomie von der Antike bis zur Gegenwart geben und dabei auch auf ein paar zentrale Erkenntnisse der anatomischen Lehre in den einzelnen Epochen eingehen. Zugeben will ich allerdings an dieser Stelle, dass sowohl die Entwicklung der Anatomie als Wissenschaft als auch der Medizin als Krankheitslehre aus der Perspektive der westlichen Welt dargestellt wird. Dabei wird – wie so oft – übergangen, dass es bereits im Alten Ägypten vor 5 000 Jahren ein gut organisiertes Gesundheitssystem gab, bei dem zumindest den Pharaonen sogar auf einzelne Körperabschnitte spezialisierte Fachärzte zur Seite standen[1]. Der älteste ägyptische Papyrus, einer Schriftrolle, die nach dem Finder als Edwin Smith-Papyrus benannt wird, geht auf den Zeitraum zwischen 2 500–3 000 v. Chr. zurück. Hier wurde zum ersten Mal das Gehirn mit seinen Häuten genannt und auch die Form und Lage der inneren Organe beschrieben[1, 2]. Da in Ägypten auch bereits Beine amputiert und ab 1 000 v. Chr. mit Prothesen versehen wurden, kann man annehmen, dass auch weiteres anatomisches Wissen vorhanden war, auch wenn es keine Hinweise auf Anatomie als eigenständigem Fach gibt, da nicht seziert wurde. In Mesopotamien wurden bereits 2 000 Jahre v. Chr. sehr detaillierte Gipsmodelle von Leber und Gallenblase mit ihren Blutgefäßen angefertigt[1].

Ähnlich war es auch in Indien, wo es schon im ersten Jahrtausend v. Chr. eine hochentwickelte Medizin gab[1]. Die berühmten Hindu-Ärzte Atreya und Susruta haben bereits im sechsten Jahrhundert v. Chr. das Skelett beschrieben und eine Anleitung für anatomische Präparationen verfasst. Da es bereits zu dieser Zeit einen Austausch zwischen indischen und griechischen Gelehrten gab, ist es auch möglich, dass anatomische Kenntnisse im alten

Griechenland durch die Studien der Hindu-Ärzte beeinflusst wurden[1].

Im Chinesischen Reich gehen die Anfänge wohl noch weiter zurück. Der chinesische Herrscher Huang Di (2 600 v. Chr.) soll einen medizinischen Kanon zusammengestellt haben, in dem festgehalten wird, dass das Herz die Kontrolle über den Blutfluss habe[1, 3]. Herz und Hirn sind daher also nicht nur die wichtigsten, sondern auch die „ältesten" bekannten Organe und wurden lange vor den Anfängen der Anatomie in der westlichen Welt „entdeckt". Da diese Schrift tatsächlich eher in den beiden Jahrhunderten vor Christus in China angefertigt worden war, ist also nicht mal sicher, wer die Organe jetzt zuerst er/gefunden hat. Interessant ist, dass nur für zwei Zeiträume in der chinesischen Geschichte anatomische Sektionen dokumentiert sind, die mit zwei Hochphasen der Anatomischen Forschung im Westen zusammenfallen[3]. Zum einen zur Zeit der Herrschaft von Wang Mang (9–23) und dann in der Song-Dynastie (960–1279). Bei genauer Betrachtung gehen diese beiden Perioden allerdings der Schaffenszeit von **Galen** (129–216) und **Mondino de Liucci** (1270–1326) voraus, sodass nicht davon auszugehen ist, dass die anatomischen Fortschritte aus dem Westen importiert worden sind, sondern höchstens umgekehrt[3]. Die zweite Phase deckte sich recht genau mit der Schaffenszeit von **Avicenna** (980–1037 n. Chr.) in Persien. Es ist also möglich, dass auch China von den alten Schriften Galens erreicht wurde, bevor dort wieder mit der Präparation begonnen wurde. Die revolutionären Fortschritte in der Renaissance, die von Italien ausgingen, sollen durch die Jesuiten-Mission während der Ming-Zeit (1368–1644) nach China überliefert worden sein[3].

Im Jahr 16 nach Christus soll ein Hofarzt des Kaisers Wang Mang an einem Hingerichteten Blutgefäße detailliert vermessen haben[4]. Dabei handelt es sich um die erste dokumentierte anatomische Sektion eines Menschen in China. Aus dieser Zeit existieren genaue Beschreibungen und Längenangaben zum

Beispiel einzelner Abschnitte des Verdauungstrakts vom Mund bis zum Anus[3]. Die Erkenntnisse wurden wohl im ersten und zweiten Jahrhundert in einen Medizinkanon aufgenommen. Die Wiederbelebung der Anatomie soll dann zwischen 1041 und 1048 stattgefunden haben, als eine Gruppe Gefangener von einem Arzt seziert wurde[3]. Man kann nur hoffen, dass diese das nicht lebendig ertragen mussten, was aus den Schilderungen nicht eindeutig hervorgeht. Bemerkenswert ist, dass ein Zeichner dabei anatomische Tafeln erstellt haben soll, was es so zu dieser Zeit im Westen wohl noch nicht gegeben hat[3]. Auch die Qualität der ersten überlieferten Abbildungen aus dem Werk „Cunzhen tu“ von 1113, die recht detailliert die Brust- und Bauchorgane aus verschiedenen Perspektiven darstellen, waren ihrer Zeit weit voraus und erinnern eher an die Skizzen von Leonardo da Vinci vierhundert Jahre später[3]. Diese Zeichnungen wurden zusammen mit medizinischen Schriften zwischen 1304 und 1313 ins Persische übersetzt, sodass sich spätestens zu dieser Zeit die anatomischen Erkenntnisse Galens mit denen aus China vermischt haben.

Zusammenfassend ist anzunehmen, dass die Anatomie im antiken China und bis in das Mittelalter hinein den Entwicklungen in der westlichen Welt in nichts nachstand, und wohl erst Vesal in der Renaissance über dieses Niveau hinausging. Im Unterschied zur westlichen Welt, wo nahezu zeitgleich zu China erst Galen und später Mondino die Anatomie weiterentwickelten oder wiederbelebten, deren Namen in die Annalen der Anatomie eingegangen sind und daher auch in unserem Anatomie-Ranking vorkommen, sind die Phasen der anatomischen Sektion in China nicht mit Namen einzelner Anatomen assoziiert[3]. Vielleicht, weil sich damals schon die Individuen der Gemeinschaft untergeordnet haben und ihre Leistungen als Errungenschaften der Gesellschaft zählten. Oder weil die Geistesleistung, Anatomie als zentrale Disziplin der Wissenschaft anzusehen, eher bei den Herrschern selbst lag als bei den ausführenden Präparatoren.

Aber wann und wie ging es denn in der westlichen Welt los mit der Krankheitslehre und der Anatomie?

Literatur

1. Persaud TVN, Loukas M, Tubbs RS. A history of human anatomy. Springfield: Thomas; 2014.
2. Toellner R. Illustrierte Geschichte der Medizin. Andreas und Andreas, Verlagsbuchhandel, Salzburg; 1978.
3. Hirth MH. Anatomie in China – Eine Spurensuche. 2. Auflage. München: Kiener; 2018.
4. Camilleri G. Entwicklung der Anatomie in China. Zeitschrift für Chinesische Medizin 2/2016.

Kapitel 4

Anatomie und Beobachtung

Anatomie im antiken Griechenland: Alkmaion, Empedokles, Hippokrates, Aristoteles

Am Anfang waren Anatomie und Medizin eins. Oder anders ausgedrückt: Da so wenig Wissen über Bau und Funktion des menschlichen Körpers vorhanden war, konnte man allein aus diesem Grund noch nicht viel als Therapie anbieten. Im antiken Griechenland war eine Sektion menschlicher Körper von Verstorbenen verboten, deshalb blieben nur Studien an Tieren. Die ersten genaueren anatomischen Studien überhaupt wurden wohl vom Arzt und Philosophen **Alkmaion** (um 570–500 v. Chr.) aus Kroton durchgeführt, der ein Zeitgenosse, wahrscheinlich sogar Schüler des Mathematikers Pythagoras war[1, 2, 3]. Die Stadt heißt heute Crotone und liegt in Kalabrien/Italien. Das muss schon ziemlich lange her sein, da mir der „Satz des Pythagoras" seit meiner frühen Schulzeit nicht mehr begegnet ist. Die

Medizinschule in Kroton war eine der ersten überhaupt. Alkmaion beschrieb den Augapfel und den Sehnerv als dessen Verbindung zum Gehirn und unterteilte die Blutgefäße bereits in Arterien und Venen[1]. Daher wird er als Erfinder der Dissektion, also der Präparation von Körpern, angenommen, obwohl er diese wohl nicht systematisch angewendet hat. Alkmaion soll auch die Intelligenz im Gehirn und nicht im Herz verortet haben, was schon mal beweist, dass er beide Organe gekannt haben muss[4]. Er hat auch als erster die Ohrtube beschrieben, die dann im sechzehnten Jahrhundert in Rom von **Bartolomeo Eustachi** (ca. 1510–1574) nochmals entdeckt wurde und daher auch heute noch als Eustachi-Röhre bekannt ist[1]. Sie dient der Belüftung des Mittelohrs, damit das Trommelfell gut schwingen kann und wir ungestört hören können. Bereits dieses frühe Beispiel zeigt, dass die Belegung von anatomischen Strukturen mit Eigennamen oft fehlerhaft ist. Doch dazu später mehr.

Wenig später hat wohl **Empedokles** (um 495–435 v. Chr.) einen menschlichen Fetus seziert und dessen Muskeln und Bänder beschrieben[1,2]. Aus heutiger Sicht verblüfft dies, war aber erlaubt, da man es sich damals einfach gemacht hat und davon ausging, der Fetus hätte nicht gelebt. Heute wäre das undenkbar, da man die Fetalperiode als den Abschnitt von der neunten Entwicklungswoche bis zur Geburt definiert, in der bereits alle Organe angelegt sind. Heute wird heftig diskutiert, ob das Leben bereits mit der Befruchtung der Eizelle beginnt, mit der Einnistung in die Gebärmutter im Stadium eines Bläschens (Blastozyste) zwischen dem 5. und 10. Tag nach der Befruchtung, oder spätestens mit der Entwicklung des Nervensystems des Embryos in der dritten Woche. Das ist wichtig für die Entscheidung, bis zu welchem Stadium wissenschaftliche Versuche erlaubt sein sollten. Auch Empedokles war übrigens Philosoph und behauptete von sich, übernatürliche Kräfte zu besitzen, die sich nicht auf die Heilung von Kranken und die Auferweckung von Toten beschränkten, sondern auch auf den Lauf von Flüssen und gar der Sonne erstreckten[1]. All dies zeugt zumindest von einem „gesunden“ Selbstbewusstsein, reicht aber nicht ganz aus für die Aufnahme in unsere Top Ten der Anatomie, obwohl er sonst echte Meisterleistungen vollbrachte. Zum Beispiel definierte er die vier Elemente Erde, Luft, Feuer und Wasser und benannte auch die Körperflüssigkeiten, die später von Hippokrates zu einer Erkrankungslehre ausgebaut wurden[1]. Er begründete auch die Kreislaufforschung, indem er annahm, dass das Herz den Körper mit einer angeborenen Hitze als zentrale Lebensenergie versorgte.

Der Begründer und damit „Urvater der Medizin“ war **Hippokrates** (460–370 v. Chr.) von Kos, der als Arzt in Griechenland praktizierte[1,2]. Er wendete Heilversuche an, die erkennen ließen, dass ihm bewusst war, dass eine Erkrankung mit einer Störung im Aufbau oder einer beeinträchtigten Funktion des Körpers einherging. Zumindest wurde wohl ab dem vierten Jahrhundert v. Chr. von seinen Schülern das Corpus Hippocraticum als ein Sammelsurium von ungefähr sechzig Schriften zusammengestellt, dessen Erkenntnisse auf den Ur-Arzt zurückgehen sollen. Die Art der Entstehung war damit grob mit der Bibel vergleichbar. Hippokrates kannte die Knochen des Schädels und auch Organe wie Lungen, Nieren, Darm und Harnblase[1,2]. Er hatte aber von den Organen und der Anordnung der Blutgefäße nur spekulative Vorstellungen, die schwer nachvollziehbar sind, wenn man auch nur einmal in einen Körper reingeschaut hat. Das lässt vermuten, dass er sich bei seinen Studien nur auf Ansehen und Anfassen beschränkte, aber kein Skalpell für eine Sektion ansetzte. Er war also anatomisch gesehen ein Theoretiker und kein Forscher[2]. Das Gehirn sah er als Drüse an, die Schleim absonderte, um den Körper zu kühlen[1]. Da auch wir davon ausgehen, dass unsere Gedanken vom Gehirn „abgesondert“ und damit sezerniert werden, stimmen wir also soweit mit Hippokrates überein, was die Funktion des Gehirns angeht.

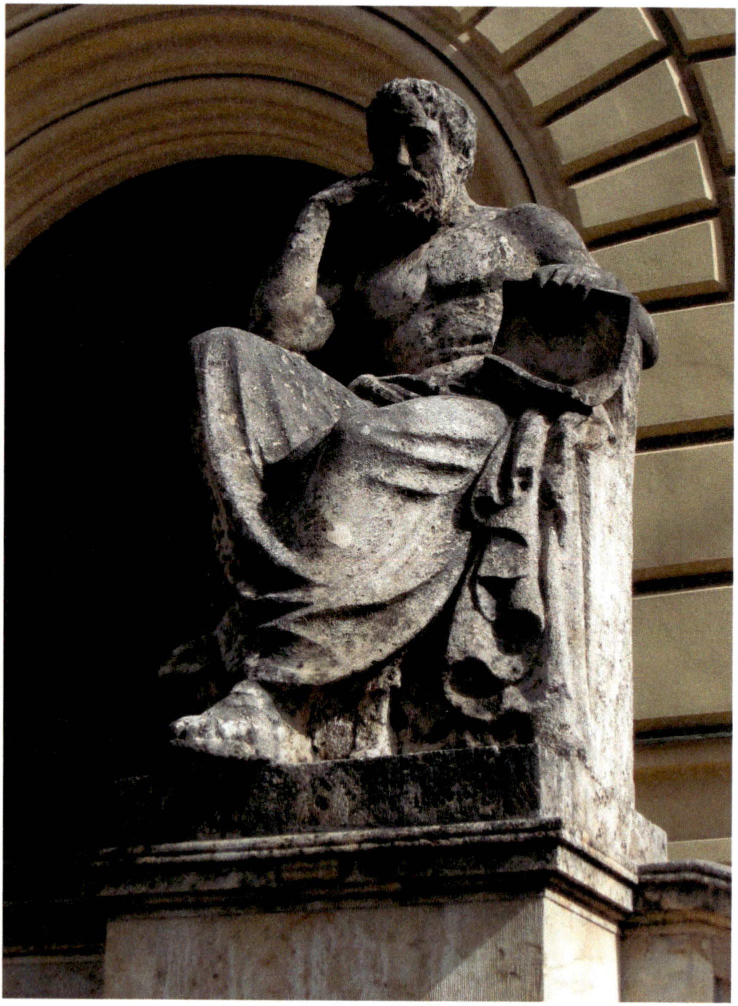

Abbildung 1: Hippokrates-Denkmal vor dem Eingangsportal der Bayerischen Staatsbibliothek München, Ludwigstraße 16; 1832–39 von Friedrich von Gärtner; Kopie von Karl Krohe (nach dem 2. Weltkrieg). Das Original von Francesco Sanguinetti (Entwurf: Ludwig Michael Schwanthaler) befindet sich seit 1964 auf dem Schulpark der Grundschule in Bernau am Chiemsee (Denkmal D-1-87-118-44).

Hippokrates leitete aus der Anatomie auch keine Krankheitstheorie ab, was wohl auch besser so war. Eher das Gegenteil war der Fall. Zum Beispiel wusste er, dass ein Arzt zur Entfernung von Harnsteinen aus der Blase die Harnblase aufschneiden müsste[1]. Der Eingriff hatte allerdings aufgrund fehlender Maßnahmen zur Gewährleistung von Hygiene, die natürlich noch unbekannt war, sowie zur Schmerzstillung und Narkose eine schlechte Prognose und führte nicht selten zum Tod der Patienten. Sowohl die Antisepsis zur Abtötung von Keimen als auch die Inhalationsnarkose wurden erst in der zweiten Hälfte des 19. Jahrhunderts entwickelt[5]. Und erst dann ging es wirklich aufwärts mit der Chirurgie. Zuvor verstarben also wohl deutlich mehr Patienten nach dem Eingriff als sonst an dem vergleichsweise harmlosen Leiden zugrunde gegangen wären, zumindest wenn der Stein nicht einen kompletten Harnstau verursacht, indem er den Blasenausgang oder die Harnröhre verlegt und dann tatsächlich auch heute noch einen Notfall darstellt, weil ein Harnstau die Funktion der Niere irreparabel schädigen kann.

Obwohl Hippokrates offenbar durchaus ein geschickter Chirurg war, der an Rumpf und Extremitäten operierte, beschränkte er im Fall der Harnsteinentfernung die Anwendung seines anatomischen Wissens darauf, von diesem Eingriff abzuraten[1,2]. So ist es seit dem 1. Jahrhundert schriftlich im Eid des Hippokrates festgelegt, den fertige Ärzte auch heute noch in abgewandelter Form ablegen. Diese Selbstbeschränkung finde ich allerdings sehr vorbildlich. Letztlich ist es auch genau das, was unser Gesundheitsminister Karl Lauterbach, seines Zeichens Mediziner und nicht Anatom, im Rahmen seiner im Jahr 2023 angedachten Krankenhausreform von den Ärzten verlangen wollte, als er forderte, dass Krankenhäuser komplizierte Eingriffe nur dann anbieten sollten, wenn sich die Ärzte und das Pflegepersonal auf diese auch spezialisiert hätten. Mit dieser Forderung konnte er sich leider nicht durchsetzen, woran man erkennen kann, dass Ärzte manchmal nur danach urteilen, was für sie technisch machbar ist, und dabei vergessen, dass nur zählen sollte, ob die Patientin oder der Patient von der Behandlung profitiert. Und damit meine ich nicht, dass dabei für die Ärztinnen und Ärzte immer finanzielle Anreize gegeben sein müssen, sondern es manche als eine Frage der Ehre empfinden zu helfen, wenn sie es können.

Der von Hippokrates vorgeschlagene medizinische Ansatz war eher ganzheitlich und so einfach, dass er auch heute noch gut per App zu vermitteln wäre und daher in unseren Tagen eigentlich immer noch ein Kassenschlager sein müsste. Das Konzept wird Vier-Säfte-Lehre genannt und beruht darauf, dass alle Erkrankungen durch ein Ungleichgewicht von vier Körperflüssigkeiten verursacht werden[1]. Auf schlau sagt man heute auch Humoralpathologie zu der Lehre, nach der Schleim, Blut, gelbe Galle und schwarze Galle zu Erkrankungen führen, wenn sie nicht im Gleichgewicht sind. Die Erfindung der Vier-Säfte-Lehre selbst wird Polybos, dem Schwiegersohn von Hippokrates, zugeschrieben[6]. Bis zum Ende des 16. Jahrhunderts wurde an den Universitäten wie in Heidelberg und Würzburg Hippokrates zu den „Klassikern" gezählt, deren Schriften für die Medizinerausbildung zugelassen waren[7]. Ein Grund war sicherlich, dass das Konzept der Humoralpathologie den Vorteil hatte, dass sich aus dem Ansatz, das Gleichgewicht der Säfte wiederherzustellen, konkrete Handlungsvorschläge ableiten ließen, wie zum Beispiel den Aderlass, also Blut abzulassen. Vielleicht hielt sich das Konzept daher über viele Jahrhunderte bis in die Neuzeit, als der Berliner Pathologe Rudolf Virchow (1821–1902) in den 1850er Jahren die Zellularpathologie präsentierte[2,6]. Diese führte jedes Krankheitsgeschehen auf eine Fehlfunktion einzelner Zellen zurück und stellt seitdem das anerkannte Konzept für die Krankheitsentstehung dar. Leider hat die Humoralpathologie auch den Fortschritt in der Medizin gehemmt, da ein chirurgischer Ansatz zur Entfernung eines kranken Organs mit diesem Krankheitsmodell nicht in Einklang zu bringen war.

Die Vier-Säfte-Lehre ist aus heutiger Sicht damit ebenso eingängig und wenig sinnvoll wie die Homöopathie, die von Samuel Hahnemann (1755–1843) etabliert wurde[6]. Dieser Therapieansatz basiert darauf, dass eine extreme Verdünnung des eine Krankheit auslösenden Stoffes als Therapie eingesetzt wird. Der Haken dabei ist, dass die Verdünnung so stark ist, dass rein rechnerisch kein einziges Molekül des jeweiligen Agens mehr in den als Globuli bezeichneten Zuckerkügelchen vorhanden ist. Das hat natürlich Vorteile, weil eigentlich keine schlimmeren Nebenwirkungen zu befürchten sind als die, die über den bösen Bruder des Plazebo-Effekts, also den Nozebo, hervorgerufen werden können. Und zwar deshalb, weil ja nur der gute Glaube in die Behandlung, also die Hoffnung, welche ja bekanntlich zuletzt stirbt und damit erst kurz vor oder nach dem Patienten, sowie das Vertrauen in die verabreichende Person zu einer Besserung führen. Wenn überhaupt. Jetzt kann man also erahnen, wie lange sich die Homöopathie noch halten wird, bis auch der letzte Gutgläubige eingesehen haben wird, dass es sich dabei nur um ein Marketingkonzept handelt. Als ich studiert habe, also bis zum Jahr 2000, wurde die Homöopathie in der Medizin noch als *Alternative Medizin* gefeiert. Zwanzig Jahre später mehren sich die Stimmen, dass man die Behandlung nicht von den Krankenkassen erstatten lassen sollte. In circa 2000 Jahren wird sie also wohl von allen ebenso belächelt wie von uns die Vier-Säfte-Lehre heute.

Man hörte während der Covid-19-Pandemie auch wenig von der Homöopathie, obwohl die Behandlung von Covid-19 ja eigentlich einfach sein müsste, wenn man nur Teile des SARS-CoV-2 ordentlich verdünnen müsste, um alle zu heilen. Das wäre auch eine einfache Grundlage für eine Triage gewesen, wie die „Aussortierung" von Patienten nach dem Schweregrad und der Erfolgsaussicht der Behandlung genannt wird: „Homöopathie-Anhänger nach rechts zur Verteilung der Corona-Globuli, die sie bitte zu Hause einnehmen. Alle anderen, die doch eher auf eine

Impfung oder notfalls auf intensiv-medizinische Behandlung vertrauen wollen, bitte links anstellen". Bei den Zahlen an Mitmenschen, die heutzutage noch auf Homöopathie schwören, wäre jedes Bettenproblem gelöst und eine Knappheit von Impfstoffen und Beatmungsgeräten kein Thema mehr gewesen. Gut, dass diese Engpässe heute bereits wieder hinter uns liegen.

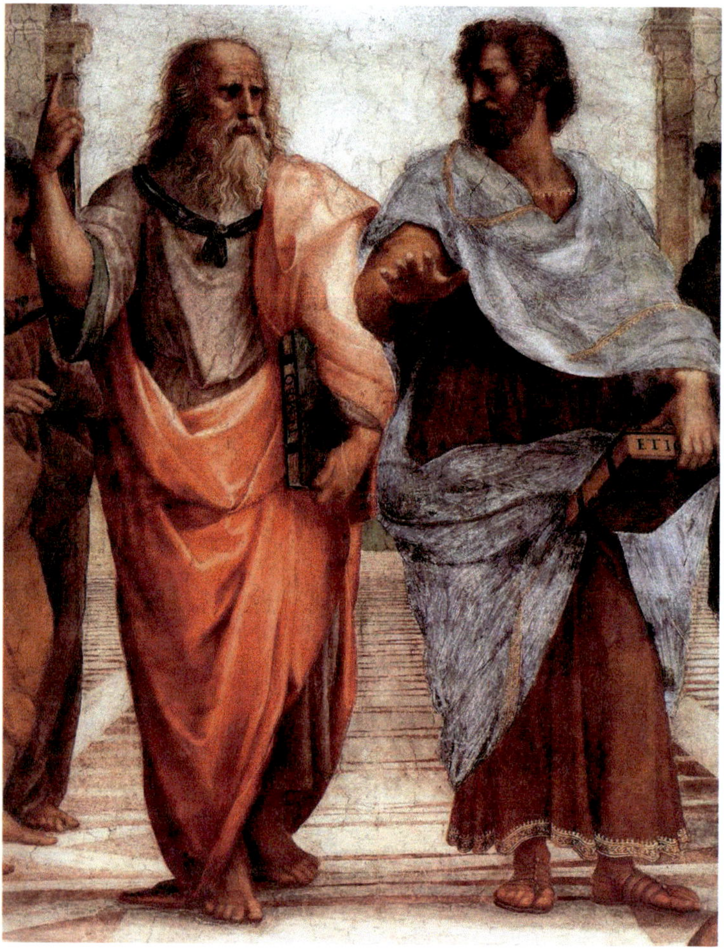

Abbildung 2: Raphael, Public domain, via Wikimedia Commons. Aristoteles (rechts) und Platon (links) (Ausschnitt).

Der griechische Philosoph **Aristoteles** (384–322 v. Chr.) zählt zu den wichtigsten Gelehrten überhaupt[1]. Das Fresko „Schule von Athen", das der Maler Raffael (Raffaello Sanzio, 1483–1520) zwischen 1508 und 1511 für den Vatikan angefertigt hat, zeigt im Mittelpunkt Aristoteles zusammen mit Platon[6]. Aristoteles war einer der ersten Universalgelehrten, der verschiedenste intellektuelle Disziplinen und Wissenschaften erst begründete wie die Logik, Metaphysik und Ethik[6]. Er stammte aus einer Arztfamilie und war in Athen Schüler des Philosophen Platon (428–348 v. Chr.) [1]. Später wurde er Lehrer Alexanders des Großen (356–323 v. Chr.), der 331 v. Chr. am Nil-Delta in Ägypten die Stadt Alexandria gründete, die bald darauf die Geburtsstätte der Anatomie werden sollte[1,6]. Neben seinen philosophischen und politischen Studiengebieten hat Aristoteles sich auch als Naturforscher verstanden[8]. In vielen geschichtlichen Auswertungen wird eher der Eindruck erweckt, als wären die Studien von Aristoteles rein philosophischer Natur und weniger auf die genaue Beschreibung des Körperbaus ausgerichtet. Wenn man aber im großen Buch von Andreas Vesal liest, auf das ich später noch eingehen werde, ist man verwundert, wie oft Aristoteles zitiert wird[9]. Und zwar gleichberechtigt mit anderen Hardcore-Anatomen der Antike. Daher denke ich, dass sich einfach unsere Wahrnehmung und Einordnung der Errungenschaften von Aristoteles dahingehend geändert haben, dass wir ihn heute vor allem als Philosophen wahrnehmen. Anatom war damals allerdings auch keine gängige Jobbeschreibung der Berufsberatung und Anatomie als wissenschaftliche Disziplin gab es noch nicht. Aristoteles war zwar kein Arzt, beschäftigte sich aber sehr eingehend mit der Anatomie. Sein Zugang zur Anatomie war daher vergleichbar mit dem von Leonardo da Vinci während der Renaissance. Zum Beispiel kannte er auch verschiedene Organe wie das Herz, das er als Pumpe ansah[1,2]. Mit diesen Argumenten kann man also Aristoteles als ersten Anatomen bezeichnen[2]. Bereits an diesem Pionier sehen wir, dass man nicht wie Hippokrates Arzt sein muss, um sich für Anatomie zu interessieren und diese weiterzuentwickeln. Aristoteles interessierte sich aber nicht für die Anwendung seines anatomischen Wissens in der Medizin. Das tat Leonardo wohl auch nicht, weil er ebenfalls kein Arzt war. Wie schon beschrieben, hatte aber anatomisches Wissen damals auch keinen praktischen medizinischen Nutzen. Daher studierte Aristoteles nicht nur den Körper des Menschen, sondern verglich dessen Bau mit der Anatomie verschiedener Tiere, die er im Unterschied zu seinen Vorgängern erstmals systematisch sezierte[1]. Es ist sogar unklar, ob er überhaupt jemals eine Sektion eines menschlichen Körpers durchführte. Aristoteles sah die anatomischen Merkmale eher als Hinweise dafür, dass nicht alle Lebewesen gleich seien, und hat sich nicht für die Anatomie interessiert, um die Medizin voranzubringen. Aristoteles hat zum Beispiel die großen Klassen des Tierreichs beschrieben, die noch heute in der Grundschule unterrichtet werden. Seine Beschreibungen der großen Blutgefäße, die er alle vom Herz ausgehen sah und auch die genaue Beschreibung der Lage von Herz und Lungen zeigen, dass er als Anatom angesehen werden muss. Der große Unterschied zu Hippokrates war, dass er sich mehr auf seine eigenen Beobachtungen verließ als auf theoretische Überlegungen[2]. Aristoteles kannte auch andere Organe wie Leber, Nieren und die Harnblase und entwickelte auch erstmals ein Konzept vom Blutfluss. Dabei schlug er vor, dass das Herz bei seinen Kontraktionen die Nahrung zu einer Flüssigkeit verkochte, aus der Blut wurde[1]. Ziemlich cool eigentlich und seiner Zeit weit voraus. Für mich ist Aristoteles die Nummer zehn aller Anatomen. Da fehlen uns also noch ein paar für die Top Ten.

Jetzt haben wir die Anatomie in der Antike abgehandelt und eigentlich nur festgehalten, dass die Anatomie immer noch in den Startlöchern steckte. Wo und wann ging es denn nun richtig los mit dem Studium der menschlichen Anatomie?

Literatur

1. Persaud TVN, Loukas M, Tubbs RS. A history of human anatomy. Springfield: Thomas; 2014.
2. Toellner R. Illustrierte Geschichte der Medizin. Andreas und Andreas, Verlagsbuchhandel, Salzburg; 1978.
3. Loyd G. Alcmaeon and the early history of dissection. Sudhoffs Archiv 1975; 113–147.
4. Doty RW. Alkmaion's discovery that brain creates mind: a revolution in human knowledge comparable to that of Copernicus and of Darwin. Neuroscience 2007; 147(3): 561–568.
5. Bryson B. Eine kurze Geschichte des menschlichen Körpers. München: Goldmann; 2020.
6. Wikipedia.de
7. Sachs M. Geschichte der operativen Chirurgie (Band 1 und 4). Heidelberg: Kaden-Verlag; 2000/2003.
8. Vollmuth R. Die Anatomie der Renaissance von Leonardo Da Vinci bis Andreas Vesal. München: Neuer Merkur; 2004.
9. Garrison DH, Hast MH. The fabric of the human body (Kommentierte Übersetzung des Werks von Andreas Vesalius). Basel: Karger; 2014.

Kapitel 5

Blutige Anfänge der Anatomie

Alexandria: Proxagoras, Herophilos, Erasistratos

Die Anatomie als eigene Wissenschaft wurde im dritten Jahrhundert v. Chr. am damaligen Nabel der Welt geboren, in Alexandria. Der König von Ägypten, Ptolemäus der Erste Soter (367–283 v. Chr.) gründete mit dem Museum und der Bibliothek von Alexandria die beiden ersten wissenschaftlichen Einrichtungen der Welt[1]. Die ersten beiden Ptolemäer stammten aus Griechenland und waren nach den Lehren von Aristoteles erzogen worden[1]. Daher förderten sie die Wissenschaften so gut sie konnten. Das Museum war ein Forschungszentrum, das Naturwissenschaftler und Mediziner aus aller Welt anzog. Sie trafen sich zu Gesprächen und nutzten dabei die siebenhunderttausend Bände der Bibliothek[1,2]. Muss das toll gewesen sein. Heute sitzen wir meist alleine vor unseren Computern und suchen die Literatur aus dem Internet zusammen. Zum Glück gibt es heute immer noch Universitätsbibliotheken, deren Fundus auch historischer Anatomiewerke erstaunlich ist. Zumindest bei uns an der LMU, wo wir 2021–2022 als Anatomie „Im Philologicum zu Gast" sein durften. Vor dem „Philo" stehen die Studierenden auch am Wochenende Schlange, weil das Lernen im modernen Ambiente nicht nur inspirierend ist, sondern sich auch auf Instagram gut in Szene setzen lässt. Da zumindest ich eigentlich nur denken kann, wenn ich spreche, kann ich mir sehr gut ausmalen, wie viel Wissen heutzutage gar nicht mehr geschöpft wird, weil wir Wissenschaftler uns zu wenig austauschen. Aber in Zukunft wird das alles bestimmt wieder anders, wenn wir mit den Avataren von Hippokrates, Empedokles und Aristoteles im Metaverse abhängen.

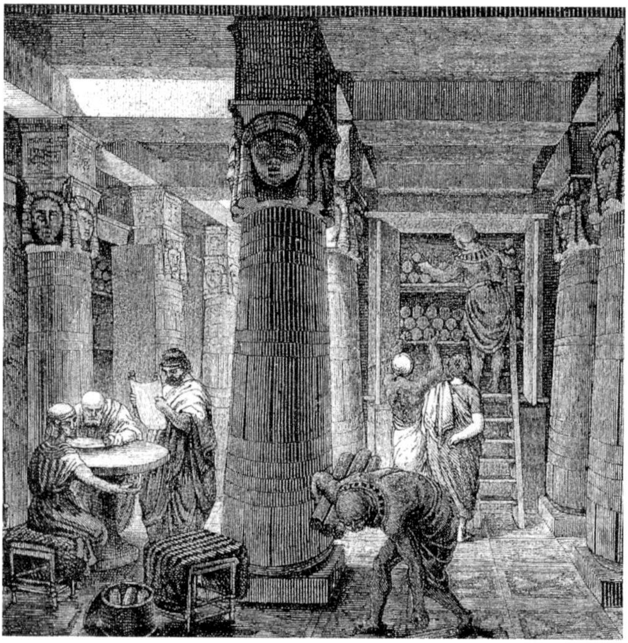

Abbildung 3: Die Bibliothek von Alexandria. Modelliert auf archäologischer Grundlage von O. von Corven, Public domain, via Wikimedia Commons.

Es begann mit dem griechischen Arzt **Herophilos** (ca. 335–280 v. Chr.), der zunächst auf Kos die Hippokratische Medizin und Humoralpathologie erlernte. Nach seinem Umzug nach Alexandria begründete er durch seine Studien die Anatomie[2,3]. Sein Lehrer **Proxagoras** (ca. 370–325 v. Chr.) bezeichnete bereits die Blutgefäße, die wie das Herz pulsieren, als Arterien[1]. Herophilos hat wohl die ersten Sektionen von Menschen durchgeführt, da in Alexandria die Präparation menschlicher Körper offensichtlich für einen Zeitraum von ein paar Jahrzehnten nicht verboten war. Er schreckte dabei auch vor der Präparation zum Tode Verurteilter, aber noch lebendiger Verbrecher nicht zurück und soll sechshundert Leichen präpariert haben[1,2]. Herophilos hat verschiedene Organe wie die Leber und die weiblichen und männlichen Geschlechtsorgane beschrieben und den ersten Teil des Dünndarms als Duodenum bezeichnet[1], was wir heute immer noch so machen. Das finde ich schon faszinierend, dass manche unserer Fachbegriffe in der Anatomie ca. 2 300 Jahre alt sind und noch immer Bestand haben. Herophilos hat auch erstmalig zwischen sensiblen und motorischen Nerven unterschieden, was eine Verbindung von Bau und Funktion einzelner Strukturen darstellte und damit auch die Physiologie begründete[2,3].

Der etwas jüngere **Erasistratos** (305–250 v. Chr.), der die Studien von Herophilos fortsetzte, war ein Pionier auf dem Gebiet der Kreislaufforschung, der bereits eine Vielzahl einzelner Blutgefäße unterschied[1]. Er erkannte die Funktion der Herzklappen und beschrieb, dass die rechte Klappe zwischen Herzvorhof- und -kammer drei Segel hatte und die linke nur zwei und meinte[1], dass die Intelligenz mit der Zahl der Hirnwindungen korreliert[2]. Das ist schon beeindruckend, da man tatsächlich am Gehirn Verstorbener eine fortgeschrittene Demenz wie Alzheimer anhand einer Verschmälerung der Hirnwindungen erkennen kann. Nach seinem Konzept transportieren die Venen das Blut und die Arterien dagegen Pneuma (Luft)[1,3]. Wie wir sehen werden, waren die Anatomen in der Renaissance im sechzehnten Jahrhundert auf diesem Gebiet auch noch nicht schlauer und gaben diese Vorstellungen weiter. Bis zur vollständigen Beschreibung des Blutkreislaufs blieb das Herz für alle großen Anatomen das spannendste Organ überhaupt.

Herophilos und Erasistratos waren dabei echte Rivalen, die sich angeblich geradezu bekämpft haben sollen[1]. Auf sie und ihre Nachfolger geht die alexandrinische Schule der Anatomie zurück. Alexandria verfügte über die weltgrößte Bibliothek der damaligen Zeit, und auch wenn es damals keine Bücher gab, sondern eher Schriftrollen und Blattsammlungen, kann man sich vorstellen, dass das gesamte schriftlich niedergelegte Wissen der damaligen Zeit an diesem Ort verfügbar war. Alexandria war daher das Zentrum der Wissenschaft[1]. In die heutige Zeit mit ihren Exzellenz-Universitäten übersetzt, muss man sich den Wettbewerb von Herophilos und Erasistratos wohl ungefähr so vorstellen, als würden die Anatomen der verschiedenen Berliner Universitäten oder von LMU (Ludwig-Maximilians-Universität) und TUM (Technischer Universität München) durch immer ambitioniertere und verwegenere anatomische Studien ihren Wettbewerb austragen, wer denn nun in der Wissenschaft die Nase vorne hätte. Der Vergleich hinkt, da man bereits vor einigen Jahren die Anatomie der TUM an die LMU verlegt hat und in Berlin alle anatomischen Institute in der Charité vereinigt wurden. Außerdem ist die Anatomie heute eben an den Universitäten nicht mehr „Cutting edge" und daher auch nicht die Disziplin, in der der allerdings immer noch bestehende Wettstreit zwischen den Universitäten ausgetragen wird.

In Alexandria dagegen war Anatomie sogar mehr „Cutting edge" als gut war. Die „Urväter der Anatomie" beschrieben Abschnitte des Herzkreislauf- und des Nervensystems, sahen das Gehirn als Sitz der Empfindung und beschrieben Organe wie die Bauchspeicheldrüse und Baumerkmale wie die Klappen des Herzens[1]. Allerdings schreckten die Urväter offenbar vor nichts zurück, was zeigt, dass es damals mit Ethik in der Medizin und

Moralempfinden bei den Anatomen noch nicht weit her war. Nicht zuletzt durch Vivisektionen[1,3], also der Obduktion Lebender, gelang es ihnen, sensorische Nerven, die der Empfindung auch von Schmerzreizen dienen, von motorischen Nerven zu unterscheiden. Und bei den Blutgefäßen Arterien, die das Blut vom Herzen wegbringen und aus denen es bei einer Verletzung pulsierend spritzt, von Venen zu differenzieren, wie es erstmalig Herophilos gelang[1]. Man möchte sich aber nicht näher vorstellen, wie genau sie zu diesen Erkenntnissen gekommen sind.

Nicht verwunderlich, regte sich bald Widerstand in der Gesellschaft. Ob die beiden Anatomen für ihre Menschenversuche zum Tode und selbst zur Vivisektion verurteilt wurden wie Celsus schrieb[4], ist strittig. Sicher ist, dass bereits die ersten Anatomen durch Nichtachtung der moralischen Grenzen nicht zur Akzeptanz unseres Fachgebietes beigetragen haben. Rückblickend handelt es sich um die erste Phase der moralischen Entgrenzung in der Anatomie. Sicherlich darf man in der Anatomie nie zu zimperlich sein, da Anatomie ohne Präparation von Leichen keine Anatomie ist, auch wenn dann so schöne Begriffe konstruiert werden wie molekulare oder zelluläre oder gar virtuelle Anatomie, bei der man dann nur noch Computersimulationen anschaut. Aber meist waren den Anatomen die Grenzen ihres Tuns wohl bewusst und die meisten hielten sich auch an diese. Das sollte zuletzt in der Zeit des Nationalsozialismus wieder anders werden.

Jedenfalls gab es nach dem Tode von Erasistratos keine herausragenden Erkenntnisse mehr, da die Schüler der beiden Urväter später sogar verfolgt wurden, sodass dieses Window of oppurtunity für die Anatomie, wie man heute sagen würde, wohl maximal fünfzig Jahre umfasst haben dürfte. Es kam sogar noch schlimmer, denn die anatomischen Errungenschaften der beiden Anatomen gerieten zunächst in Vergessenheit, als 47 v. Chr. die Bibliothek von Alexandria abbrannte und Cäsar Ägypten eroberte[1,2]. Unter Augustus wurde Ägypten in das Römische Reich integriert. Das Wissen scheint aber zumindest teilweise überdauert zu haben, da Kopien der Schriften auch in anderen akademischen Einrichtungen aufbewahrt wurden, sodass es durch spätere Anatomen wie Galen aufgegriffen und zitiert werden konnte. Beigetragen hat sicher auch das Werk von Aulus Cornelius Celsus (ca. 25 v. Chr.– ca. 50 n. Chr.), der selbst kein Arzt und wohl auch kein Anatom war, da er nicht sezierte[1]. Dafür war er damals der wohl wichtigste römische Schriftsteller in der Medizin und damit eine Art Wissenschaftsjournalist, wie man heute vielleicht sagen würde. Sein achtbändiges Medizin-Werk enthielt teilweise genaue Beschreibungen verschiedener Organe und des Zwerchfells, die wohl auf die griechischen Anatomen zurückgingen[1]. Mir gefällt, dass das erste Buch die Geschichte der Medizin zusammenfasste. Das muss spannend gewesen sein zu lesen, wie man damals bereits die Errungenschaften und Entwicklungen zusammenfasste, als die Medizin aus heutiger Sicht noch in den Kinderschuhen steckte. Das zeigt aber, dass die Gelehrten sich in jedem Zeitalter auf dem Olymp ihrer Wissenschaft wähnen und stolz sind auf das, was die Medizin bereits ermöglicht. Das kenne ich auch von der LMU, wenn in der Selbstdarstellung die Liste der Superlative immer länger wird. Manche Autoren bemängeln ein Fehlen von Originaliät in den Werken von Celsus. Ich dagegen finde es als Entzündungsforscher beeindruckend, dass er mit Rötung, Überwärmung, Schmerz und Schwellung erstmals die noch heute gültigen Kennzeichen einer Entzündung beschrieb[4]. Das ist für die Gesundheitskompetenz von uns allen schon ein Meilenstein. Spätestens wenn eine kleine Wunde am Fingernagel also rot wird und sich warm anfühlt, geschwollen ist und wehtut, sollte man zum Arzt gehen und braucht wohl ein Antibiotikum. Ich weiß noch, dass ich vor Bewunderung richtig begeistert war, als ich damals in meinem Studium diese Kennzeichen mit lateinischen Begriffen neben einem Foto eines steinernen Abbilds von Celsus in meinem Pathologie-Buch entdeckte. Der Begriff Tumor für Schwellung wird heutzutage weitgehend mit der Beschreibung eines bösartigen Geschwürs gleichgesetzt. Celsus wusste bereits, dass das eigentlich nicht richtig ist, da auch Entzündungen oder gutartige Tumoren Schwellungen verursachen. Diese Schwellungen bringen einen meist nicht um, solange sie nicht am Gehirn sitzen, wo es im Schädel irgendwann eng wird. Sie sehen schon, ich komme ins Dozieren und kehre wieder zur Anatomie zurück.

Leider gibt es keine Originalschriften der anatomischen „Urväter“ mehr, sodass nur indirekt nachvollzogen werden kann, wer welche anatomische Struktur als Erster beschrieben hat. Das änderte sich erst mit dem Schaffen des ersten großen Anatomen Galen. Zwischen Erasistratos und Galen wurde in dreihundert Jahren keine grundlegende Entdeckung mehr auf dem Gebiet der Anatomie gemacht. In dieser Zeit kann man nur **Rufus von Ephesos** (ca. 80–150) nennen, der eine anatomische Abhandlung verfasste und Tiere sezierte[3]. Rufus hatte einige sehr moderne Ansichten, denn er sah aufgrund der Limitation von Tierpräparationen bereits die Notwendigkeit der Sektion menschlicher Leichen und verstand die Anatomie als Grundlage für Physiologie und Pathologie. Auch seine Absicht, „den Arzt vor überflüssigem Gedächtnisballast zu schützen“[3], kann ich aus heutiger Sicht nur vehement unterstützen.

Erasistratos war bis dahin der größte Anatom von allen. Für mich ist er mit Herophilos zusammen die Nummer vier in unserem „Greatest Anatomists of all Times Ranking“! Aber auch Celsus, der kein Anatom war, verdanken wir Anatomen viel. Er hat wörtlich geschrieben, dass das Studium von Leichen zum Erlernen der Anatomie unabdingbar sei[1]. Die Präparation von Lebenden, wie sie Herophilos und Erasistratos an verurteilten Verbrechern betrieben haben, hielt er dagegen für grausam und verurteilte daher die Vivisektion strengstens.

Literatur

1. Toellner R. Illustrierte Geschichte der Medizin. Andreas und Andreas, Verlagsbuchhandel, Salzburg; 1978.
2. Persaud TVN, Loukas M, Tubbs RS. A history of human anatomy. Springfield: Thomas; 2014.
3. Vollmuth R. Die Anatomie der Renaissance von Leonardo Da Vinci bis Andreas Vesal. München: Neuer Merkur; 2004.
4. Wikipedia.de

Kapitel 6

Der erste Superstar der Anatomie

Galen (Galenus aus Pergamon)

Zu behaupten, **Galen** sei verehrt worden wie ein Gott, ist keine Übertreibung! Die Bedeutung seiner anatomischen Erkenntnisse nahm mit der Verbreitung seiner Schriften sogar stetig zu. Über die dreizehn Jahrhunderte, in denen die Anatomie streng nach Galen unterrichtet wurde, wurde ihm tatsächlich ein Art Unfehlbarkeit zuteil, die man im späten Mittelalter sonst nur dem Papst zusprach. Wie wir später noch sehen werden, traute sich selbst Mondino in Bologna, der selbst ein ganz Großer unter den Anatomen war, nicht, Galen Fehler zu unterstellen[1,2]. Abweichungen zu den Schriften Galens, die bei Mondinos Präparationen von Leichen zu Tage traten, übersah er großzügig. Vielleicht erklärte er sie auch mit der Idee, dass sich die Anatomie bestimmt in den letzten tausend Jahren verändert habe? Leider hat aber nicht Mondino bereits im beginnenden vierzehnten Jahrhundert in Italien die Evolution beschrieben und damit vor Charles Darwin 1859 in seinem Buch „On the Origin of Species“[3]. Das wäre ja mal was gewesen, ein Anatom als Begründer der Evolutionstheorie…

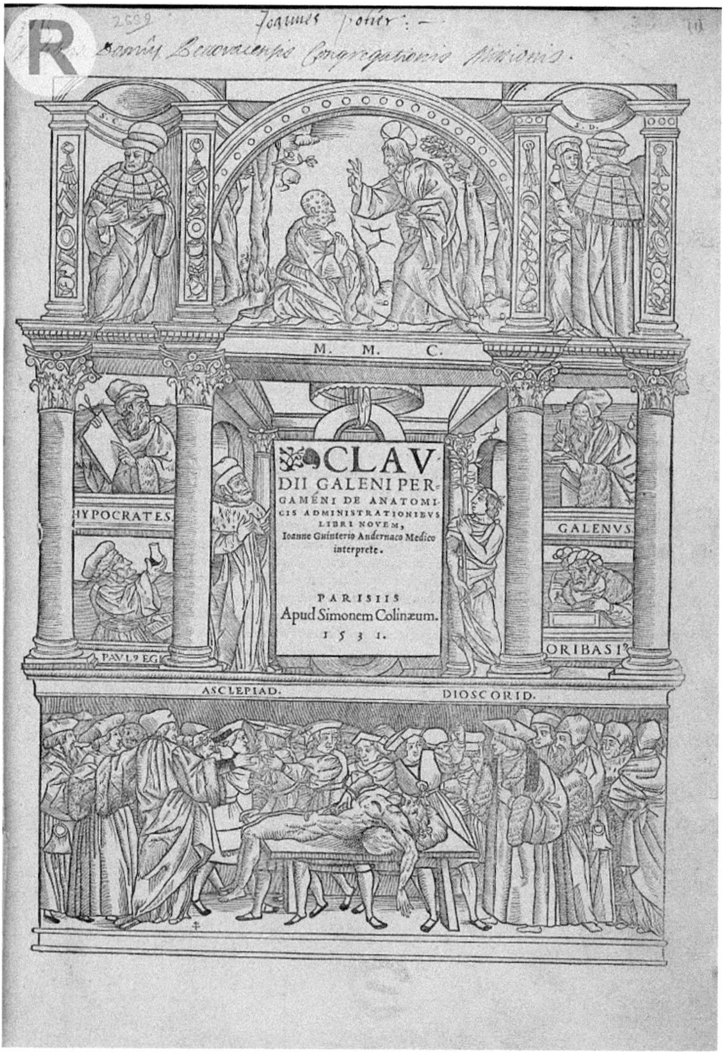

Abbildung 4: Galen, De anatomicis administrationibus. CC BY 4.0, via Wikimedia Commons

Galen (129–216), oder auch als **Galenos aus Pergamon** bekannt, war tatsächlich der Anatomen-Star der Antike und des Römischen Reichs[1,2]. Anders als heutige Mediziner, die durch bahnbrechende Entdeckungen oder pandemische Krisen kurzfristig in den Fokus des öffentlichen Interesses gelangen, waren es bei Galen seine ungefähr 440 Schriften, von denen sich 130 mit Medizin befassten, und für vierzehnhundert Jahre Gültigkeit hatten[1,4]. Zentral für die Anatomie waren dabei „De usu partium corporis humani“ und „De anatomis administrationibus“, die sich mit der Funktion der menschlichen Körperteile beschäftigten. Streng genommen war das damals also auch schon „funktionelle“ oder „praktische“ Anatomie, auch wenn die Anatomie erst im zwanzigsten Jahrhundert von deutschen Anatomen unter diesen Bezeichnungen vorangetrieben wurde. Galens Schriften dominierten bis ins 17. Jh. die Anatomische Lehre und die Medizin. Bis dahin wurde auch an deutschen Universitäten festgelegt, dass die Ausbildung von Medizinern in den Fächern Anatomie und Chirurgie nach den Lehren Galens stattzufinden habe[6]. Seine therapeutischen Ansätze in Form von Rezepturen und Diätvorschlägen wurden sogar noch weitere zweihundert Jahre und damit quasi bis vorgestern verwendet. Und auch heute soll es in Indien medizinische Ausbildungsstätten geben, in denen Schriften Galens über die Elemente zusammen mit der modernen Biochemie unterrichtet werden[4]. Da nach seinem Tod die Schriften zu Schriftrollen und später zu Büchern zusammengefasst wurden, überdauerten bis heute ungefähr 80 Medizin-Abhandlungen meist in Form von Übersetzungen. Er ist damit der erste Anatom, dessen Wissen direkt überliefert ist. Das Standard-Sammelwerk seiner Schriften sind die 21 Bände des Leipziger Professors Karl Gottlob Kühn, die dieser zwischen 1821 und 1833 zusammenstellte[1,4]. Allerdings ist auch hier zu bedenken, dass die meisten Originale seiner Schriften bei einem Brand in Rom im Jahr 192 vernichtet wurden[4]. Wohl aber weil Galen mehr Schriften produzierte und diese im akademischen Umfeld im Römischen Reich sehr verbreitet waren, wurde nicht wieder der große Reset-Knopf gedrückt wie beim Brand der Bibliothek in Alexandria. Galen ist auch der erste Anatom, den wir als Persönlichkeit erfassen können. Allerdings können wir das nur aus den Inhalten seiner Schriften, in denen er ganze Abhandlungen nur über seine eigenen Bücher und seine eigenen Meinungen geschrieben hat, und damit aus einer sehr subjektiven Darstellung ableiten. Galen war also mindestens so selbstreferentiell wie wir Wissenschaftler heute, die wir uns auch immer selbst zitieren, um unsere eigene Glaubwürdigkeit zu erhöhen.

Galen vereinte in seinem Werk die beiden Hauptströmungen der Medizin, die sich bis dahin widersprüchlich gegenüberstanden[1,4]. So erschuf er ein ganzheitliches medizinisches Konzept und verband den aus der Vier-Säfte-Lehre nach Hippokrates entstammenden Ansatz, nach dem die Symptome von Erkrankungen aus einem Ungleichgewicht der Körperflüssigkeiten resultierten, mit der Theorie von Herophilos und Erasistratos, die Erkrankungen zunehmend aus der gestörten Anatomie abgeleitet hatten. Seine Heilkunst beruhte dabei auf verschiedenen Säulen. Bei seinen Operationen vertraute er auf die Anatomie. Seine pharmazeutischen Rezepte und seine Ernährungslehre gründeten dagegen auf der Vier-Säfte-Lehre[4].

Galen wurde in Pergamon geboren, das heute Bergama in der nordwestlichen Türkei entspricht. Die Stadt war eines der größten kulturellen Zentren der römischen Welt und der griechischen Kultur, die damals sehr en vogue war und die Medizin weiterhin dominierte[4]. Die Bibliothek umfasste 200.000 Schriften und stand der von Alexandria um wenig nach. Zu der Zeit von Galens Geburt war die Stadt wohl eine einzige Baustelle und Galens Vater Nicon als Architekt ein wohlhabender und einflussreicher Mann[4]. Nicon legte viel Wert auf die umfassende Bildung seines Sohnes – sowohl in Sprachen, klassischer Literatur wie Homer, als auch in Philosophie und Geometrie, wobei Präzision für ihn sehr wichtig war. Besonders Griechisch galt als Sprache der Hochkultur. Galen genoss also eine umfassende Bildung. Aufgrund einer Eingebung in Träumen seines Vaters studierte Galen Medizin.

In seinem Studium, das in Pergamon begann und in Smyrna, dem heutigen Izmir, fortgesetzt wurde, wechselte Galen zuletzt nach Alexandria[4], das wie beschrieben einem Silicon Valley der Medizin und Anatomie gleichkam. Nicht zuletzt, weil hier die größte Bibliothek der Antike zu finden war(s. Abb. 3). Galen sammelte das gesamte verfügbare Wissen und erweiterte es durch eigene Studien. Bereits während seines Studiums in Pergamon verfasste er seine ersten drei Schriften, die sich mit der Anatomie und der Heilkunst beschäftigten[4]. Später, im Jahr 157, kehrte er als Gladiatorenarzt nach Pergamon zurück und betreute auch die Olympischen Spiele[4]. Seine Anstellung bekam er aufgrund seiner anatomischen und operativen Fähigkeiten und weil er wohl ein echter Nerd gewesen sein muss. Jedenfalls schien dem Hohepriester aufgefallen zu sein, dass Galen immer arbeitete, lernte oder etwas anderes Sinnvolles tat[4]. „Chillen" konnte Galen wohl nicht, wie man heute sagen würde. Schon bei der Bewerbung zeigte sich, wie überaus kompetitiv er war. So schlitzte er einem Affen den Bauch auf und forderte Mitbewerber auf, die Därme wieder in den Bauch zu stopfen und die Wunde mit einer Naht zu verschließen[4]. Als diese zögerten, machte er es schließlich selbst und versorgte das arme Tier. Als Gladiatorenarzt war er wohl sehr erfolgreich, da die meisten seiner „Patienten" überlebten.

Daher ist auch unklar, warum er um 160 im Alter von knapp 30 Jahren als Arzt nach Rom wechselte[4,6]. Andererseits war es für einen erfolgreichen und ambitionierten Mediziner naheliegend, ins Zentrum der damaligen Welt zu gehen. Auch in der Renaissance und im anschließenden goldenen Zeitalter der Anatomie wechselten die Anatomen von einer Universität an eine bessere. Auch heute tun das Mediziner in der ganzen Welt, wobei sie sich vielleicht öfter von Rankings leiten lassen, als man meinen würde. Zumindest in den USA. In Deutschland beobachtet man dagegen, dass viele wieder an ihre Alma mater, an der sie selbst studiert haben, zurückkehren. Und das nicht nur in München, Berlin und Heidelberg!

Vielleicht hat auch beigetragen, dass Anatomie in Rom zu der Zeit gerade „hip" war. Das war natürlich genau das Richtige für Galen, der spektakuläre öffentliche Sektionen durchführte, die sicher die Gier der Massen nach gruseliger Unterhaltung befriedigten, wenn er einen Kaiserschnitt bei einer Ziege durchführte und ein quicklebendiges Zicklein gebar oder das Herz eines Elefanten sezierte[4]. Auch in seiner Heilkunst bewies er wieder, dass er ein harter und ehrgeiziger Mann war. Galen hatte die schon von Hippokrates entwickelten Methoden der Diagnose und Prognose von Krankheiten weiterentwickelt und ausgearbeitet, woran man Erkrankungen erkennen kann und wie dann die Chancen auf Genesung abzuschätzen sind[4]. Als ein Kollege seinen Empfehlungen zur Behandlung eines Patienten nicht folgte, aber allzu zuversichtlich dessen Heilung erwartete, bat er diesen zu dem Patienten, um ihn an dessen Sterbebett mit den Trauernden zu überraschen, die um den Toten herumstanden. Diese erste Lebensphase in Rom war ein Triumph, wohlgemerkt in seinen eigenen Beschreibungen[4]. Dank seiner wohlhabenden Patienten konnte er sich eine Sommerresidenz nahe Neapel leisten. Schlau wie er war, verfasste er sogar eine Anleitung für Patienten, woran diese die Fähigkeiten ihres Arztes erkennen könnten. Unter anderem nannte er hier die Anatomiekenntnisse[4]. Das war wohl das damalige Äquivalent für Focus-Ärzterankings oder andere Bewertungen, die man im Internet als Patientin oder Patient finden kann. Als die Pest in Rom wütete, kehrte Galen nach Pergamon zurück[4].

Bald allerdings wurde er als Leibarzt von Kaiser Marcus Aurelius nach Rom beordert, wo er 169 wieder eintraf[4]. In dieser Zeit war er auch als einer der Gerichtsärzte tätig, denen er sich natürlich überlegen sah. Eine Einschätzung, die offenbar nicht alle teilten. Diese zweite Lebensphase in Rom dauerte über zwanzig Jahre, wurde aber später mehr und mehr zu einem Desaster. Als Marcus Aurelius 180 starb, begann dessen Sohn und Nachfolger Commodus, dem Galen auch diente, eine wahre Schreckensherrschaft[4]. Freunde Galens wurden getötet oder verschwanden spurlos und alle anderen lebten in Angst und Schrecken. Die nächste Katastrophe traf Galen als Wissenschaftler hart. Bei einem Großbrand in Rom 192 verlor er nahezu alle Schriften und nur wenige, die in Kopien bei seinen Freuden erhalten blieben, überdauerten[4]. Nachdem Commodus starb, diente Galen 193 auch noch bei dessen Nachfolgern Pertinax und Septimius Severus und verfasste in dieser Zeit seine Spätwerke. Obwohl die Darstellungen hier widersprüchlich sind, starb er wohl auf einer Kreuzfahrt ins Heilige Land 216 im – besonders für damalige Verhältnisse – stolzen Alter von 87 Jahren[4]. Ruhestand gab es für ihn also auch nicht, und so war er nach seiner Ausbildung für 70 Jahre als Arzt tätig. Auch das dürfte ein Rekord sein, den selbst heute nur wenige eingestellt haben dürften, wobei man in Deutschland heute als niedergelassener Arzt solange praktizieren kann, wie man will, und ich Achtzigplusjährige kenne, die dies auch tun. Aus heutiger Sicht verwunderlich ist allerdings, dass unklar ist, wo Galen begraben ist. Sowohl ein Ort auf Sizilien in der Nähe von Palermo als auch in der ägyptischen Hafenstadt Perama sind eher fragwürdig[4]. Nix Genaues weiß man net, wie man bei uns sagen würde.

Zusammenfassend kann man sagen, Galen war sicher alles andere als ein Theoretiker und hat eine steile Karriere hingelegt. Vielmehr war er der wichtigste Arzt seiner Zeit und arbeitete im Zentrum der politischen Macht. Ungefähr so, als wäre der Sportmediziner Hans-Wilhelm Müller-Wohlfahrt nicht nur Mannschafts-Arzt der deutschen Fußball-Nationalmannschaft (bis vor Kurzem noch als „die Mannschaft“ bekannt) gewesen, sondern gleichzeitig Leibarzt von vier Generationen der Königinnen und Könige von England oder von amerikanischen Präsidenten. Das wären dann Joe Biden, Donald Trump, Barak Obama und George Bush gewesen. Das muss man erst mal aushalten! Anthony Fauci hat das wieder geschafft, den manche vielleicht noch aus der TV-Berichterstattung als frustrierten Gesundheitsberater des beratungsresistenten amerikanischen Präsidenten Donald Trump während der Corona-Pandemie kennen. Fauci hat seit Ronald Reagan insgesamt sieben Präsidenten beraten. Beeindruckende Leistung, wenn man bedenkt, dass er kein Anatom ist – um diesen Gedanken einmal fortzusetzen.

Erst in der Renaissance wurde offenbar, dass Galen wohl nie menschliche Körper seziert hat, sondern nur Tiere wie Hunde, Schweine und Affen[1,2]. Daher sind ihm auch einige Fehler unterlaufen, die über die nächsten Jahrhunderte fleißig abgeschrieben wurden. Das soll aber nicht darüber hinwegtäuschen, dass Galen im Unterschied zu vielen vor und auch nach ihm das Wissen über den Bau des Körpers mit Überlegungen zur Funktion verband[1]. Das Gehirn sah er als Sitz der Seele an. Für ihn war der nach seiner Auffassung perfekte Bau des menschlichen Körpers ein Beweis für göttliche Natur[1]. Obwohl mein kleines Sachbuch „Mensch – einfach genial…“ nahelegen könnte, dass ich diese Auffassung vollumfänglich teile, muss ich doch einräumen, dass manche Konstruktionen an unserem Körper, wie z. B. die der Prostata, durch die beim Mann die Harnröhre verläuft, absoluter Murks sind[7].

Auch wenn sicher viele Vorstellungen Galens unvollständig waren und er kein schlüssiges Konzept vom Blutkreislauf hatte, wird er wohl bis auf alle Zeit einer der drei wichtigsten Anatomen bleiben, weil er zu vielen Teilen des Körpers systematische Beschreibungen und Begriffe lieferte, die teilweise heute noch so gebräuchlich sind. Galen verfasste mehrere Schriften über Blutgefäße, Nerven und Lungen sowie die Muskeln des Körpers und ihre Funktion bei der Bewegung und Atmung[1,6]. Detailliert beschrieb er auch die Knochen des Schädels und der Wirbelsäule. Er erkannte, dass die Eierstöcke der Frau dem Hoden beim Mann entsprechen[1,7], was erstmalig zeigte, dass beide Geschlechter nur zwei Pole in einem Spektrum der Geschlechtsdifferenzierung sind, und damit die Grundlage für unsere moderne Auffassung darstellt.

Da wir heute im Anatomieunterricht den Nerven eine große Bedeutung beimessen und auch sehr detailliert auf die Hirnnerven eingehen, die im Unterschied zu den übrigen Nerven des Körpers nicht aus dem Rückenmark, sondern aus der Wirbelsäule hervorgehen, faszinieren mich Galens Erkenntnisse und Systematisierungsversuche dazu besonders. Schädigungen der Hirnnerven sind klinisch sehr relevant, weil sie durch Störung der Augenbewegungen zu Doppelbildern führen oder Mimik, Schlucken und Sprechen beeinträchtigen können. Wir teilen die Hirnnerven heutzutage in zwölf Paare ein und unsere Studierenden staunen immer nicht schlecht, was es zu diesen alles zu wissen gibt. Bei Galen waren es sieben Paare, also rechts und links je einer[1]. Den Riechnerv, bei uns heute die Nummer eins, kannte er nicht, was aber auch Sinn macht, weil eigentlich kein einzelner Riechnerv existiert, sondern eine Vielzahl einzelner Nervenfäden, die von der Riechschleimhaut ausgehen und dann nach kurzem Verlauf in das Großhirn eintreten. Er fasste dann nach dem Sehnerv, den Nervus oculomotorius und den Nervus abducens, die beide heute noch so heißen, als zweiten Hirnnerv zusammen[1] (bei uns drei und sechs). Das ist funktionell zutreffend, da beide Nerven den Augapfel bewegen. In meinen Vorlesungen kommt dann noch der Nervus trochlearis (Nummer vier) dazu, den Galen aber nicht kannte[1]. Aber auch das kann ihm keiner verübeln, da der Nerv so dünn ist wie eine ungekochte Spaghetti und als einziger von der Rückseite des Hirns austritt und bei Präparationen daher leicht ausreißt. Entsprechend seiner Zählweise bilden der Trigeminus-Nerv für das Gefühl im Gesicht die Nummer drei (bei uns fünf) und der Facialis-Nerv für die

Mimik (bei uns sieben) und der Hörgleichgewichtsnerv (bei uns acht) die Paare vier und fünf[1]. Die beiden treten tatsächlich auch nebeneinander aus dem Gehirn aus und in den inneren Gehörgang ein. Glossopharyngeus-, Vagus- und Accessorius-Nerv (bei uns neun bis elf) fasst er als sechstes Paar zusammen[1], da sie alle untereinander aus dem Gehirns herauskommen und dann durch das gleiche Loch aus dem Schädel verschwinden. Der Zungennerv, Hypoglossus genannt und bei uns die zwölf, war bei ihm dann die Nummer sieben[1].

Ich gebe zu, dass dieser Absatz für Nicht-Anatomen jetzt etwas nerdy gewesen sein mag. Weitere Beiträge kamen von Vesal, der den Abducens-Nerv erstmalig als eigenständig beschrieb und auch Riechnerv und Trochlearis-Nerv in seinen Abbildungen beschriftete, allerdings nicht die Nummerierung zu ändern wagte[1]. Die endgültige Einteilung der Hirnnerven, wie wir sie heute kennnen, stammt daher von **Samuel Thomas von Sömmerring** (1755–1830)[1]. Er war einer meiner ersten Vorgänger in München, als es hier weder Universität noch Anatomie gab, sondern nur die Bayerische Akademie für Wissenschaften, und war damals einer der berühmtesten deutschen Anatomen[3]. Seine Karriere verlief blitzartig, nachdem er die Einteilung der Hirnnerven bereits 1778 in seiner Doktorarbeit vorgestellt hatte und ein Jahr darauf zum Professor in Kassel ernannt wurde[3].

Dass Hirnnerven faszinierend sind, empfand wohl auch der Schriftsteller Georg Büchner (1813–1837), der sich 1836 in seiner Doktorarbeit mit den Hirnnerven von Barben beschäftigte und mit dem Thema an der Universität Zürich gleich auch habilitiert wurde[8]. Promotion und Habilitation in einem, das war zu dieser Zeit noch möglich. Da die Hirnnerven allerdings damals schon komplett beschrieben waren und Büchner mit seinem Werk die Anatomie auch nicht entscheidend vorangebracht hat, war Büchner kein Anatom, sondern Mediziner, Naturwissenschaftler und mit „Danton's Tod", „Lenz" und „Woyzeck" ein bedeutender Schriftsteller[3,8]. Wenn nicht anlässlich seines zweihundertsten

Geburtstages im Büchner-Jahr 2013 aufgrund seiner Forschungsarbeit bei uns in der Anatomie ein Vortrag stattgefunden hätte, wäre ich auf diesen Kontext wohl auch nicht gestoßen. Nach diesem Exkurs, der aber in das von mir entworfene Bild passt, dass Philosophen und Schriftsteller oft auch anatomisch interessiert waren, aber nun zurück zur Geschichte der Anatomie.

Nach Galens Konzept war das Herz eine Pumpe, die über Arterien die Abschnitte des Körpers mit Wärme und Lebenskraft versorgte[1]. Die Lunge brachte Luft über die Lungenvenen zum linken Herzen. Ernährt wurde der Körper von der Leber, die aus dem Speisebrei des Darms das Blut bildete und über die Venen in alle Organe führte. Allein, dass er verstand, dass die Leber die Nährstoffe aus dem Darm für den Körper nutzbar macht, bewundere ich sehr und ich frage mich, wie er das herausgefunden haben mag. Möglicherweise durch seine Fütterungsexperimente an Schweinen?[1] Ganz falsch lag er auch mit der Rolle der Leber bei der Blutbildung nicht. Zumindest vor der Geburt bildet die Leber auch Blut, bevor diese Funktion vom Knochenmark übernommen wird. Aber das kann Galen nicht gewusst haben.

Allerdings wurde aus den verschiedenen Organen und Blutgefäßen im Verständnis von Galen kein geschlossener Kreislauf, wie wir ihn kennen, mit einem Körper- und einem Lungenkreislauf, die miteinander in Verbindung stehen. Daher war Galen der Ansicht, das Blut würde in den Körperteilen und den einzelnen Organen verbraucht und müsste daher immer von der Leber nachgebildet werden[1]. Ein Problem war dabei sicher, dass die Blutgefäße sich an den Organen und Geweben so klein verästeln, dass man sie nur mit dem Mikroskop sehen kann. Und das gab es damals noch nicht. Daher dachte Galen wohl, die Gefäße würden in den Organen enden. Man sollte also nicht leichtfertig von unseren technischen Möglichkeiten ausgehen, wenn man versucht, den Erkenntnisgewinn in der Antike zu bewerten. Um das Problem zu lösen, den Körper- und den Lungenkreisauf zu verbinden, spekulierte Galen über Öffnungen in der Herzscheidewand, die es im Normalfall nicht gibt, um zu erklären, wie das nährstoffreiche Blut von der Leber in die linke Hälfte des Herzens gelangen könnte, um dort mit der Luft aus der Lunge angereichert zu werden[1,9]. Galen konnte das Problem aber nicht lösen. Ebenso übernahm er von Erasistratos die Vorstellung, dass Arterien und Venen über „unsichtbare" – weil mikroskopische kleine – Gefäße in Verbindung stehen müssten.

Um die Funktion der lebensnotwendigen Organe zu verstehen, führte Galen gezielt Tierversuche durch[1]. Dabei hat er herausgefunden, dass der Phrenicus-Nerv das Zwerchfell innerviert und hat sogar den komplizierten Verlauf des rückläufigen Recurrens-Nervs entdeckt und aus dieser anatomischen Entdeckung abgeleitet, wie der Kehlkopf uns eine Stimme gibt[1]. Das ist schon erstaunlich.

Die Limitationen in seinen Vorstellungen zur Physiologie und auch seine Fehler auf dem Gebiet der Anatomie sollten daher nicht über seine gigantischen Leistungen hinwegtäuschen. Von besonderer Bedeutung für uns Anatomen ist auch, dass er die anatomischen Überzeugungen von Hippokrates und Erasistratos ausführlich kommentierte und so für die Nachwelt sicherte. Da sich Andreas Vesal dreizehn Jahrhunderte später wieder mit diesen Erkenntnissen auseinandersetze, können wir nachvollziehen, was die alten Anatomen schon wussten[9]. Zum Beispiel hatte ich Hippokrates nicht als Anatom eingeordnet, bevor ich die „Fabrica" von Vesal gelesen habe.

Zusammenfassend lässt sich festhalten, dass in der Antike in Griechenland, Ägypten und Rom im Zeitraum von ungefähr 500 vor bis ca. 200 Jahre nach Chr. die Grundlage für viele Wissenschaften gelegt wurde, die wir heute kennen, und mit diesen auch die Anatomie begründet wurde. In diesen Gesellschaften der Antike, in Griechenland und Rom, in denen Fakten und Wissen geschätzt und gezielt vermehrt wurden, waren die Philosophen auch Anatomen und die Anatomen fungierten als Lehrer, Berater und Leibärzte von Herrschern und Kaisern. Medizin war angewandte Anatomie oder Anatomie am Lebenden, wie wir heute sagen würden. Und auch die Gelehrten erreichten nach damaligem Standard hohe Lebensalter. Galen wurde wohl 87 und auch Hippokrates wurde über 80 Jahre alt[1,4]!

Literatur

1. Persaud TVN, Loukas M, Tubbs RS. A history of human anatomy. Springfield: Thomas; 2014.
2. Vollmuth R. Die Anatomie der Renaissance von Leonardo Da Vinci bis Andreas Vesal. München: Neuer Merkur; 2004.
3. Wikipedia.de
4. Nutton V. Galen-A thinking doctor in imperial Rome. New York: Routledge; 2020.
5. Sachs M. Geschichte der operativen Chirurgie (Band 1 und 4). Heidelberg: Kaden-Verlag; 2000/2003.
6. Toellner R. Illustrierte Geschichte der Medizin. Andreas und Andreas, Verlagsbuchhandel, Salzburg; 1978.
7. Waschke J (Hrsg). Mensch – einfach genial. Die Anatomie zwischen Locke und Socke. 1. Aufl. München: Elsevier; 2020.
8. Zissler D, Von „Danton's Tod" bis zum Nervensystem der Barben Naturforscher: Georg Büchner (1813–1837). Ber. Naturf. Ges. Freiburg i.Br. S.133–164, Freiburg; 1991.
9. Garrison DH, Hast MH. The fabric of the human body (Kommentierte Übersetzung des Werks von Andreas Vesalius). Basel: Karger; 2014.

Kapitel 7

Dunkles Mittelalter – Lichtblicke nur aus dem Nahen Osten

Rhazes, Avicenna, Ibn Nafis

Jetzt könnte man annehmen, dass nach der glänzenden Entwicklung von Medizin und Anatomie in der Antike der Fortschritt kontinuierlich hätte fortgesetzt werden können. Wissenschaftlich und medizinisch betrachtet war das Mittelalter zwischen den Untergängen des Römischen Reichs ab dem Jahr 476 und dem des Byzantinischen Reichs 1453 jedoch düster, zumindest in Europa[1]. Im Westen setzten sich schließlich die Franken durch und machten Karl den Großen (747–814) 800 n. Chr. zum Kaiser[2]. Oftmals wird das Mittelalter auch mit der Zeit des Wissensvakuums zwischen dem Erscheinen der medizinischen Schriften Galens im zweiten Jh. und der Veröffentlichung des großen Anatomiewerk Vesals im 16. Jh. gleichgesetzt[1]. Aber das ist vielleicht eine sehr anatomisch geprägte Auffassung, zumal wir sehen werden, dass es im Spätmittelalter noch weit vor Vesal berühmte Anatomen gab. Man kann aber annehmen, dass es zumindest ab dem dritten Jahrhundert keine anatomische Forschung mehr gab. Die christliche Kirche nutzte das Machtvakuum, um ihre Ausbreitung voranzutreiben. Dabei wurden Inhalte der Bibel und deren Auslegungen durch die Kirche verbreitet und auch für die Erklärung des Kosmos, der Entstehung des Lebens sowie der Entwicklung der Menschen herangezogen. Da nach der Bibel der Mensch in seiner aktuellen Erscheinung von Gott geschaffen wurde, waren Studien zur Herkunft und Abstammung von Tierarten unnötig. Weil auch alle Heilsversprechen auf die Praktizierung des christlichen Glaubens reduziert wurden, war auch eine Krankheitslehre und eine ursachen- und symptombezogene Medizinforschung überflüssig. Die medizinische Behandlung erschöpfte sich weitgehend in der Anwendung von Rezepten[3,4].

Somit war es im Mittelalter für lange Zeit kaum möglich oder erwünscht, neues Wissen zu generieren und frische Erkenntnisse zu gewinnen. Die Weitergabe von Erkenntnissen war auf die Klöster beschränkt, die damit die Kontrolle über die Weiterentwicklung des Wissens hatten. Damit war auch das akademische Leben auf die Klöster reduziert, in denen die Mönche die Meisterwerke der Antike abschrieben. Hier sind Cassiodor (um 485–580) und Isidor (um 560–636) von Sevilla und Beda der Ehrwürdige (sic!) (um 672–735) zu nennen[4,2]. Es gab hier also tatsächlich Gelehrte, deren Namen sogar noch schöner sind, als sie sich ein Schriftsteller hätte ausdenken können. Die Übersetzungen der Mönche waren für die Überlieferung der Lehren von Hippokrates und Galen und die spätere Entwicklung der Medizin in der Renaissance von unschätzbarem Wert, da das Wissen so zumindest konserviert wurde. Medizin wurde damals überwiegend von Quacksalbern betrieben und weniger von Gelehrten, die wirklich den Arztberuf erlernt hatten[3]. Anatomische Sektionen gab es nicht, obwohl zumindest von päpstlicher Seite anatomische Präparationen nicht verboten worden waren[1].

Trotzdem nutzen die Prediger wohl ihren Einfluss, um die Sektion von Leichen und damit die Anatomie als abscheuliche Disziplin zu diskreditieren. Da man ohnehin der Auffassung war, dass Galen alles Wissenswerte auf dem Gebiet der Anatomie bereits beschrieben hatte, war Anatomie erstmalig „old school" und damit nicht mehr „Cutting edge".

Der einzige Lichtblick in der Wissenschaft im Allgemeinen und der Medizin im Besonderen waren die arabischen und persischen Gelehrten, die das gesamte Wissen der Antike zusammentrugen und übersetzten und es so vor dem Untergang und einer Vernichtung durch die Kriege mit dem aufkommenden Islam bewahrten[1]. Das Byzantinische Reich war riesig und umfasste alles von Kleinasien, Persien, Ägypten und Nordafrika bis Spanien. Seine Hauptstadt Konstantinopel (heute: Istanbul) löste im Jahr 330 Rom als Hauptstadt des Römischen Reiches ab[1]. Ohne die Übersetzungen der arabischen und persischen Gelehrten hätten also auch die Mönche im späten Mittelalter wenig zu tun gehabt. Die Unwissenheit Europas ging so weit, dass die medizinischen Leistungen der arabischen Lehrmeister für lange Zeit nicht bekannt waren oder vielleicht auch wissentlich verschwiegen wurden. Wenn Sie deutsche Anatomiebücher lesen, die um das Jahr 1900 erschienen sind und damals auch eine Abhandlung über die Geschichte der Anatomie enthielten, was ich sehr bemerkenswert finde, war noch von den Leistungen der arabischen Gelehrten gar nichts zu lesen[5]. Dabei gab es zu dieser Zeit einige große persische Mediziner wie **Rhazes** (860–932)[6], der festgestellt hat, dass der Recurrens-Nerv am Kehlkopf neben der Innervation der Muskeln, die für die Stimmbildung wichtig sind, auch für Empfindungen in diesem Bereich wichtig war[1]. Allerdings ist nicht geklärt, ob die Ärzte auch eigenständige anatomische Untersuchungen und Präparationen durchgeführt haben[1], weshalb ich hier nur wenige als Anatomen aufführen möchte.

Am bekanntesten ist sicher **Ibn Sina** (980–1037 n. Chr.), der in der Nähe von Buchara geboren wurde und lateinisch auch Avicenna genannt wurde und als einer der größten Ärzte und Philosophen Persiens anzusehen ist[1,6]. Avicenna begründete die moderne Heilkunst und veröffentlichte im Jahr 1020 in Isfahan einen Kanon der Medizin, der damals und bis in das siebzehnte Jahrhundert zusammen mit den Werken von Hippokrates und Galen den Goldstandard der Medizin darstellte[1]. In diesem Werk fasste Ibn Sina die Organe nach Funktionen zu Organsystemen zusammen, wie wir das heute auch noch tun. Avicenna ist auch von Noah Gordon in seinem Buch „Der Medicus" als Heilmeister beschrieben worden. Die Werke Avicennas galten bis in das 16. Jahrhundert auch an deutschen Universitäten als Grundlage für die Therapie-Lehre im Medizinstudium[3]. Avicenna war ein Universalgenie und verfasste bis zu 99 Bücher, war Philosoph, Dichter, Politiker, Mathematiker, Astronom und Musiktheoretiker[2]. Im Jahr 1015 wurde er zum Leibarzt des Emir Schams ad-Daula ernannt. Als Persönlichkeit war er wohl einer der vielfältigsten und schillernsten Gelehrten aller Zeiten. Von seinen Tätigkeitsgebieten entsprach er wohl am ehesten einer Mischung aus Galen, Leonardo da Vinci und Goethe, um mal bei den Protagonisten dieses Buches zu bleiben.

Anatomisch gesehen war wohl **Ibn Nafis** (1210–1288 n. Chr.) noch bedeutender, auch wenn das über viele Jahrhunderte unbekannt geblieben ist[1]. Inzwischen wissen wir, dass der in der Nähe von Damaskus in Syrien geborene Arzt in Kairo als Erster den kleinen Blutkreislauf in der Lunge beschrieben und sogar die kleinsten Lungengefäße postuliert hat[1]. Diese wurden erst 1660 und damit 400 Jahre später von **Marcello Malpighi** (1628–1694) in Bologna mit Hilfe eines Mikroskops definitiv bewiesen[1]. Hätte man diese Entdeckung von Ibn Nafis schon früher wahrgenommen, wäre sicher auch der Ruhm des Londoner Anatomen und Chirurgen **William Harvey** (1578–1657) deutlich geschmälert worden, der als Entdecker des Blutkreislaufs in die Annalen einging und eine anatomische Ära in England begründete[1,4]. Harvey wurde sogar Leibarzt der Könige James I. und Charles I. und damit einer der großen Anatomen[1,6]. Zu sagen, er hätte vom kollektiven Unwissen um die anatomischen Leistungen der Araber und Perser gut profitiert, wäre aber zu einfach. Harvey hat, wie wir noch sehen werden, auch auf dem Forschungsgebiet der Embryologie Pionierarbeit geleistet. Interessant ist, dass Harvey von 1598 bis 1602 in Padua studiert hat und damit Schüler der Anatomen-Schule Vesals war. In London arbeitete er dann als Arzt, bevor er deutlich später 1615 zum Dozent für Anatomie und Chirurgie ernannt wurde[1].

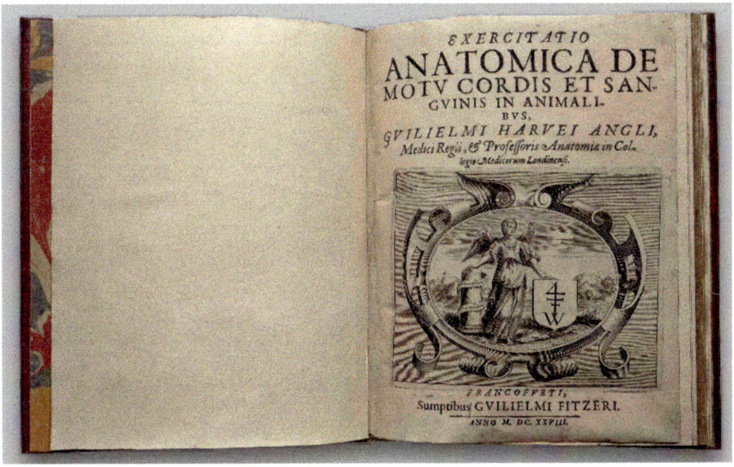

Abbildung 5: Exercitatio Anatomica de Motu Cordis et Sanguinis in Animalibus, Ausgabe von 1628. Rare Books.

Für mich sind Harvey und Malpighi die Anatomen sieben und acht in unseren Top Ten. Zu sagen, wer von den beiden wichtiger sei, ist nicht einfach zu beantworten. Die Publikation von William Harvey „De motu cordis" von 1628, in der er den Blutkreislauf erstmalig vollständig publizierte, mag zwar nach dem Buch von Andreas Vesal vielleicht die zweitwichtigste Publikation der Medizin bis heute sein, falls man das überhaupt bewerten kann. Wenn man aber bedenkt, dass Ibn Nafis den Lungenkreislauf schon vor ihm beschrieben hat, sieht die Bewertung aus heutiger Perspektive vielleicht zunächst anders aus. Zumal das Buch von Harvey in seiner Gestaltung sehr unscheinbar ist und im Vergleich zu Vesals Meisterwerk daher deutlich abfällt. Man muss aber wissen, dass Harvey keine der Vorarbeiten der persischen Gelehrten kannte und auch selbst lange mit sich rang, seine Erkenntnisse zu veröffentlichen. Das zeigen Vorlesungsaufzeichnungen, die erkennen lassen, dass er bereits zwölf Jahre vor seiner bahnbrechenden Publikation die Anatomie des Kreislaufs entdeckt hatte[1].

Malpighi hat die Kapillaren der Lunge schließlich nachgewiesen[1,4]. Außerdem hat er für diese Entdeckung erstmalig ein Mikroskop benutzt und damit das Zeitalter der mikroskopischen Anatomie eingeleitet[1]. Außerdem hat er damit viele Organe untersucht und zum Beispiel sowohl in der Niere als auch in der Milz Strukturen benannt, die dann zunächst als Malpighi-Körperchen bezeichnet wurden. Da diese aber funktionell nichts miteinander zu tun haben (die einen filtern das Blut und bilden Pipi, die anderen bilden Zellen für die Immunabwehr), sind beide Eigennamen aufgegeben worden.

Lernen können wir aus dem kurzen Geschichtchen aus Mittelalter, Renaissance und Neuzeit drei Dinge: Erstens können wir den persischen und arabischen Gelehrten unendlich dankbar dafür sein, dass sie das anatomische und medizinische Wissen bewahrten und weiterentwickelten. Ohne Avicenna und Kollegen hätten wir wohl auch heute noch im Krankheitsfall die Wahl zwischen Aderlass, also dem Ablassen von Blut, oder dem Schröpfen, indem man unter Saugnäpfen einen lokalisierten Unterdruck erzielt. Vier-Säfte-Medizin also und damit auf dem gleichen wissenschaftlichen Niveau wie Homöopathie. Zweitens ist nicht immer davon auszugehen, dass jedes neue Wissen dem allgemeinen Wissensfortschritt zugutekommt. Grundvoraussetzung ist, dass die Inhalte publiziert und einer breiten Öffentlichkeit zugänglich gemacht werden. Heute nennt man das „Open access“ und versucht, wissenschaftliche Publikationen für alle zugänglich zu machen. Jetzt könnte man denken, die Problematik, dass Wissen nicht publik wird, war mangels Vervielfältigungstechnik vielleicht im Mittelalter relevant oder höchstens noch, wie wir auch bei Leonardo da Vinci und anderen Anatomen wie Eustachi sehen werden, in der Renaissance bis kurz nach Erfindung des Buchdrucks. Heute, im Internet-Zeitalter und dank fortgeschrittener Globalisierung, gibt es das bestimmt nicht mehr. Pustekuchen! Ich möchte gar nicht wissen, welche medizinischen Erkenntnisse bspw. längst in chinesischen Zeitschriften beschrieben worden sind, ohne von Wissenschaftlern wahrgenommen zu werden, die sich primär auf englischsprachige Veröffentlichungen konzentrieren. So werden auch heute noch Ergebnisse parallel oder zu einem späteren Zeitpunkt nochmal publiziert. Und selbst wenn man die Sprache versteht, kann es vorkommen, dass man als Wissenschaftler auch mal eine Publikation übersieht. In manchen Fällen kann man auch nicht ausschließen, dass Publikationen auch deshalb ignoriert worden sind, um den Innovationsgehalt der eigenen Studien zu erhöhen.

Und drittens wird deutlich, dass der Stillstand in der Anatomie mit dem Dahinsiechen des medizinischen und wissenschaftlichen Wissens im Westen Europas einherging. Eine Gesellschaft, die nicht daran glaubt, in den Verlauf von Erkrankungen eingreifen zu können und ihr eigenes Schicksal in die Hand zu nehmen, sondern buchstäblich alles einem Gott überlässt, braucht keine Medizin und auch keine Anatomie.

Was muss das für ein Lebensgefühl gewesen sein, wenn man im Mittelalter als gelehrter Mönch lesen konnte, wie weit es die Philosophie und Wissenschaft der Medizin in der Antike schon gebracht hatten und wie alt die Menschen zumindest teilweise wurden, während man im Mittelalter gar nichts tun konnte, als altes Wissen abzuschreiben und einer Lebenserwartung von allenfalls 30–40 Jahren entgegenzublicken[2]. Und auch das nur, wenn es gut lief und man nicht bereits im Säuglingsalter dahingerafft wurde!

Literatur

1. Persaud TVN, Loukas M, Tubbs RS. A history of human anatomy. Springfield: Thomas; 2014.
2. Wikipedia
3. Sachs M. Geschichte der operativen Chirurgie (Band 1 und 4). Heidelberg: Kaden-Verlag; 2000/2003.
4. Toellner R. Illustrierte Geschichte der Medizin. Andreas und Andreas, Verlagsbuchhandel, Salzburg; 1978.
5. Rauber A, Kopsch F. Anatomie des Menschen. 7. Aufl. Leipzig: Thieme; 1906.
6. Eckart WU, Gradmann C. Ärzte-Lexikon: Von der Antike bis zur Gegenwart. Berlin-Heidelberg: Springer; 2001.

Kapitel 8

Die Gründung der ersten Elite-Universitäten und Wiederauferstehung der anatomischen Sektion

Salerno, Bologna mit Mondino de Liucci

Ganz so düster ging das Mittelalter aus akademischer Sicht dann doch nicht zu Ende. Mit zunehmendem Wohlstand und politischer Stabilität besonders in den großen europäischen Städten und Handelszentren erhielt auch Bildung einen anderen Stellenwert. So kam es, dass besonders in Südeuropa zu Beginn des zweiten Jahrtausends eine Universität nach der anderen aus dem Boden schoss. Eine der größten und bedeutendsten und die erste Universität Europas und der westlichen Welt überhaupt war die Universität von Bologna, an der nach ihrer Gründung 1088 im Jahr 1156 nach einer juristischen Fakultät auch eine medizinische Fakultät ins Leben gerufen wurde[1]. Die Universität wurde nach dem Vorbild der Medizinschule von Salerno gegründet[2]. Im elften Jahrhundert gehörte Salerno zum Benediktiner-Kloster von Monte Cassino und war nahe einer Hafenstadt südlich von Neapel gelegen. Das Kloster war bis 1886 als Krankenhaus und Medizinische Hochschule aktiv[3] und seit einigen Jahren gibt es in Salerno wieder einen Medizinstudiengang, wie mir kürzlich ein Austauschstudent berichtete. Im Unterschied zu den Wissenschaftsinstitutionen, die von den Ptolemäern in der Antike in Ägypten gegründet worden waren, war Salerno aus heutiger Sicht damals eher ein Think Tank oder Co-Working Space, der als Zufallsprodukt aus dem Treffen eines Griechen, eines Juden, eines Arabers und eines Christen hervorgegangen ist, wie manchmal etwas pointiert dargestellt wird[2]. Da heutzutage Vielfalt oder „Diversity" bei allen Forschungskonsortien besonders groß geschrieben wird, war Salerno damals schon mal ganz gut aufgestellt, auch wenn manche aus heutiger Sicht vielleicht noch einen Schritt weitergehen und behaupten würden, dass bei dem Viererpakt noch wünschenswert gewesen wäre, dass mindestens zwei people of colour, weiblich oder non-binär sind, mehrere schwul oder lesbisch, und vielleicht noch einer eine körperliche oder geistige Besonderheit mitbrächte, um die erforderliche Diversität zu gewährleisten, die für höhere Geistesleistungen heutzutage als sinnvoll erachtet werden. Ich stelle mir den geistigen Austausch in Salerno damals als sehr interessant vor und kann mir gut vorstellen, dass die unterschiedlichen Erfahrungsschätze der Gelehrten damals von entscheidender Bedeutung für den wissenschaftlichen Austausch waren. Bei meinen Forschungsaufenthalten in den USA habe ich es immer genossen, nicht nur mit Amerikanern, sondern auch mit den Franzosen, bei denen ich gewohnt habe, und anderen Europäern und Asiaten zu diskutieren. In Salerno wurde übrigens auch die Sektion von Tieren wieder aufgenommen[4]. Aber vielleicht war ja tatsächlich die fehlende kritische Masse der Grund, warum Salerno, das zwischen dem zehnten und dreizehnten Jahrhundert seine Blütezeit genoss, nicht die Keimzelle der ersten Universität wurde. Der größte Verdienst von Salerno war, dass ab dem elften Jahrhundert die Werke der alten Anatomen wie Hippokrates und Galen und auch Avicenna von Constantinus Africanus (1018–1087) und Kollegen vom Arabischen ins Lateinische übersetzt wurden und damit für die Gelehrten wieder zugänglich wurden[1,4,5]. Auch die als Trota bekannte Ärztin und Medizinschriftstellerin war im frühen zwölften Jahrhundert in Salerno tätig[3], was zeigte, dass man tatsächlich auch hinsichtlich Gleichstellung schon erheblich weiter war als an anderen Orten. Es gab damals sogar eine medizinische Studienordnung mit genauen Vorgaben, dass man für das medizinische Examen einundzwanzig Jahre alt sein und mindestens sieben Jahre lang Medizin studiert haben musste[3]. Das ist länger als heute bei uns, wo schon sechs Jahre im europäischen Vergleich lang sind. Eigenhändige Präparationen menschlicher Leichen fanden in Salerno wohl aber nicht statt. Dazu bedurfte es wohl der Einrichtung echter Universitäten.

Es zeigte sich, dass auch in Bologna die Weiterentwicklung von Medizin und Anatomie mit dem Aufblühen der Bildung einherging. Es handelte sich dabei nicht um einen Zufall, dass gerade in Italien die Anatomie reformiert werden sollte. Italien war wirtschaftlich und kulturell das fortschrittlichste Land Europas. **Mondino de Liucci** (1270–1326) war einer der Ersten, die 1100 Jahre nach der Zeit Galens wieder anatomische Sektionen durchführten[1,4]. Dem ging voraus, dass die Katholische Kirche erstmals die anatomische Präparation von hingerichteten Verbrechern erlaubte. Die ersten Sektionen wurden in Bologna 1302 und in Montpellier 1314 festgehalten[1]. Mondino etablierte 1316 erstmalig die anatomischen Demonstrationen als Teil des Medizinischen Curriculums. Auch die ersten Sektionen in Wien 1404 oder auch in Basel 1542 wurden von Anatomen aus Padua, die auf der Durchreise waren, durchgeführt, wo man schon 1341 mit der Präparation von Leichen begonnen hatte[4,6]. In Köln wurden 1479, in Tübingen 1482 und in Rostock im Jahr 1513 Präparationen von ortsansässigen Anatomen abgehalten[1,6]. In Ingolstadt (LMU) dauerte dies gar bis 1648 und in Heidelberg noch etwas länger, um mal zwei Universitäten zu nennen, die momentan in Deutschland wissenschaftlich führend sind. Das sind fast 350 Jahre nach Bologna! Erste Demonstrationen und Operationskurse als regulärer Bestandteil des Medizinstudiums gab es in Deutschland wohl erst im 18. Jh.[6]. Die Kirche, die lange Zeit auf der Intaktheit des menschlichen Körpers nach dem Tode bestanden hatte, um die bevorstehende Auferstehung nicht zu gefährden, vollzog zu dieser Zeit eine geistige Kehrtwende, wie man sie in den letzten Jahren in Bayern erst bei Markus Söder zum Thema Kernkraft erlebt hat, sodass die Päpste Sixtus IV. (1404–1484) und Clemens (1478–1535) inzwischen die anatomische Sektion unterstützt hatten[4]. Wobei man festhalten muss, dass es ein Sektionsverbot zumindest päpstlicherseits wohl nie gegeben hat, da sich die 1299 von Bonifaz VIII. erlassene Bulle gegen die Zerstückelung von Leichen zu Transportzwecken richtete[4], z. B. um Kreuzfahrer in ihrer Heimat bestatten zu können.

Neben der Etablierung der Sektion im Medizinstudium entwickelte Mondino auch eine eigene Form von Didaktik, bei der er selbst von einer Kanzel aus den Schriften Galens vorlas, während ein Präparator die Sektion durchführte und ein Demonstrator mit einem Zeigestock auf die von Mondino genannten Strukturen und Organe deutete [1,4]. Das war also eine echte „Vorlesung“ und wurde bis zur Weiterentwicklung der Anatomie in der Neuzeit die Blaupause für den „praktischen“ Anatomieunterricht.

Es gibt noch in ein drittes Gebiet, auf dem Mondino in der Anatomie einen Standard setzte. Er schrieb 1316 das erste Anatomiebuch der Moderne mit dem ebenso schlichten wie umfassenden Namen „Anathomia“ [1,4]. Das mit 77 Seiten sehr kompakte Werk war für die Lehrer und Studenten der Anatomie von großem Nutzen, weil es auch eine Art Präparieranleitung beinhaltete, die den Ablauf der Sektionen schilderte. Eigentlich

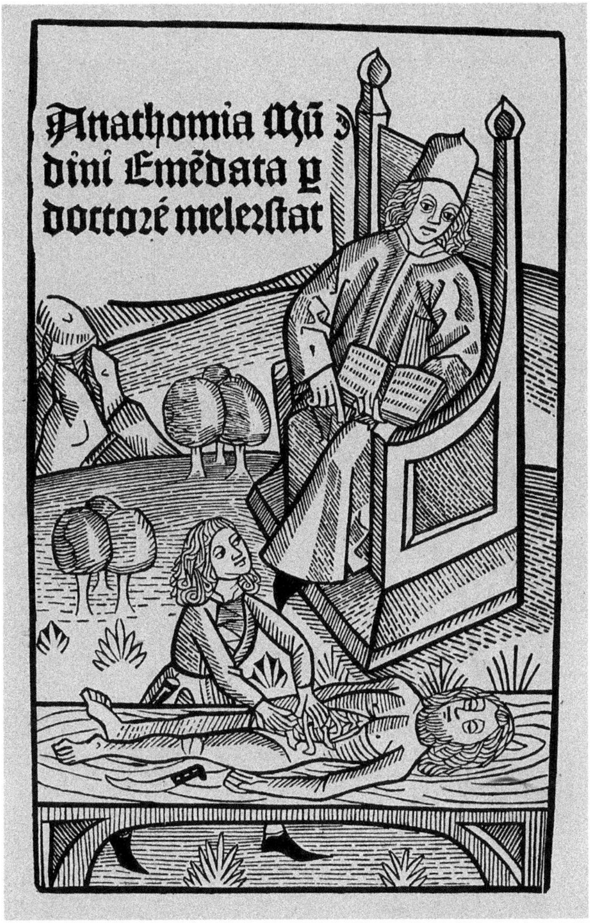

Abbildung 6: Titelseite Anathomia Mundini emendata per doctorem melerstat. Leipzig, Martin Landsberg 1493. Wellcome Library CC BY 4.0, via Wikimedia Commons.

handelte es sich zunächst eher um eine durch einen Umschlag zusammengefasste Blattsammlung. Gedruckt wurde das Buch erstmalig 1478 in Padua und war danach noch für zweihundertfünfzig Jahre in über vierzig Auflagen das meistgenutzte Anatomiebuch[1], was wohl auch auf seinen geringen Umfang und den entsprechend niedrigen Kaufpreis zurückzuführen ist. Wir sehen hier übrigens bereits, dass Art und Umfang der Publikation schon damals für den wissenschaftlichen Erfolg maßgeblich waren. Man kann sich jetzt die Frage stellen, warum zwischen Veröffentlichung der Schrift und Publikation des Buches über einhundertfünfzig Jahre lagen. Hauptgrund war sicher, dass der Buchdruck mit austauschbaren Lettern erst 1454 von Johannes Gutenberg in Mainz entwickelt wurde und erst danach das Drucken von Büchern einigermaßen erschwinglich wurde[3]. Andererseits haben wohl auch andere Ereignisse den medizinischen Fortschritt nicht gerade befördert. Kurz nach der Ära von Mondino grassierte eine Pestepidemie in Europa, die zwischen 1347 und 1353 ungefähr 25 Millionen Tote forderte[3,7]. In Frankreich und Italien, wo damals die meisten Elite-Universitäten angesiedelt waren, soll sogar die Hälfte der Bevölkerung gestorben sein.

Man muss aber auch die wissenschaftlichen Limitationen von Mondino im Auge behalten. Die Inhalte seiner anatomischen Beschreibungen waren im Wesentlichen eine Wiedergabe des Wissensstands von Galen und nicht das Ergebnis seiner eigenen Beobachtungen bei den von ihm durchgeführten Sektionen[1,4]. Mondino traute sich nicht einmal, eindeutige Fehler wie die „fünf-lappige Leber" (eigentlich hat sie zwei Lappen und daran noch zwei kleine Fortsätze) zu korrigieren, da er Galen als absolute Anatomie-Autorität und quasi für unfehlbar hielt! So als hätte der Papst gesagt, so stünde es in der Bibel und damit Amen! Andere Fehler hat Mondino Galen sogar untergejubelt wie den sieben-kammerigen Uterus (die Gebärmutter hat nur eine Höhle und selbst bei Fehlbildungen selten mehr als zwei, wie übrigens auch bei Galen), wohl um neuere Medizinkonzepte, die über die arabische Medizin und Salerno Eingang in die europäische Medizin erhalten haben, aufzugreifen[4]. Trotzdem ist Mondino einer der wichtigsten Anatomen aller Zeiten und gilt heute zu Recht als der „Erneuerer der Anatomie"[1,4]. Für mich persönlich ist er die Nummer sechs, um mal wieder das Ranking aufzumachen! Wenn Sie in der alten Universität von Bologna den holzgetäfelten Sektionssaal besichtigen, ist Mondino dort unter den zehn wichtigsten Ärzten aller Zeiten aufgeführt.

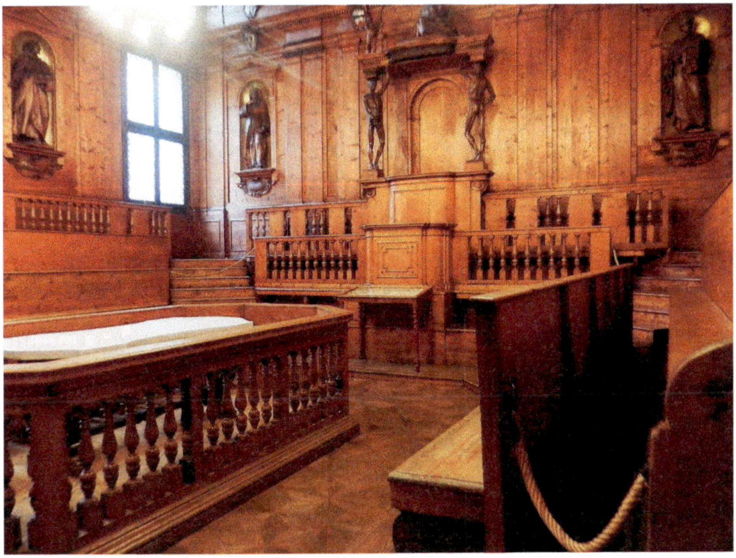

Abbildung 7: Palickap, CC BY-SA 4.0, via Wikimedia Commons. Bologna, Archiginnasio, Teatro anatomico.

Bis zum dreizehnten Jahrhundert gab es in Europa damit vier Ausbildungsstätten für Anatomie. Neben Salerno und Bologna waren dies in Frankreich Montpellier und später Paris[1]. An der Universität Montpellier, die anfangs mit der Medizinschule in Salerno konkurrierte, hat es ab 1137 eine Medizinschule gegeben, sodass Montpellier als Ausbildungsstätte für Medizin sogar älter ist als Bologna[3,8]. In Montpellier nutzte **Henri de Mondeville** (1260–1325) im Rahmen des Anatomieunterrichts erstmals Schautafeln und Modelle und war damit ein Vorreiter der Anatomie-Didaktik[1,4]. In England begannen die ersten Universitäten in Oxford 1167 und in Cambridge 1209 und übernahmen die Medizinausbildung aus Paris[3,6]. Nördlich der Alpen und im deutschsprachigen Raum sollte es auch noch etwas dauern bis zur Gründung von Universitäten und der Durchführung der ersten anatomischen Sektionen. Die ersten Unis entstanden in Prag (1348), Wien (1365) und Heidelberg (1386) [3,6].

Die Bedeutung der Universitäten für das gesellschaftliche Leben und den Fortschritt der Wissenschaften und der Medizin wurde schnell offenbar. Um diese Entwicklung zu würdigen, wurde bei der 900-Jahrfeier der Universität von Bologna offiziell von Bildungsministern aus der ganzen Welt festgehalten, dass die Universitäten für die Gesellschaften als Kerninstitutionen anzusehen sind. Daher wurde auch die europäische Reformation der Studiengänge mit Umstellung der Diplomstudiengänge in ein Bachelor/Mastersystem 1999 als Bologna-Reform gefeiert[3]. Ziel dabei war es, durch eine Standardisierung der Studienbedingungen und Abschlüsse die Mobilität der Akademiker in Europa zu fördern. Das war übrigens im späten Mittelalter und der Renaissance selbstverständlich, als man zum Studieren nach Bologna oder auch Paris und Montpellier ging. Die ersten Exzellenz-Universitäten entstanden also in Italien und Frankreich und damals war Bologna ganz vorne dabei. Da Bologna auch für die Weiterentwicklung der anatomischen Lehre sehr bedeutsam wurde, haben wir Anatomen eine andere zeitliche Perspektive auf die Elite-Rankings, auf die viele Universitäten heutzutage so stolz sind. Wenn ich auf Fachtagungen meine Universitäts-T-Shirts mit den Sigeln von Bologna (gegründet 1088) und Padua (gegründet 1122) trage, sind viele zunächst überrascht, warum ich nicht wenigstens die Ludwig-Maximilians-Universität mit mir herumtrage, wenn ich es schon an keine bedeutendere Universität als die LMU geschafft habe. Nun, die LMU, die erst 1472 in Ingolstadt das Licht der Welt erblickte[3], mag mit ihren über 550 Jahren durchaus über eine gewisse Tradition verfügen und heute in Deutschland führend und international unter den obersten fünfzig Universitäten zu finden sein. Aber ob das in ein paar hundert Jahren noch einer weiß, bleibt unklar.

Literatur

1. Persaud TVN, Loukas M, Tubbs RS. A history of human anatomy. Springfield: Thomas; 2014.
2. Toellner R. Illustrierte Geschichte der Medizin. Andreas und Andreas, Verlagsbuchhandel, Salzburg; 1978.
3. Wikipedia.de
4. Vollmuth R. Die Anatomie der Renaissance von Leonardo Da Vinci bis Andreas Vesal. München: Neuer Merkur; 2004.
5. Eckart WU, Gradmann C. Ärzte-Lexikon: Von der Antike bis zur Gegenwart. Berlin-Heidelberg: Springer; 2001.
6. Sachs M. Geschichte der operativen Chirurgie (Band 1 und 4). Heidelberg: Kaden-Verlag; 2000/2003.
7. Reinhardt V. Die Macht der Seuche. Wie die Große Pest die Welt veränderte. München: Beck; 2021.
8. Bartens W. Als die Medizin Wissenschaft wurde. Süddeutsche Zeitung. 2024; Nr. 35

Kapitel 9

Renaissance in der Anatomie

Leonardo da Vinci

Der, chronologisch gesehen, nach Galen zweite der „Big Three", der drei größten Anatomen aller Zeiten, wurde in seinen Beiträgen zur Anatomie lange unterschätzt[1,2,3]: **Leonardo da Vinci** (1452–1519). Und das vielleicht auch, weil er für seine Errungenschaften auf anderen Gebieten heute noch berühmter ist und auch bereits zu Lebzeiten war. Ein Luxus-Problem also.

Leonardo war aus heutiger Sicht ein Universalgenie[2]. Er war nicht nur Maler, Bildhauer, Musiker, Ingenieur, Kartograph und Mathematiker, sondern interessierte sich für Botanik, Geologie, und Astronomie ebenso wie für Philosophie. Für seinen Biografen Walter Isaacson war er gar das „größte Genie der Menschheitsgeschichte", da er auf unvergleichliche Weise Neugier mit genauer Beobachtungsgabe und Experimentierfreude vereinte[4]. Leonardo muss eine besondere Persönlichkeit und auch eine sehr attraktive Erscheinung gewesen sein[4]. Er war wohl auffallend schön und muskulös mit „wallenden, goldenen Locken". Er war unehelich geboren worden und Vegetarier, er lebte offen homosexuell mit wechselnden Partnern, was damals strafbar war, und wurde dafür offensichtlich mehrmals belangt[4]. Heutzutage wäre sein Lebensstil für einen Künstler seines Ranges und Namens fast schon normal und sein Hang zu ausgefallener und eleganter Kleidung nicht mal besonders auffällig. So wie Karl Lagerfeld, nur eher in purpur und rosé. Oder wie Pharell Williams, der seit 2023 Designer bei Louis Vuitton ist, um einen farbenprächtigeren Zeitgenossen zu nennen. Leonardo war damals wohl in vielem, was er tat und wie er sich gab, seiner Zeit ungefähr fünfhundert Jahre voraus.

Darüber hinaus war Leonardo auch ein waschechter Anatom, der Zeit seines Lebens über dreißig Leichen seziert hat[1,2,3,4]. Eine unvorstellbare Zahl, wenn man bedenkt, dass selbst an den Universitäten nach Einführung der Lehrsektionen durch Mondino oft nur eine Sektion im Jahr durchgeführt wurde und Leonardo seine Präparationen auf die Wintermonate beschränken musste, da damals ohne eine verfügbare Konservierung der Körper die Verwesung bei höheren Temperaturen noch schneller vorangeschritten wäre. Da wir heutzutage die meiste Zeit mit Forschen zubringen und, abgesehen von einzelnen klinischen Weiterbildungskursen, Leichen nur noch einmal im Jahr im Präparierkurs zusammen mit einer Gruppe von Studierenden sezieren, komme auch ich bisher auf keine 100 Körper, die ich eigenhändig zu einem wesentlichen Anteil präpariert habe. Und das, obwohl ich schon seit über zwanzig Jahren Anatom bin. Leonardo hatte das Ziel, alles in Frage zu stellen und selbst zu überprüfen. Und wie geht das in der Anatomie besser als durch eigene Sektionen? Leonardo soll dazu festgehalten haben: „Wer an die Quelle gehen kann, geht nicht zum Krug" [4]. Für mich ist das ein Gleichnis, das heute noch das Verhältnis zwischen einem Medizinstudium mit einem Präparierkurs und einer Ausbildung beschreibt, die ohne Präparationen und höchstens anhand von visuellen und virtuellen Medien stattfindet, wie es in vielen Teilen der Welt der Fall ist. Das Statement von Leonardo lässt das Herz eines jeden Anatomen höherschlagen und bestärkt mich in meiner Auffassung, dass wir uns im deutschen Ausbildungssystem von Ärztinnen und Ärzten gut überlegen müssen, ob wir Leonardo folgen und nach bester Qualität streben wollen, um zu wissenschaftlichem Denken befähigten Nachwuchs heranzuziehen? Oder ob wir uns vielmehr der Kostenreduktion willen mit Abstrichen zufriedengeben, wie sie in den USA bereits umgesetzt wurden, und damit Mediziner generieren, die möglichst effektiv Algorithmen abarbeiten und den Ärztemangel abfangen können, allerdings ohne jemals selbst mit wissenschaftlichem Denken belastet worden zu sein.

Richtig berühmt geworden ist Leonardo da Vinci sicher als Künstler. Er schuf zwischen 1503 und 1517 mit der „Mona Lisa" das wohl berühmteste Kunstwerk und Porträt der Kunstgeschichte überhaupt[4]. Während der materielle Wert dieses Gemäldes, das im Louvre in Paris zu besichtigen ist, nie festgestellt werden kann, da es unverkäuflich ist, wurde vor ein paar Jahren deutlich, welche Summen bei Auktionen aufgerufen werden, wenn die Hoffnung besteht, ein Gemälde könnte ein echter „Leonardo" sein. Man kann das anhand des als „Salvator Mundi" bezeichneten Christus-Bilds erahnen, das 2011 als Original des Künstlers anerkannt wurde[4]. Nachdem es 1958 als Werk eines von Leonardos Schülern keine hundert Dollar einbrachte, wurde es 2013 für 80 Mio. USD und bald darauf für 127 Mio. USD an einen russischen Oligarchen verkauft. Als das Bild im Jahr 2017 beim Auktionshaus Christie‘s erneut versteigert wurde, ging er für 450 Mio. USD an die Kulturbehörde Abu Dhabi, die das Werk für den Louvre Abu Dhabi erworben hat [5,9]. Inzwischen scheinen Experten die Echtheit des Bildes eher anzuzweifeln, was vielleicht auch erklärt, warum der Louvre Abu Dhabi seine Ausstellung bis auf weiteres vertagt hat und es das Leonardo da

Vinci-Museum in Venedig nicht unter den Originalbildern des Künstlers führt.

Egal ob der „Salvator Mundi" nun echt ist oder nicht, muss man sich vor Augen halten, dass die gesicherte Zahl der Kunstwerke, die Leonardo meist als Ölbilder auf Holz oder Leinwand, seltener als Wandgemälde anfertigte, mit fünfzehn Bildern gering ist. In der Kunst ging er also ganz klar nach dem Prinzip „Klasse statt Masse" vor und lehnte viele Aufträge einfach ab, wenn sie ihn nicht interessierten, oder ließ sie unvollendet, wenn er mit der Konzeption oder Perspektive nicht zufrieden war[4]. Dabei darf nicht vergessen werden, dass er an vielen Gemälden bis zu deren Vollendung mehrere Jahre arbeitete. Ein Paradebeispiel soll der heilige Hieronymus sein, den Leonardo bereits 1480 zu zeichnen begann und, wie manche meinen, erst 1510 und damit dreißig Jahre später fertiggestellt hat, nachdem er bei seinen anatomischen Sektionen die Anatomie der Halsmuskeln vollständig begriffen hatte[4]. Das wurde unter anderem daraus geschlossen, das eine Zeichnung von 1495 den Sternocleidomastoideus-Muskel mit nur einem Muskelkopf dargestellt haben soll. Ich bin da nicht so sicher, da man den zweiten Muskelkopf am Schlüsselbein in meinen Augen auch in der frühen Version erkennen kann. Vielleicht wurde hier also ein wenig zu viel an Perfektionismus in den Künstler hineininterpretiert, der offensichtlich auf verschiedenen Gebieten ein Problem damit hatte, Werke zu vollenden und abzuschließen. Neben Porträts und Bildern wie dem des Hieronymus, die von verblüffender Grazilität und Vitalität gekennzeichnet waren, vereinigte das einmalige Wandbild des Abendmahls die Dynamik der Personen mit dem „state of the art" der perspektivischen Darstellung[4].

Demgegenüber stehen die über 750 anatomischen Skizzen und Zeichnungen, die Leonardo im Laufe seines Lebens anfertigte[1,3,6]. Bei diesen handelt es sich ganz sicher um Originale des Meisters, da sie in dessen Notizbüchern zwischen allen anderen seiner unzähligen Beobachtungen und Studien festgehalten wurden.

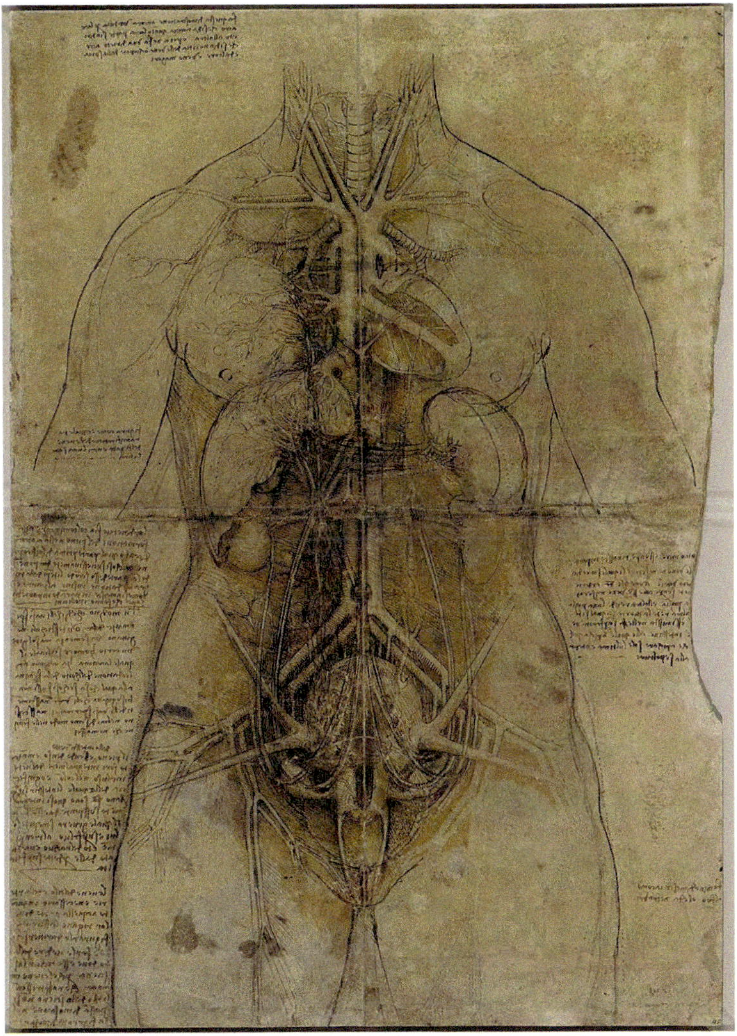

Abbildung 8: Leonardo da Vinci: Kardiovaskuläres System einer Frau, um 1509–1510. Public domain, via Wikimedia Commons.

Sie sollten nach der Planung Leonardos in seiner 120 Bücher umfassenden Enzyklopädie zusammengefasst werden. Es mangelte also Leonardo auch auf dem Gebiet der Anatomie nicht an Selbstbewusstsein. Er hielt fest, dass eigentlich niemand außer ihm aufgrund seiner einzigartigen Ausstattung mit präparatorischer, zeichnerischer, mathematischer und physikalischer Begabung in Kombination mit grenzenloser Akribie und Durchhaltevermögen zur Verfassung eines Anatomiebuchs prädestiniert sei[4]. Abgesehen davon, dass selbst für ein Genie wie ihn die Zielsetzung vielleicht unrealistisch war, muss man annehmen, dass seine mangelnde Bildung in lateinischer Sprache auch eher hinderlich gewesen sein dürfte[3,4]. Leonardo besuchte eine Grundschule mit Schwerpunkt Handel[4]. Alle anderen Fähigkeiten und Fertigkeiten eignete er sich als Autodidakt an.

Leonardo betrachtete sich auch selbst als sprachlich ungebildet, obwohl er zur Kommentierung seiner Skizzen teilweise sogar ausführlich Texte verfasste – typischerweise in Spiegelschrift. Die meisten Übersetzungen der Werke alter Anatomen wie Galen, des Philosophen Aristoteles und des Arztes Hippokrates waren von den mittelalterlichen Mönchen allerdings ins Lateinische übersetzt worden. Daher ist es möglich, dass er auch das von Mondino verfasste erste Anatomiebuch der Neuzeit, das ihm wohl auch bei seinen Präparationen in Zusammenarbeit mit dem 29-jährigen Anatomen **Marcantonio della Torre** (1481–1511) in Pavia zur Verfügung stand, nicht vollkommen verstanden hat, obwohl er es in der ab 1493 verfügbaren italienischen Übersetzung besaß[3,4,6]. Vielleicht war ihm selbst die Tragweite seiner Errungenschaften auf dem Gebiet der Anatomie nicht bewusst, oder ihre Bedeutung für die Medizin war ihm einfach egal.

Es ist also eine Ironie des Schicksals, dass Leonardo trotz der Segnung mit einer Vielzahl von Stärken vielleicht seine literarische Schwäche davon abgehalten hat, auch eines der bedeutendsten Bücher aller Zeiten zu veröffentlichen und als Begründer der modernen Anatomie in die Geschichtsbücher einzugehen. Es gilt übrigens auch heute noch, dass man sich zu Beginn seiner Untersuchungen immer erst über den Stand des

Wissens informieren sollte. Wenn wir einen Forschungsantrag bei der Deutschen Forschungsgemeinschaft (DFG) oder auch anderen Drittmittelgebern einreichen, muss man immer den „State of the Art“ beschreiben, bevor man sein eigenes Forschungsprogramm darlegt.

Nach Leonardos Tod sind die anatomischen Skizzen zunächst an seinen Schüler, Freund und Adoptivsohn Francesco Melzi weitergegeben und nach dessen Tod vom Verleger Pompeo Leoni zu einem Buch zusammengestellt worden[1,2]. In diesem Format gelangten sie bis 1690 in den Besitz des englischen Königshauses und wurden erst 1796 und damit über zweihundertsiebzig Jahre nach Leonardos Tod veröffentlicht[1,2]. Dies erklärt, weshalb auch die Allgemeinheit im Unterschied zu seinen Kunstwerken und den Kriegsmaschinen, die er für seine verschiedenen Geldgeber entwarf, über lange Zeit den Stellenwert des Anatomen Leonardo unterschätzt hat. Es scheint sogar, als wäre der Londoner Anatom **William Hunter** (1718–1783) im Jahre 1773 der Erste, der die Bedeutung von Leonardos Erkenntnissen wahrgenommen hatte[1,4,7]. Er empfahl, die Abbildungen zu veröffentlichen, erlebte dies aber nicht mehr und es sollte bis 1916 dauern, ehe die Abbildungen einer größeren Öffentlichkeit zugänglich wurden. Hunter, der übrigens auch Leibarzt der Königin wurde, war überzeugt, dass Leonardo zu seiner Zeit der beste Anatom der Welt gewesen sei[1]. Aber auch danach wurde Leonardo noch über lange Zeit nicht als einer der Helden der Anatomie gefeiert, obwohl man heute erkennen kann, dass er auf verschiedenen Gebieten der anatomischen Kunst Vorreiter gewesen ist. Trotzdem muss man eben auch festhalten, dass Leonardo die Anatomie als Disziplin um keinen Deut vorangebracht hat, weil er nichts publiziert hat. Unser Fach hat sich ohne Leonardos Erkenntnisse zu dem entwickelt, was es einmal war, weil seine Beschreibungen zum Zeitpunkt ihrer Veröffentlichung weitgehend nicht mehr neu waren und es inzwischen Anatomiebücher und -atlanten gab, die alles in noch besserer Detailtiefe darstellten. Das klingt zunächst bitter, ist aber logisch. Heutzutage bekommt jemand auch keinen Nobel-Preis, wenn er eine geniale Entdeckung macht, diese aber nicht veröffentlicht. Und man würde Katalin Karikó und Drew Weissman, die 2023 den Nobelpreis für Medizin für ihre Untersuchungen zu mRNA-Impfstoffen erhalten haben[5], auch nicht in fünfhundert Jahren auf den wissenschaftlichen Olymp erheben, wenn man herausfinden würde, dass in der Covid-19-Pandemie nur deshalb große Teile der Menschheit gestorben sind, weil die Wissenschaftler ihre Erkenntnisse nicht veröffentlichten und lieber anderen Dingen nachgegangen sind wie z. B. der Beschreibung der Zunge des Spechts, wie Leonardo es getan hat [4].

Man muss also sagen, dass die anatomischen Erkenntnisse Leonardos kaum jemanden weitergebracht haben. Einem allerdings wäre die Anatomie von Leonardo da Vinci sogar fast zum Verhängnis geworden. So behauptet von sich zumindest Keith Richards von den Rolling Stones. Er will 1998 in einer Bibliothek von einem herabstürzenden Buch Leonardos über die Anatomie des Menschen beinahe erschlagen worden sein. So gab es Richards anlässlich seines 80. Geburtstags in einem Interview mit der Süddeutschen Zeitung von sich[8]. Zunächst musste ich laut auflachen und war mir sicher, dass Joachim Hentschel, der das Interview führte, mit seiner Unterstellung, Keith habe sich das ausgedacht, Recht haben müsse, da Leonardo ja kein Buch über Anatomie zusammengebracht hatte. Vielleicht war es aber das von Pompeo Leoni zusammengestellte Buch, von dem der als unsterblich angesehene Gitarrist nahezu zermalmt wurde. Das wäre natürlich wirklich ärgerlich gewesen: von einem Buch erschlagen, dass es gar nicht gibt!

Mich als Anatom hat verblüfft, dass Leonardo letztlich doch den ganzen Körper systematisch in seinen Studien und Sektionen untersucht hat. Er hat Experimente durchgeführt, um die Funktion der Organe zu ergründen. Und das unterscheidet ihn von anderen großen Malern und Bildhauern wie Michelangelo

(1475–1564), Raphael (1483–1520) oder Albrecht Dürer (1471–1528), die zum Teil wohl auch Leichen studiert haben[1,2]. Sie haben den menschlichen Körper dagegen immer aus der Perspektive eines Künstlers gesehen, der dessen Proportionen akkurat wiedergeben wollte, statt die Funktion seiner Teile zu begreifen, wie Leonardo es tat. Michelangelo sollte später wohl sogar die Illustrationen für das Anatomiewerk des Anatomen **Matteo Realdo Colombo** (1516–1559) übernehmen, wenn dieser nicht vorher gestorben wäre, und plante wohl eine „Künstleranatomie"[2].

Für lange Zeit habe ich gedacht, dass Leonardo relativ ungezielt und nur kursorisch einzelne Aspekte aus dem großen Feld der Anatomie verfolgt hätte, die für ihn in der jeweiligen Phase seines künstlerischen Schaffens gerade relevant waren, um seine Kunstwerke zu perfektionieren. Sicherlich hat er am Anfang und besonders während seiner Schaffenszeit in Florenz bis 1482 auch eher Künstleranatomie betrieben[3,4,6]. Er war zu dieser Zeit in der Künstlerwerkstatt von Andrea del Verrocchio (1435–1488) angestellt, wo er zunächst an verschiedenen Gemälden mitarbeitete, bis er seinen Meister übertraf[4]. Zu der Zeit studierte Leonardo den menschlichen Körper vor allem durch Betrachtung, wie es auch die Philosophen der Antike zu der Zeit von Aristoteles getan hatten. Das vorrangige Ziel war bei diesen Studien, die Proportionen und auch den Bau des Körpers und die Funktion der Muskeln zu verstehen, um seine Porträts und Gemälde noch realistischer und lebendiger zu gestalten. Bereits in seinen frühen Gemälden hat er bei der Darstellung des Jesuskinds von seinen anatomischen Studien profitiert, wie seine Notizbücher wiedergeben[4].

Auch danach in Mailand beschäftigte er sich anatomisch vor allem mit den Proportionen des menschlichen Körpers, als er die legendäre Zeichnung des Vitruvianischen Menschen erschuf. Und für die Gestaltung des magischen Lächelns der Mona Lisa scheint er 1503 tatsächlich ausführliche Sektionen der Muskeln zur mimischen Muskulatur durchgeführt zu haben, wie Skizzen belegen[4]. Zu dieser Zeit war Leonardo am Hof von Ludovico Sforza (1452–1508) in Mailand tätig und fungierte hier als Impresario mit einer Vielzahl von Aufgaben[4]. Er war sowohl Bühnenbildner für Theaterstücke mit einem Faible für technische Effekte, Hochzeitsveranstalter sowie auch ein außergewöhnlich guter Musiker, der die Leier für die Hofmusik zu Sforzas Krönung zum Herzog gleich auch noch selbst konzipierte und baute. Neben anderen Instrumenten war er als Dichter aktiv, schrieb 300 Fabeln, Streiche und Fantasie-Geschichten und war ein vorzüglicher Stegreifdichter[4] mit einem Faible für Poetry-Slam, wie man wohl heute sagen würde. Man hat den Eindruck, als wäre er zu dieser Zeit eine Art George Lucas gewesen, der nicht nur die Star Wars-Saga erfand, sondern mit seiner Filmproduktionsfirma „Industrial Light and Magic“ auch die Technik für die zugehörigen Spezialeffekte entwickelte[5]. Der Vergleich würde passen, wenn George Lucas anstelle von John Williams auch noch den legendären Soundtrack beigetragen hätte. Auf den anderen Betätigungsfeldern, für die Leonardo heute berühmt ist, war er dagegen für lange Zeit weit weniger erfolgreich[4]. Für viele seiner Militärmaschinen, damals wurde anscheinend nur eine einzige gebaut, gab es bereits Vorläufer, die von anderen vor ihm beschrieben worden waren. Und auch seine Wassermaschinen und Entwürfe für den Dom von Mailand wurden nicht wie von ihm geplant umgesetzt[4]. Das lag aber wohl auch daran, dass die technischen Möglichkeiten in der Renaissance nicht mit den heutigen vergleichbar waren. Inzwischen wurden viele seiner Maschinen wie Panzer und Helikopter verwirklicht und seine Überlegungen zu Naturgesetzen von Physikern wie Isaac Newton (1643–1727) zu einem Ende geführt[4]. Letztlich wollte Leonardo lange als Ingenieur und Architekt anerkannt werden, war aber vor allem als Maler ein Genie.

Und dennoch gelang es Leonardo, sich von anderen Universalgenies seiner Zeit, mit denen er befreundet war und zusammenarbeitete, abzusetzen. Und hier kommt wieder die Anatomie ins Spiel. Leonardos Version des Vitruvianischen Menschen kam der Beschreibung des römischen Architekten Vitruv (ca. 80–15 v. Chr.) aus dem ersten Jh. vor Christus näher als alle anderen Darstellungen seiner Zeit, weil die Proportionen des von ihm gezeichneten Körpers akkurater wiedergegeben waren als je zuvor [4]. Das hat wohl damit zu tun, dass er um das Jahr 1490, als er für Planungen des dortigen Doms von Mailand in das nahe gelegene Pavia reiste, mit den systematischen Anatomiestudien begann, die dann weit über seine künstlerischen Ambitionen in der Anatomie hinausgingen[4]. Denn spätestens Leonardos Präparationen des Herzens und die Darstellung von Organsystemen wie dem Harntrakt zeigen, dass es ihm tatsächlich darum ging, den Bau des Körpers komplett zu ergründen und in seiner Funktion zu verstehen[2,3,4,6]. In seiner ersten anatomischen Sektionsphase in Mailand bis zum Jahr 1499 zeichnete Leonardo sehr detailliert den knöchernen Schädel, den Hals und das Armnervengeflecht und entwarf sogar eine Schemazeichnung eines Paares, das im Stehen Sex hatte[3,4,6] (s. Abb. 9). Allerdings nahm die Anatomie zu dieser Zeit wohl keinen großen Raum im Tätigkeitsspektrum von Leonardo als Künstler und Wissenschaftler ein, da er als Maler etabliert war und in der folgenden Zeit in Florenz in seiner Schule bereits mehrere angestellte Künstler beschäftigte, mit denen zusammen er an verschiedenen seiner berühmten Kunstwerke arbeitete[4].

Seine zweite anatomische Studienphase begann später im Jahr 1508 erneut in Mailand[4]. Leonardo präparierte zusammen mit dem Anatomen Marcantonio della Torre und dessen Studenten im Winter 1510/1511 zwanzig Leichen und erstellte in dieser Zeit alleine 240 Skizzen[3,4]. Bis zum Jahr 1513 beschrieb er das Herz in einer Vielzahl von Zeichnungen und entdeckte, dass es aus vier Höhlen besteht und nicht nur aus zwei Kammern[3,6]. Die Anatomen vor ihm hatten die Vorhöfe des Herzens als Abschnitt der Venen angesehen. Leonardo zeichnete das Herz in verschiedenen

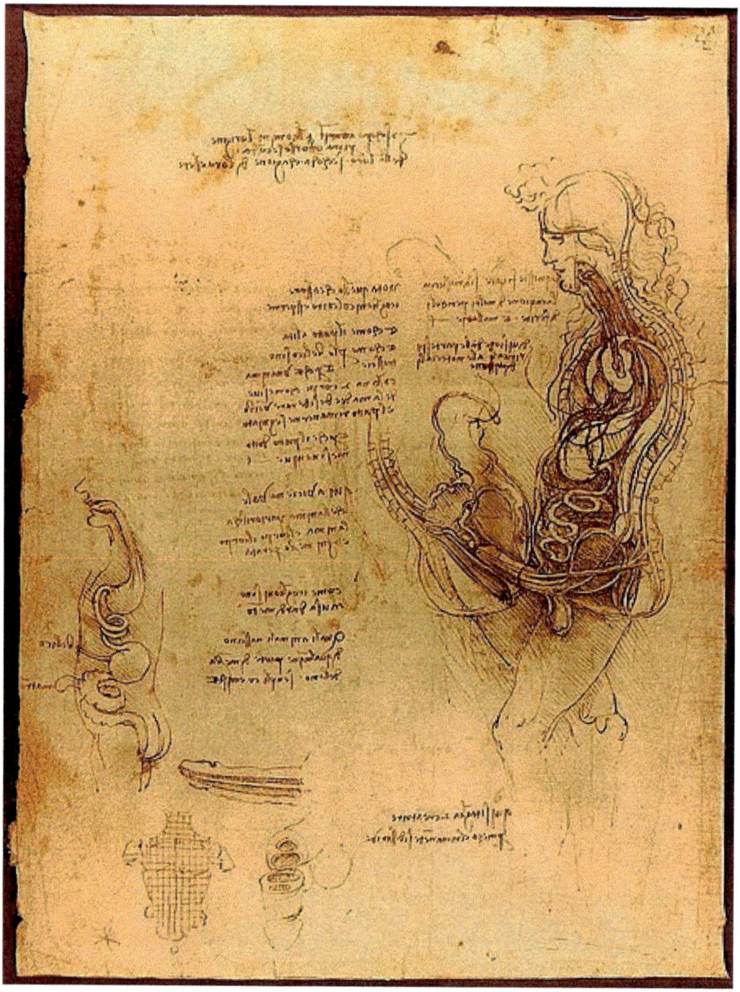

Abbildung 9: Leonardo da Vinci: Anatomische Koitusdarstellung, einem hippokratischen Text zur Zeugung folgend, Quaderni III, Blatt 3v, um 1493. Public domain, via Wikimedia Commons.

Zuständen der Kontraktion während des Pumpvorgangs, die wir heute als Systole und Diastole kennen. Auch die Darstellung des sogenannten „Adermanns", der die damalige Vorstellung vom Blutkreislauf wiedergab, zeigte, dass er sich genau mit der Struktur und Funktion des Körpers auseinandersetzte. Leonardo beschrieb sogar die Funktion der Aortenklappe richtig, die sich durch das zurückströmende Blut mit einem komplizierten Verwirbelungsmechanismus verschließt, wie er anhand von Strömungsstudien von Wasser erschloss[4]. Nur den Blutkreislauf hatte Leonardo wie alle Anatomen vor und auch noch einige nach ihm nicht verstanden.

Zur Untersuchung des Gehirns wandte Leonardo zum ersten Mal eine Ausgusstechnik der Hirnkammern mit heißen Wachs an, eine Pionierleistung, die lange dem Niederländer **Frederik Ruysch** (1638–1731) zugeschrieben wurde[1,4]. Die meisten seiner Studien zu den lebenswichtigen Organen stammen demnach aus seinen Präparationen zusammen mit dem Anatomen Marcantonio della Torre in Pavia, während er vorher besonders Körperoberfläche, Bewegungsapparat und den Schädel studierte[3,4,6]. Eigentlich war es nur der eine Winter 1510/1511, in dem die Anatomie in Leonardos Leben eine zentrale Rolle gespielt hat[4]. Als Marcantonio della Torre 1511 an der Pest verstarb, beendete Leonardo seine Sektionen in Pavia. Im Jahr 1512, als er bei der Familie Melzi lebte, sezierte er noch den Brustkorb von Rindern und lebenden Schweinen, um das Herz in seiner Funktion genauer zu verstehen[4].

Es wird spekuliert, dass der „Adermann“ auch schon um das Jahr 1480 herum und damit viel früher entstanden sein könnte als seine übrigen Organstudien. Dies lässt seine Darstellung der Leber vermuten[6], die er im Unterschied zu späteren realistischeren Darstellungen sehr ähnlich wie das Herz gezeichnet hat, was zu der damaligen, auf Galen zurückgehenden Annahme passt, dass alle Venen aus der Leber entspringen, während die Arterien aus dem Herz hervorgehen. Die Lunge fehlte auf dem Bild, was erklärbar ist, da die Lungen zum Beginn der Renaissance noch nicht als Teil des Blutkreislaufs identifiziert worden waren. Oder besser gesagt, weil sich das Wissen des syrischen Gelehrten Ibn

Nafis über den Lungenkreislauf noch nicht bis an die italienischen Eliteuniversitäten und schon gar nicht zum jungen Künstler aus der Umgebung von Florenz herumgesprochen hatte. Später hielt Leonardo als Erster fest, dass sowohl alle Arterien als auch alle Venen aus dem Herz entspringen[4] und war der Funktion des Blutkreislaufs damit dichter auf der Spur als Galen.

Die Lunge untersuchte Leonardo ebenfalls sehr eingehend – wie auch Kehlkopf und Luftröhre – und zeigte dabei, dass man für das Verständnis der Anatomie immer auch anatomische Abbildungen brauchte[3,6] (s. Abb. 10). Am besten sollte man gleich mehrere aus verschiedenen Perspektiven erstellte Darstellungen anbieten, um die Lageverhältnisse zu erklären, die wir als Topographie bezeichnen. Damit hat Leonardo, ohne es zu merken, da für ihn die graphische Darstellung seiner Ideen und Erkenntnisse immer naheliegender war als die Beschreibung mit Worten, zwei anatomische Gebiete begründet: die topographische Anatomie und die anatomische Illustration[2,7]. Denn die Anatomie-Bücher vor seiner Zeit enthielten meist gar keine Abbildungen. Und auch dem Leonardo bei seinen Präparationen zur Verfügung stehenden Buch von Mondino wurden als Anhang ein paar Zeichnungen aus einer Art Präparieranleitung seines Schülers **Guido da Vigevano** (1280–1349) beigelegt[1,2], die aber aus anatomischer Sicht aufgrund ihrer mangelnden Detailgetreue und unkorrekten Darstellung wertlos waren. Immerhin handelte es sich jedoch 1345 um die erste bebilderte Präparieranleitung der Geschichte und der Anatom Vigevano wurde Leibarzt von Kaiser Heinrich VII.[1,2,7]! Inzwischen ist es für uns Anatomen eigentlich undenkbar, die Anatomie ohne Bilder darzustellen.

Leonardo beschrieb auch einige anatomische Strukturen zum ersten Mal, so die Nasennebenhöhle im Oberkieferknochen, auch wenn dies lange nicht klar wurde, da er ja seine Erkenntnisse nicht publizierte[1,2,3,6]. Diese wurde daher später fälschlicherweise dem englischen Anatomen **Nathaniel Highmore** (1613–1685) zugeordnet[2]. (Die heißt übrigens Kieferhöhle und nicht Kiefern-

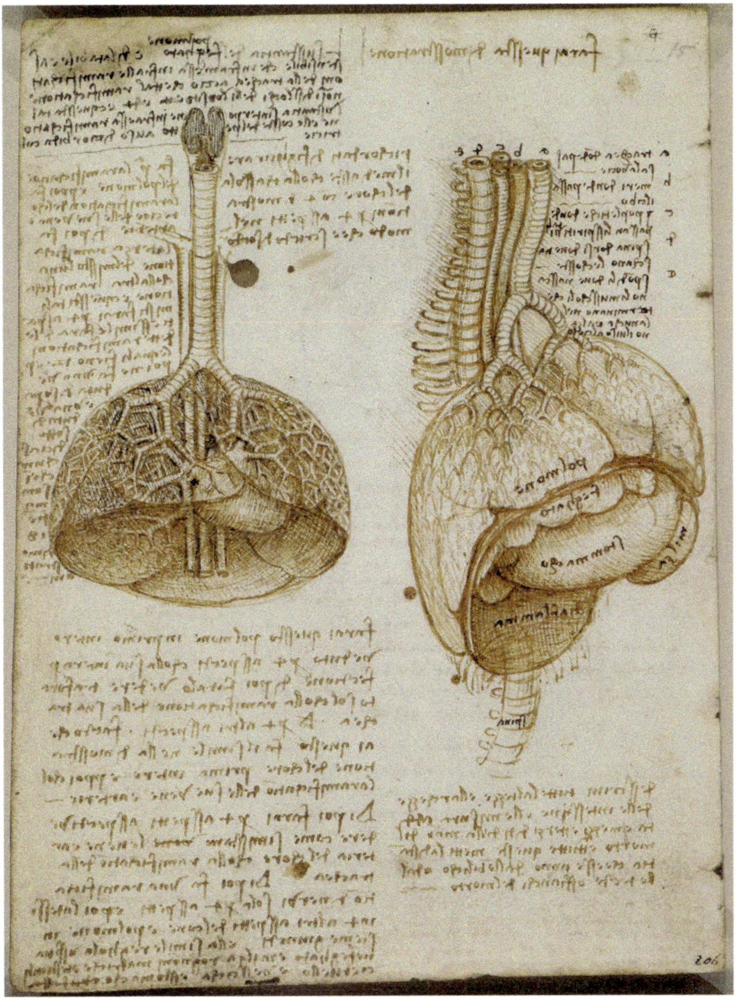

Abbildung 10: Leonardo da Vinci: Darstellung von Luftröhre, Lunge, Herz, Leber und Magen (Fogli B, Blatt 37v, um 1506). Public domain, via Wikimedia Commons.

höhle, wie unsere Studierenden gerne zu sagen pflegen. Wir sagen dann immer, dass die mit Nadelbäumen nichts zu tun hat.) Manche Organe beschrieb und zeichnete Leonardo mit allen Details wie z. B. auch die Gallenblase[6]. Im Unterschied zu späteren Anatomen, die schon als berühmt gelten, wenn sie ihren Namen mit einer einzelnen Struktur in Verbindung brachten oder ein neues Anatomie-Buch begründeten, war das nicht die anatomische Liga, in der Leonardo spielte. Er begründete nämlich gleich noch zwei weitere Fach-Disziplinen: Die moderne pathologische Sektion und die Schnittbild-Anatomie[3,6]. Obduktionen wurden auch im alten China und im antiken Griechenland vorgenommen und auch an der Universität von Bologna an Verstorbenen durchgeführt[1]. Die erste überlieferte detaillierte Beschreibung und Zeichnung einer Obduktion mit dem Ziel, die Todesursache festzustellen, stammte allerdings von Leonardo. Wohl im Jahr 1508 noch vor seinem Umzug nach Mailand sezierte Leonardo einen hundertjährigen Greis, der in seiner Anwesenheit in einem Krankenhaus friedlich verstorben war[3,4,6]. Leonardo wollte den Grund für den Tod herausfinden und beschrieb einen Blutmangel in einem vernarbten Ast der Herzkranzgefäße, die das Herz versorgen. Falls dies tatsächlich die Todesursache gewesen sein sollte, was sehr gut der Fall sein kann, hat Leonardo die erste Dokumentation von Arteriosklerose als Ursache eines Herzinfarktes in der Geschichte abgeliefert[3,4,6]. Bei dieser Autopsie beschrieb er auch zum ersten Mal eine Leberzirrhose und, so wie ich eine Abbildung interpretieren würde, stellte er auch Hämorrhoiden um den Anus korrekt dar! Daher kann man sagen, dass Leonardo das Fachgebiet der Pathologie begründet hat. Allerdings war Leonardo kein Arzt und schon recht kein Pathologe. Er stand den Ärzten seiner Zeit wohl auch sehr kritisch gegenüber, da er ihnen vorwarf, Krankheiten zu behandeln, die sie nicht verstanden[3]. Und das zu Recht!

Die moderne Pathologie führen wir daher heute auf den Anatomen **Giovanni Battista Morgagni** (1682–1771) zurück, der in Bologna und Padua tätig war und mit achtzig Jahren 1761 ein Buch verfasste, das die Sektionsergebnisse von gut

640 Sektionen zusammenfasste und seinen Anspruch bereits im Titel „Über den Sitz und die Ursachen der Krankheiten, ergründet durch die Anatomie" trug[1]. Morgagni postulierte in seinem fünfbändigen „Schinken", dass jeder Krankheit eine anatomische Störung zugrunde liegt. Das Buch ist in einem schwierigen Latein verfasst, das meine Fähigkeit übersteigt, wie ich beim „Hineinlesen" feststellen musste, und ist auch dadurch bemerkenswert, dass es anfangs über viele Seiten eine recht detaillierte und selbstverliebte Biographie des Autors enthält.

Die erste Schnittbilddarstellung eines Beins stammt von Leonardo da Vinci aus der Phase zwischen von 1485–1494, in der er in einzelnen Scheiben des Beins die Muskeln und Gefäße einzeichnete[3,6]. Leonardo hat damit auch die Schnittbild-Anatomie entwickelt. Diese ist heute für die Ärzte der Radiologie (Röntgendarstellung) von extremer Bedeutung, da eine Computertomographie (CT) nichts anderes ist als eine schichtenförmige Röntgendarstellung. Für die Interpretation von CT-Bildern und Magnetresonanztomographie (MRT) muss man sich mit den anatomischen Lageverhältnissen in der jeweiligen Schnittebene extrem gut auskennen, wenn man als Arzt krankhafte Veränderungen feststellen will. Heutzutage kann man aus CT- und MRT-Datensätzen sogar ein dreidimensionales Bild rekonstruieren. Kürzlich habe ich einen Vortrag an der Anatomie in Erlangen erlebt, in dem die Healthineers von Siemens mal gezeigt haben, mit welcher Detailtreue sie alle Bestandteile eines menschlichen Körpers darstellen und sogar die Anatomie der Organe bis in den Mikrometer-Bereich auflösen können, sodass man glaubt, man hätte einen präparierten Körper vor sich oder ein Schnittpräparat daraus unter dem Mikroskop.

Leonardo war bis zum Jahr 1513 anatomisch aktiv und führte danach in den letzten Jahren bis zu seinem Tod wohl keine anatomischen Präparationen mehr durch[4]. Als sich das kulturelle Leben zunehmend von Florenz nach Rom verlagerte, wurde er ab dem Jahr 1513 von Giuliano de Medici, dem Bruder des Papstes

Leo X, an den Vatikan geholt, wo er in der Villa Belvedere lebte und ihm ein eigenes Atelier zur Verfügung gestellt wurde[3,4]. Allerdings wurde er bei seinen Tätigkeiten nach seiner Auffassung überwacht, da damals anatomische Studien als Naturphilosophie verstanden wurden und Leonardos Streben, die Entwicklung und die Funktion des Körpers bis in alle Einzelheiten zu verstehen, der Kirche möglicherweise auch suspekt war, weil sie die Unsterblichkeit der Seele in Gefahr sah[3,4]. Nachdem er in einem Krankenhaus drei Leichen seziert und deren Herz untersucht hatte, musste er daher seine Präparationen ein für alle Mal beenden[4]. Leonardo fühlte sich von einem seiner Aufpasser verleumdet und konnte danach keine weiteren Sektionen mehr durchführen[4].

Nach dem Tod seines Gönners Giuliano verließ Leonardo 1516 den päpstlichen Hof zu Gunsten des französischen Königs Franz I[4]. Leonardo verstand sich mit Franz augenblicklich, da dieser kulturell und wissenschaftlich sehr interessiert war. Der König überließ dem Künstler ein Haus in der Nähe des Schlosses Amboise[4]. Letztlich war Leonardo also angekommen, hatte ein festes Gehalt, ohne künstlerische Aufträge annehmen zu müssen und durfte sich „Erster Maler, Ingenieur und Architekt des Königs“ nennen[4]. Heutige Genies und Wahnsinnige wie Elon Musk müssen sich dagegen ähnlich hochtrabende Titel selbst verleihen. Leonardo hatte in seiner letzten Schaffensperiode seine gesamten Studien und Notizbücher um sich, vollendete 1517 das Bild der Mona Lisa, das ihn letztlich unsterblich machte, und wirkte auch in seiner äußeren Erscheinung wie ein weiser Greis[4]. Bei der Beschreibung seiner Meriten war es ihm aber immer noch wichtig zu betonen, dass er in seinem Leben mehr als dreißig Leichen seziert habe[4]. Er zog in seiner Beziehung zu König Franz Parallelen zu Aristoteles, der als Philosoph und Anatom der Lehrer von Karl dem Großen gewesen war[4].

Im Jahr 1519 starb Leonardo in Amboise, nachdem er zuvor sein Vermächtnis aufgesetzt hatte. Es wird behauptet, der Anatom verstarb sogar in den Armen des Königs Franz[4]. Wie also die großen Anatomen Galen vor und Vesal nach ihm war auch Leonardo schon zu Lebzeiten ein Star! Eine solche Größe erreicht heute kein Anatom mehr. Allerdings ist auch unklar, ob man sich heute als Anatom wünschen würde, in den Armen von Olaf Scholz oder Markus Söder (aus bayrischer Sicht) das Zeitliche zu segnen! Vielleicht offenbart sich also auch die Bedeutung dieser drei großen Anatomen dadurch, dass die weltlichen und geistlichen Herrscher und die akademische Welt schon zu deren Lebzeiten den disruptiven Charakter ihrer Leistungen erkannten, auch wenn es bei Leonardo nicht dessen anatomische Errungenschaften waren. So wie man heute einen Nobelpreis auch nur zu Lebzeiten erhält, wenn sich die Fachwelt schnell genug auf die Bedeutung der jeweiligen Leistung einigen kann. Man kann also annehmen, dass Galen und Vesal für ihre Leistungen auf dem Gebiet der Anatomie einen Nobelpreis bekommen hätten. Leonardo dagegen nicht, weil seine Bedeutung für die Anatomie erst viel später erkannt wurde!

Die genauere Beschäftigung mit Leonardo da Vinci zeigt, dass in der Renaissance die Anatomie als essentieller Teil der Naturwissenschaften angesehen wurde und für die Ergründung der menschlichen Natur unabdingbar war. Ein Allround-Wissenschaftler und Universalgenie wie er konnte ohne eigene anatomische Studien seine Erkenntnisse über Mensch und Natur nicht verfolgen. Deshalb hatte kein Mensch vor ihm die Struktur und die Funktion des menschlichen Körpers so detailliert untersucht wie er. Leider hat er es nicht geschafft, seine Erkenntnisse systematisch und umfassend für die Nachwelt festzuhalten und zu veröffentlichen. Mich bestärkt Leonardos Drang, mit anatomischen Sektionen (und anderen Experimenten) die Funktion des menschlichen Körpers zu ergründen, in meiner Auffassung, dass die anatomische Präparation einen unverzichtbaren wissenschaftlichen Ansatz im Medizinstudium darstellt. Schon seit einigen Jahren ist dieses Credo eine der „Take home messages“ meiner Einführungsvorlesung in der ersten

Woche des Medizinstudiums: Jede Sektion ist ein Experiment, da man sich zuerst in Lehrbuch, Atlas und Präparationsanleitung informiert, wie der Körper im Regelfall aufgebaut sein sollte und damit eine Hypothese generiert. Dann überprüft man während der Präparation des menschlichen Körpers, ob die Anatomie mit dem theoretischen Wissen übereinstimmt. Wenn nicht, handelt es sich um Abweichungen, die entweder als normale Variante vorkommen können, oder aber um krankhafte Veränderungen. Diese Herangehensweise an den menschlichen Körper ist in meinen Augen der ideale Einstieg in das medizinische Wissenschaftscurriculum.

Literatur

1. Persaud TVN, Loukas M, Tubbs RS. A history of human anatomy. Springfield: Thomas; 2014.
2. Vollmuth R. Die Anatomie der Renaissance von Leonardo Da Vinci bis Andreas Vesal. München: Neuer Merkur; 2004.
3. Laurenza D. Leonardo Anatomie. Stuttgart: Belser; 2009.
4. Isaacson W. Leonardo da Vinci-die Biographie. Berlin; Propyäen; 2019.
5. Wikipedia.de
6. Clayton M, Philo R. Leonardo da Vinci Anatomist. London: Royal Collection Trust; 2017.
7. Roberts KB, Tomlinson JDW. The fabric of the body. Oxford: Oxford University Press; 1992.
8. Hentschel J. Ein Knall oder eine Sirene können mich sehr erschrecken. Interview mit Keith Richards, Süddeutsche Zeitung. 2023; Nr. 284.
9. Meier P. Um das Bild «Salvator Mundi» schwelt ein Millionenprozess, NZZ 16.1.2024

Kapitel 10

Andreas Vesal als Begründer der modernen Anatomie

Nur wenige Jahre später kommen wir endlich zu dem Mann, der die Anatomie zu einer zentralen wissenschaftlichen Disziplin der Medizin gemacht hat: **Andreas Vesal** (1514–1564). Bis zur Renaissance war die Anatomie die Urmutter der Medizin und Medizin und Anatomie kaum voneinander zu trennen. Trotzdem war es in der Antike und auch bis zum Ende des Mittelalters so, dass der menschliche Körper nie vollständig und systematisch, also von der Locke bis zur Socke, beschrieben wurde. Außerdem beruhten die anatomischen Schriften zum großen Teil nicht auf Präparationen menschlicher Körper, sondern Studien an Tieren. Erasistratos hat sicher viele Dinge bei seinen Präparationen herausgefunden und seine Befunde waren spektakulär. Aber die Beschreibungen waren doch wohl eher anekdotisch und haben nur einzelne Aspekte oder Organe beschrieben, wobei wir dies mangels überlieferter Schriften nicht genau wissen. Galen hat sehr viele Erkenntnisse zusammengefasst. Wie Andreas Vesal aber herausgefunden hat, hat Galen wohl nie Menschen seziert, sondern nur Untersuchungen an Tieren durchgeführt[1, 2, 3]. Galen hat auch nie etwas anderes behauptet, aber irgendwie haben doch alle für lange Zeit angenommen, dass er in seinen Schriften die menschliche Anatomie beschrieben hat. Auch bei Galen war es wohl keine böse Absicht, sondern er ging davon aus, dass die Unterschiede zwischen Menschen, Affen, Hunden und Schweinen letztlich oft gar nicht so eindeutig sind, und Menschen standen schlichtweg nicht zur Präparation zur Verfügung. Letztlich hat die Tatsache, dass Galen die Anatomie an Modellorganismen erforschte, statt am Menschen, auch zu irreführenden Bezeichnungen geführt. Da nur Menschenaffen über ein Anhängsel am Dickdarm verfügen, das heute Appendix heißt, benannte Galen den ersten Abschnitt des Dickdarms, der tatsächlich ohne Öffnung und damit „blind" zu beginnen scheint, als Blinddarm oder Caecum. Andreas Vesal, dem später dieser Fehler auffiel, beschwerte sich zu Recht, man hätte die Appendix als Blinddarm bezeichnen sollen[1]. Seitdem ist die Verwirrung perfekt. Die Tatsache, dass die Entzündung dieses Wurmfortsatzes, wie er deutsch auch genannt wird, statt Appendizitis auch „Blinddarmentzündung" genannt wird, lässt erkennen, dass auch die Chirurgen den Unterschied zwischen Caecum und Appendix oft nicht zu kennen scheinen. (Der Schein trügt, denn natürlich kennen die Chirurgen den Unterschied zwischen diesen beiden Darmabschnitten, aber wer möchte schon „Wurmfortsatzentzündung" oder „Entzündung des wurmförmigen Anhängsels" sagen müssen. Da laufen einem die Patienten ja gleich davon). Übrigens hat auch Leonardo „die" Appendix bereits in einer seiner Skizzen dargestellt, allerdings ohne dass ihm aufgefallen ist, dass dieses kleine Anhängsel eine Neuentdeckung war.

Auch Mondino hat zwar präpariert, aber bei allen augenscheinlichen Widersprüchen zu den Befunden Galens ehrfürchtig die

Augen verschlossen. Leonardo da Vinci war möglicherweise der Erste, der wohl alle Teile und Organe des menschlichen Körpers systematisch untersucht hat, wie seine Skizzen zeigen. Von Herophilos und Erasistratos wissen wir es nicht genau, da keine Schriften im Original vorhanden sind. Leonardo hat leider seine Ergebnisse nicht veröffentlichen können. Da Leonardo bereits zu Lebzeiten sehr berühmt war, verwundert es zunächst, dass Andreas Vesal die Studien und Skizzen Leonardos nicht gekannt haben soll, obwohl auch er im nördlichen Italien zu Hause war. Allerdings war Vesal erst fünf Jahre alt, als Leonardo starb, der in den Jahren zuvor bereits in Frankreich lebte. Leonardo hat seine Präparationen auch eher im Verborgenen in Hospitälern und in Pavia durchgeführt. Außerdem war er zu Lebzeiten vor allem für seine Kunstwerke und seine Ingenieurskünste gefeiert worden, während Anatomie damals noch keine Vorzeigedisziplin war. Interessanterweise gab es aber ein paar unmittelbare Vorläufer, die sogar einige Erfolge Vesals vorweggenommen haben. Der erfolgreichste war **Giacomo Berengario da Carpi** (1460–1530), auch Carpi genannt. Er war Anatom und Chirurg in Bologna, wo er von 1502 bis 1527 unterrichtete [2,4]. Er verfasste 1521 eine ausführliche, über tausend Seiten umfassende, und 1522 eine kurze, 150-seitige Kommentierung von Mondinos Werk, für die er nach eigener Angabe hunderte von Leichen sezierte. Auch fanden sich bei ihm eigene, von Galen abweichende Darstellungen[2,4]. Die Abbildungen waren eine krude Mischung sehr unterschiedlicher Qualität, allerdings gab es zwei Muskelzeichnungen und zwei komplette Skelette, die in ähnlicher Weise dargestellt waren wie später bei Vesal. Dieser zitierte Berengarios Befunde auch und in der Zusammenschau entsteht der Eindruck, dass Vesal sich von ihm zu seinem großen Werk inspirieren ließ[2,4]. Da zwei Abbildungen zum Hand- und Fußskelett einer Skizze Leonardos glichen wie ein Ei dem anderen, ist auch nicht auszuschließen, dass Berengario selbst vielleicht von Leonardo abkupferte[4]. Berengario gelang allerdings keine umfassende Illustration seines

Buches und die Abbildungen hatten kaum Bezug zum Text[4]. Sein Buch wurde in der ersten Hälfte des sechzehnten Jahrhunderts oft verwendet, fiel aber wohl den dann erscheinenden Werken Vesals und dessen Nachfolgern zum Opfer und Berengario schafft es aufgrund seiner mangelnden Perfektion auch nicht in die Top Ten unserer Anatomen. Noch vor Berengario veröffentlichte 1502 der Philosoph und Arzt **Gabriele Zerbi** (1445–1505), der ebenfalls in Bologna und Padua lehrte, sein „Liber anathomiae", das mit vollem Titel so viel heißt wie Anatomiebuch des menschlichen Körpers und seiner Teile[2]. Im gleichen Jahr erschien auch das Anatomiebuch von **Alessandro Benedetti** (1452–1512), der ab 1490 in Padua Anatomie lehrte[2]. Zur gleichen Zeit und ebenfalls in Bologna sezierte der Anatom **Alessandro Achillini** (1463–1512), dessen anatomische Abhandlungen aber erst 1520 veröffentlicht wurden[2]. In Deutschland war **Johannes Eichmann** (1500–1560), auch als Dryander bekannt, in Marburg ein Anatomie-Pionier, der als einer der Ersten Lehrsektionen in Deutschland durchführte und 1536 ein Anatomiebuch mit bemerkenswerten Abbildungen des Kopfes verfasste[2,4,5]. Ich führe Berengario, Zerbi, Benedetti und Achillini vor allem deswegen auf, weil man erkennen kann, dass weder Leonardo noch Vesal nach ihm die einzigen waren, die sich auf dem Gebiet der Anatomie verdient gemacht haben, oder aus heiterem Himmel auf die Idee kamen, sich mit Leichensektionen zu beschäftigen[2,4]. Vielleicht kannte auch Leonardo die Publikationen von Zerbi und Benedetti und sah später keinen Grund mehr, auf diesem Gebiet weiterzuarbeiten. Auch heute überlegt man es sich als Wissenschaftler gut, mit Experimenten erst zu beginnen, wenn andere auf dem Gebiet schon viel weiter sind. Vor allem erklärt es für mich aber, warum Vesal am Ende seines Medizinstudiums nach Padua ging. Padua und Bologna waren damals ganz einfach das „Anatomicon valley".

Da Andreas Vesal zum ersten Mal eine komplette Darstellung der Anatomie in Bild und Text umsetzte, gilt er heute als der Begründer der modernen Anatomie. Wie der Name sagt, stammt seine Familie aus dem belgischen Wesel, so wie Leonardo aus Vinci kam. Vesal ist in Brüssel geboren, wo sein Vater der Leibapotheker von Kaiser Karl V. war[2,4]. Diese privilegierte Situation verbunden mit der dadurch ermöglichten guten Bildung war sicher der Grundstein für seine Errungenschaften. Daran sieht man, dass auch damals schon in bildungsnahen Familien die Wahrscheinlichkeit größer war, dass die Kinder auch Akademiker wurden. Vesal studierte ab 1533 Medizin in Paris, wo er allerdings bereits die Limitationen seiner berühmten anatomischen Lehrer **Jacobus Sylvius** (1478–1555) und **Johann Winter** aus Andernach (1505–1574) erkannte, die er bereits in seinen Präparationskünsten überflügelte, während diese die Anatomie streng nach Galen lehrten, ohne diesen je in Frage zu stellen [2,3,6]. Winter übersetzte sogar mehrere Galen-Werke ins Lateinische[2]. Zurück in Löwen, führte er seine erste öffentliche Sektion durch und verkündete dabei seine eigenen Erkenntnisse. Nur einen Tag nach seiner Promotion am dritten Dezember im Jahr 1537 wurde er im Alter von 22 Jahren zum Professor für Anatomie und Chirurgie in Padua berufen[2,4]. Was für eine Karriere, wenn man bedenkt, dass man heutzutage erst mal einige Jahre forschen und lehren muss, um berufen zu werden. So viel zu dem Thema, wie jung oder alt man sein muss, um die geistige Reife für akademische Aufgaben zu haben. Daher hat es mich auch immer kalt gelassen, als ich bei den Berufungsverfahren in Würzburg gefragt wurde, ob ich mir die Aufgabe der Lehrstuhlleitung zutrauen würde. Damals war ich 33 Jahre alt und verglichen mit Vesal bereits ein „alter Knacker".

Vesals unsterblicher Erfolg rührte aber daher, dass er nach einigen anderen anatomischen Schriften 1543 das erste vollständige Anatomiebuch publizierte[1]. Das Buch nannte er „De humani fabrica corporis libri septem", da der große Foliant inhaltlich in sieben Bände gegliedert war. Der Umfang überstieg mit 659 Seiten den von Mondinos Anatomie-Buch um ein Vielfaches[1].

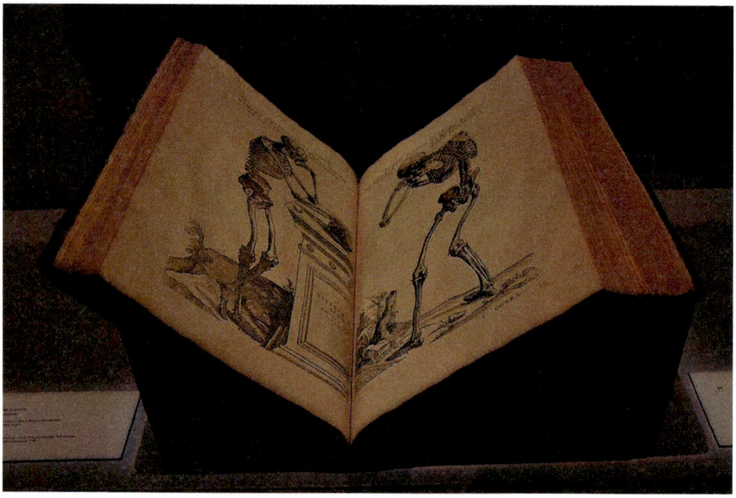

Abbildung 11: Andreas Vesalius: De humani corporis fabrica libri septem – Museum Hof van Busleyden Mechelen. Paul Hermans, CC BY 4.0, via Wikimedia Commons

Der Fokus seiner Beschreibungen hing natürlich wie immer in der Wissenschaft davon ab, was gerade als spannende Fragestellung angesehen wurde. Daher widmete er dem Herz und dem Kreislauf ganze fünfzehn Kapitel. Andererseits beschrieb er die Teile des Körpers sehr ausführlich, die nicht schnell verwesten und mit denen man sich daher eingehend beschäftigen konnte, wie Knochen und Muskeln, die mit 40 und 62 Kapiteln mehr als die Hälfte des Buches ausmachen und nie zuvor so genau beschrieben wurden[3]. Seit 2014 ist es einfacher möglich, die „Fabrica" selbst zu lesen, um sich einen Eindruck zu verschaffen, da Daniel Garrison und Malcom Hast von der Nothwestern University in den USA in knapp zwanzig Jahren Arbeit die erste und auch die zweite Auflage von 1555 mit allen Randbemerkungen aus dem Lateinischen ins Englische übersetzt haben[1].

Daraus möchte ich hier eine Passage über das Herz wiedergeben, da sie für mich in Vesals Werk zentral sind, weil sie damals hochmodern waren und wiedergeben, welchen Zweifeln auch er in den Interpretationen seiner eigenen Sektionen unterworfen war[1]:

Design von Funktion und Bau der linken Herzkammer

Da die linke Herzkammer vor allem die Lebensgeister enthält und bildet und Luft umfasst, wird sie von den Professoren der Präparation als „pneumatische" Kammer bezeichnet … So wie die rechte Kammer Blut aus der Hohlvene anzieht, bekommt die linke Kammer Luft aus der Lunge über die Lungenvene, wenn das Herz sich ausdehnt; es braucht die Luft zur Kühlung der inneren Hitze, Ernährung der eigenen Substanz und die Lebensgeister, kocht und bereitet die Luft so zu, dass sie, zusammen mit dem Blut, das in großer Menge von der rechten Kammer durch das Septum in die linke Kammer sickert, in die große Körperschlagader und den ganzen Körper verschickt werden kann.

Funktion der rechten Herzkammer

Die Aufgabe der Herzkammern ist im Wesentlichen wie folgt. Die rechte Kammer, weil sie vor allem Blut enthält und im Wesentlichen zur Blutverteilung geschaffen ist, wird von den lateinischen Autoren, und auch von den Griechischen, als „blutig" bezeichnet. Sie wurde nur aus Gründen der Gerechtigkeit vom höchsten Schöpfer der Dinge für die Lungen aus dem Herz geschnitzt. Die Lunge, die das Herz umgibt wie ein Lagerraum, um immer Luft anzusaugen, musste porös, schwammig und leicht gebaut sein, um den Bewegungen des Brustkorbs zu folgen. Mit dieser Beschaffenheit konnte sie nicht durch eine andere Nahrungsquelle ernährt werden außer durch Blut, das von einem anderen Organ für die Lunge gebildet wurde – durch Blut aus der Hohlvene ... Kein anderes Organ wäre besser geeignet – sehr warm und sehr nahe gelegen, als das Herz und keins hätte gerechter die Lunge dabei bedienen können, da das Herz als äußerst undankbar einzuschätzen wäre, wenn es dächte, dass nichts der Lunge zurückgegeben werden sollte im Austausch dafür, dass diese so freudig Luft anzog und sie damit zum eifrigsten Diener gemacht worden sei, der für die Luftversorgung erschaffen war – die das Herz kontinuierlich benötigt, wenn es nicht sofort kollabieren und sterben wollte – wäre es nicht willens und in jeder Hinsicht erpicht die Ernährung der Lunge zu bewerkstelligen und aufrechtzuerhalten (zumal es das sehr bequem tun konnte), um die Gunst zu erwidern. Die rechte Kammer war damit für die Lungen geschaffen worden ... Sie zieht Blut in großen Mengen aus der Hohlvene an, wenn sich das Herz erweitert und schwillt, und kocht es dann mit Hilfe der Gruben in der Kammer, verdünnt es damit, um es leichter zu machen, damit es dann durch den Puls der Arterien transportiert werden kann. Das ermöglicht, dass ein Großteil des Blutes durch Poren in der Herzscheidewand in die linke Kammer sickern kann. Sie leitet das übrige Blut über die Lungenarterien („arterielle Venen") in die Lunge, wenn das Herz sich kontrahiert: danach zieht das Herz Blut aus der Hohlvene in die rechte Kammer, wenn es sich erweitert und saugt es dabei für die Lunge und die linke Kammer an. Das ist die Funktion der Öffnung der Hohlvene in die Herzkammer wie wir es momentan verstehen (quem in praesentia novimus).

Die Ausgabe von 1555 lässt die letzte Passage aus und ergänzt ein Kapitel[1]:

Man darf den weit und breit publizierten Meinungen der Anatomen nicht leichtfertig zustimmen.

Bei der Beschreibung des Baus des Herzens und der Funktion seiner Teile habe ich mich weitgehend bemüht, mit den Ansichten Galens übereinzustimmen. Das war nicht, weil ich glaube, dass diese unbedingt mit der Wahrheit übereinstimmen, sondern weil ich bei der Zitierung aus seinem neunten Buch „De usu partium I" lange zurückhaltend war und nicht die Courage hatte, auch nur ein kleines bisschen von der Meinung Galen's abzuweichen, des Prinzen der Ärzte. Anatomiestudenten müssen die Herzscheidewand und die rechte Seite der linken Herzkammer genau untersuchen, die genauso schwer, kompakt und dicht sind wie der Rest des Herzens. Daher weiß ich nicht … wie auch nur die kleinste Menge Blut durch diese Substanz der Kammerscheidewand von der rechten in die linke Kammer gelangen sollte …

Wenn man das alles überlegt, zeigen sich gleichzeitig viele Dinge in diesem Arteriensystem, die vernünftigerweise in Frage gestellt werden können: keine Vene zieht … (zusammengefasst: in die verschiedenen Organe) … ohne Begleitung einer Arterie. Große Arterien treten auch in die Nieren ein und wir können nicht sagen, dass diese großen Arterien nur dafür da sind, um ihre Hitze zu reduzieren …

Auch die Stärke der beiden Kammern ist sehr unterschiedlich … Tatsächlich gibt es überall viele Sachverhalte, die die üblichen Lehrmeinungen der Anatomen in Frage stellen. Da es zu lange benötigen würde, sie alle aufzuzählen, und ich beschlossen habe, sie nicht noch einmal hier aufzubringen (zumal ich es bei allen zusammen nicht zu meiner Befriedigung tun würde), komme ich jetzt zum Ende meiner Ausführungen …

Diese Passagen zeigen, wie schwierig es für die Anatomen war, die Anatomie des Kreislaufsystems nachzuvollziehen, solange das Prinzip eines kontinuierlichen Kreislaufs von Körper und Lunge nicht verstanden worden ist. Wie Galen nahm Vesal an, dass das Blut in der Leber gebildet würde und durch die Venen zu allen Organen gelangte, um diese zu ernähren[2,3]. Das Herz produzierte nach diesem Konzept dagegen Wärme und verteilte sie zusammen mit den Lebensgeistern, die auch durch die Luft der Lunge aufgenommen wurden, über die Arterien in alle Organe.

Wenn man das Buch liest, ist man schon bald genervt davon, wie oft Vesal die Fehler Galens hervorhebt, sodass der Eindruck entstehen kann, die von ihm neu entdeckte Anatomie wäre zu großen Teilen verschieden von den Beschreibungen Galens. Dabei ist es genau umgekehrt und der überwiegende Teil der Inhalte, die Text-Passage oben einmal ausgenommen, ist vielleicht genauer beschrieben, aber nicht im Widerspruch zu Galen. Zur Funktion der Organe hat er fast alles von Galen abgeschrieben und selbst wohl viel weniger verstanden als Leonardo. Da ihm aber als erstem Anatomen die Erkenntnis kam, Galen habe Fehler gemacht, weil der wohl nie einen Menschen von innen gesehen hatte, wurde diese Überlegenheit seiner eigenen Studien für ihn fast zur Obsession. Er hat wohl auch ungefähr zweihundert Fehler und Unstimmigkeiten gefunden[2,6], was aber in Anbetracht der Vielzahl der anatomischen Strukturen, von denen heute allein ungefähr 19.000 eigene lateinische und griechische Namen haben, verschwindend gering ist. Wenn man als Anatom die „Fabrica" liest, ist man allerdings auch voller Bewunderung, wie viele Details damals schon richtig beschrieben wurden. Manche Aspekte über den Bau der Knochen sind sogar so detailliert, dass einem bewusst wird, wie viele kleinste Details zu den Knochen man nicht mehr weiß oder nie gewusst hat, weil die Beschreibungen heute für die anatomische Lehre und die Medizin keine Rolle mehr spielen. Wenn man dann noch selbst ein anatomischer Lehrbuchautor ist, steigt die Bewunderung noch einmal, weil man immer vor Augen hat, dass Vesal alle Inhalte des Buches selbst geschrieben hat und nicht – wie heute meist üblich – die Arbeit auf eine Vielzahl von Kollegen und Kolleginnen verteilt hat, was zwangsläufig zu Unstimmigkeiten in Inhalten und Formulierungen führt.

Das Buch Vesals wird als eine der bedeutendsten Publikationen in der Medizin überhaupt angesehen[2,3,4]. Sowohl ihre konsequente, auf eigenen Sektionen beruhende Darstellung der anatomischen Wissenschaft als auch der auf höchstem technischen Niveau umgesetzte Druck sind sinnbildlich für die Ansprüche der Renaissance. Im gleichen Jahr wie Vesals Anatomie erschien das Astronomiewerk „De revolutionibus orbium coelestium" von Kopernikus (1473–1543), welches das menschliche Weltbild erschütterte, da er bewies, dass nicht – wie von der katholischen Kirche dogmatisch festgelegt – die Erde, sondern vielmehr die Sonne das Zentrum unseres Planetensystems darstellt[6]. Nur ein Jahr vorher und damit 1542 veröffentlichte Leonhard Fuchs (1501–1566) sein Kompendium „De historia stirpium" über Tiere und Pflanzen[7]. Daher sprach man später über diesen Zeitraum als ein Wunderjahr (Annus mirabilis)! Ein kulturell ähnlich bedeutendes Jahr gab es erst wieder 1991/92, als die Musikwelt in Ekstase versetzt wurde, als erst Guns'N'Roses die Alben „Use your Illusion I und II", Metallica ihr „Black Album", und Nirvana „Nevermind" veröffentlicht haben und dann Rage against the machine ihr selbstbetiteltes Debütalbum herausbrachten. Aber das ist wohl eine sehr persönliche Bewertung, zumal mir Nirvana abgesehen vom Song „Smells like teen spirit" überbewertet erscheinen. Interessanterweise habe ich auch selbst erst ungefähr zehn Jahre zu dieser Erkenntnis um die Bedeutung dieser Veröffentlichungen benötigt. Aber bei den Werken der Renaissance waren es zum Teil noch ein paar Jahre mehr, bis sie sich durchsetzen konnten, wie wir noch sehen werden.

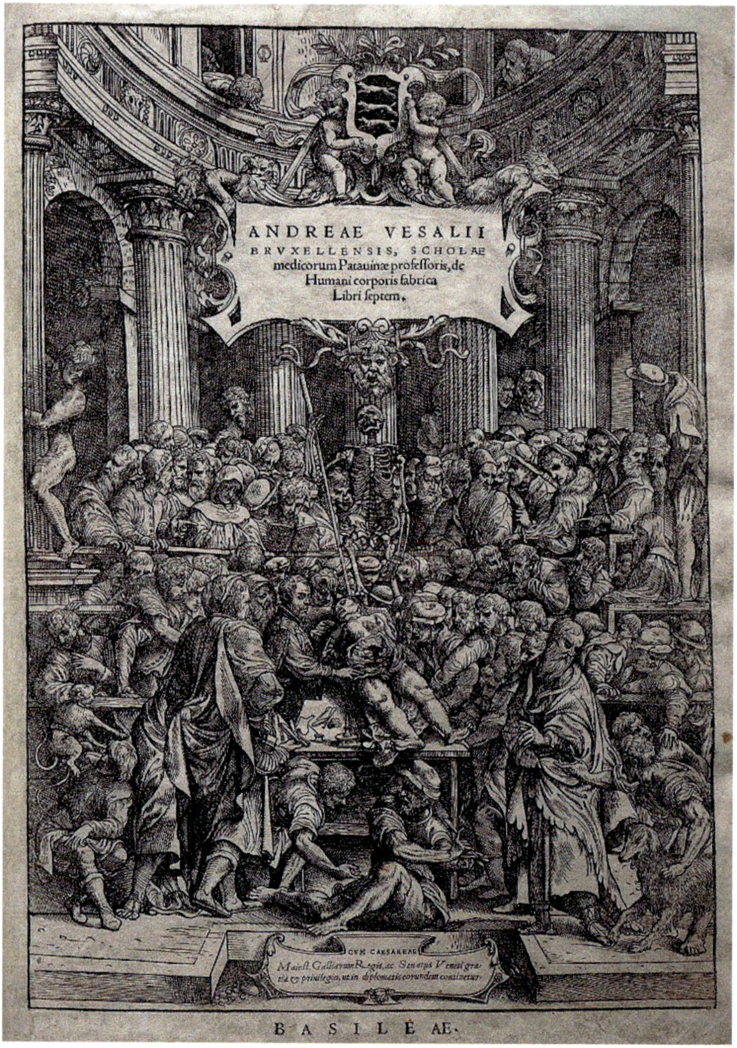

Abbildung 12: Titelblatt aus Andreae Vesalii De humani corporis fabrica, Basel 1543. CC BY 4.0 Wellcome collection

Der Stellenwert der „Fabrica“ ist auch durch die 200 Abbildungen begründet, die wohl zumindest zum Teil vom Tizian-Schüler Jan Stephan von Calcar (1499–1546) erschaffen wurden und als Vorlage für die Holzdrucke dienten[2,3,4]. Ebenso wie bei der begleitenden Publikation „Epitome", die als eine Essenz zur praktischen Anleitung bei Sektionen angelegt war, sind die Bilder von einer Gruppe von Schülern Tizians unter der Anleitung Vesals gemalt worden[3,4]. Das Selbstporträt, das den Autor wie auch schon das beeindruckende Titelbild bei einer Demonstration zeigt, stammt dagegen sicher von Calcar[3]. Bereits 1538 hatte Vesal zusammen mit dem Künstler sechs großformatige Anatomietafeln veröffentlicht und war damit berühmt geworden[7]. Die Abbildungen im ganzseitigen Folio-Format waren eine Weltneuheit und, da man die Skizzen Leonardos nicht kannte, der Ansatz absolut neuartig, die Anatomie ergänzend zu Worten mit Abbildungen zu beschreiben. Beispielhaft für die künstlerische Gestaltung auf höchstem Niveau möchte ich die Verzierung von zwei Initialen an den Absatzanfängen herausstellen: Die Initiale Q zeigt eine Gruppe von Putten bei der Sektion eines Schweins, was als Anspielung auf Galens anatomische Fehler aufgrund der Präparation von Tieren zu verstehen ist. Begleitet wird die Sektion von einer Lesung aus einer anatomischen Schrift, wie es ja Mondino in die Lehre eingeführt hatte. Mondino, der auch nur unkritisch Galens Anatomie weitergegeben hat, stand offenbar bei Vesal auch nicht hoch im Kurs. Das I zeigt Putten bei der offensichtlich nicht ganz legalen Rekrutierung eines Hingerichteten, die damals die einzige Quelle von Leichen für anatomische Studien darstellten. Für mich ist nicht klar, ob Vesal dieses Vorgehen damals als überholt anprangern wollte. In jedem Fall ließ es sich Vesal nicht nehmen, eine Metaebene der Bewertung von Vorgängern im Fach oder Vorgehensweisen seiner Disziplin in Form von graphischen Elementen einzubringen, die nur dem kritischen Leser auffallen.

Die Holzstöcke für die Abbildungen wogen mehr als eine Tonne und wurden zum Druck des Buches mit der Kutsche über die Alpen von Padua nach Basel gebracht[7,8]. Vesal verfolgte vor Ort die Fertigstellung des Buches bei dem Verleger Johannes

Oporinus, der damals höchst angesehen war[4]. Nebenbei führte er an der Universität Basel 1542 die erste anatomische Sektion durch und beflügelte den Aufstieg der Anatomie in Basel noch durch das Geschenk eines montierten Skeletts, das damals als Lehrmedium ein absolutes Novum darstellte[4]. Vesal hob damit en passent die Anatomie-Lehre im deutschsprachigen Raum auf ein neues akademisches Niveau!

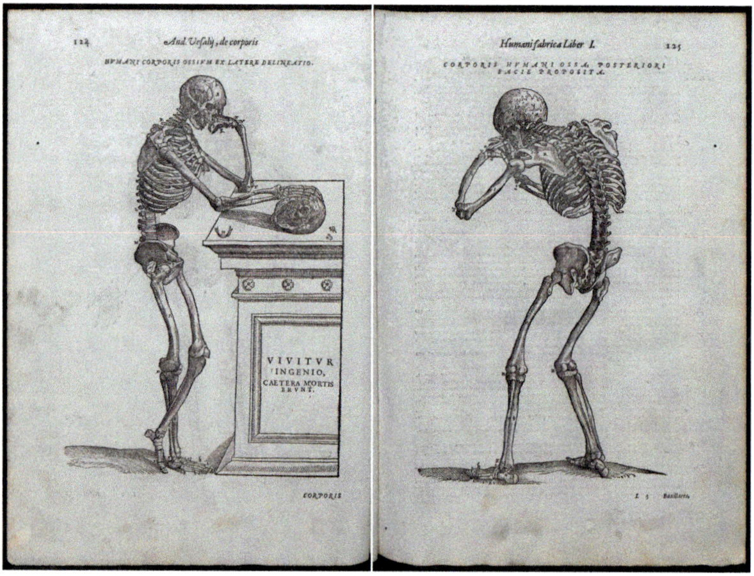

Abbildung 13: S. 124/125 aus Andreae Vesalii De humani corporis fabrica. Public Domain.

Zusammenfassend kann man sagen, dass sich Vesal eben nicht nur als Anatom über alle Grenzen hinwegsetzte, sondern keine Kosten und Mühen scheute, mit den besten Experten in Bildgestaltung und Buchdruck zusammenzuarbeiten, um sein Meisterwerk zu erschaffen. Er erinnerte dahingehend mehr an Bill Gates, Steve Jobs, Jeff Bezos und Elon Musk, die über die Gründung der Konzerne Microsoft, Apple, Amazon und Tesla hinaus ihre Ziele und Träume immer weiter verfolgten und strategisch konsequent umsetzten, bis sie am Ende sogar buchstäblich zu den Sternen fliegen konnten wie es Elon Musk sogar inzwischen im Auftrag der NASA tut. Vielleicht ist der Vergleich eine Nummer zu groß und Vesal hat auch keine Firma gegründet und wohl auch weniger Kapital aus seiner Leistung geschlagen, wobei ich nicht weiß, welche Einnahmen er damals mit Buchverkäufen erzielen konnte. Ohne Zweifel aber war Vesal mit seinem Anatomie-Buch absolut „Cutting edge"!

Wieso aber wurde Vesal der Begründer der modernen Anatomie und nicht Leonardo? Dafür gab es wohl eine Reihe von Gründen. Leonardo war ein Universalgenie und die Anatomie war für ihn nur eine wissenschaftliche und künstlerische Disziplin unter vielen. Eher nur ein Werkzeug, um den Bau und die Funktion des menschlichen Körpers zu verstehen, wie er alle Funktionszusammenhänge in der Welt um sich herum zu ergründen suchte. Anatomie war für ihn auch eine brotlose Kunst. Leonardo finanzierte sich durch seine Auftragsarbeiten als Künstler, Ingenieur und Architekt, indem er neben Kriegsmaschinen, die zum großen Teil zunächst Science fiction blieben, Bewässerungsanlagen und Gebäudepläne entwarf[9]. Die Anatomie brachte ihm keinerlei Einnahmen ein. Bei Vesal war das anders, da er „nur" Anatom war, falls man das über den schönsten Beruf der Welt so sagen kann. Als hochdekorierter Professor einer „Elite-Universität" konnte er von der Anatomie sehr gut leben. Daher hatte er auch Zeit und Muße, sich auf die Anatomie zu konzentrieren.

Ein zweiter Aspekt war aber sicher auch die sprachliche und medizinische Bildung. Leonardo war medizinisch gesehen ungelehrt und wohl nicht mal des Lateinischen besonders gut mächtig[9]. Griechisch konnte er wohl überhaupt nicht (wie ich übrigens auch). Daher konnte er die Originale der antiken Standardwerke von Galen gar nicht lesen und die lateinischen Übersetzungen vielleicht auch nicht vollständig verstehen. Möglicherweise konnte er gar nicht abschätzen, wie viel man schon wusste und dass seine Studien zum großen Teil absolut innovativ und bahnbrechend waren. Ganz anders war es bei Vesal, der aus einem wohlhabenden, bildungsnahen Haushalt stammte und die Schriften der alten Meister nicht nur lesen und verstehen konnte, da er Latein und Griechisch beherrschte, sondern sogar Übersetzungen der Werke Galens sowie der arabischen Anatomen ins Lateinische selbst anfertigte und veröffentlichte[2,4]. Nach dem Untergang des Byzantinischen Reichs waren diese Werke der alten Gelehrten gerade in unbekannter Anzahl nach Europa gelangt.

Mit Galen schien er sich explizit mit dem Ziel so genau wie möglich auseinandergesetzt zu haben, diesen so gründlich es ging zu widerlegen oder zumindest zu korrigieren[1]. Dieses Prinzip, dass man die anatomischen Strukturen nur dann richtig präparieren kann, wenn man sie bereits kennt und bei der Darstellung weiß, worauf man achten muss, vermitteln wir auch heute noch unseren Studierenden. Und dann muss man die anatomischen Strukturen bereits oft seziert haben, um Variationen, also Abweichungen von der Norm, auch als solche zu erkennen. Für einen Anfänger und auch die ersten Jahre danach ist ja alles neu und man ist so fasziniert, dass einem beim Präparieren solche Feinheiten entgehen. Vesal hat aber alle Details registriert und festgehalten. Auch die Überlegenheit seiner humanistischen Bildung hat er zelebriert und seine Anatomie-Texte in einem verschwurbelten Latein verfasst, das es einem schwer macht, den Inhalt zu verstehen, selbst dann, wenn man bereits ausgebildeter Anatom ist und früher mal Leistungskurs Latein in der Schule belegt hatte. Man muss also konstatieren, dass Vesal die Didaktik seinem Hochmut opferte, was das Zitat zur Funktion der linken und rechten Herzkammer ab S. 109 eindrücklich zeigt.

Eigentlich hätte man aus heutiger Perspektive erwartet, dass Vesal nach seiner akademischen Blitzkarriere als Begründer

der modernen Anatomie gelassen und entspannt seinen Beruf hätte genießen können, nachdem er gerade die älteste Disziplin der Medizin aus den Angeln gehoben hatte, anatomische Demonstrationen in Bologna und Venedig vor großem Publikum zelebrierte und damit im Zentrum des gesellschaftlichen Lebens angekommen war. Man hätte gar erwartet, Vesal wäre ähnlich wie Galen oder Leonardo als Maler bereits zu Lebzeiten für seine Verdienste anerkannt und gefeiert worden. Aber so kam es nicht. Die Fachwelt war gespalten. Sicher erkannten viele den Wert der großartigen und systematischen Anatomiebeschreibung. Viele Anatomen hielten sie aber doch für überflüssig und ketzerisch, da Galen ja bereits „alles" gesagt hatte, was es auf dem Gebiet der Anatomie zu sagen gab. Sein Lehrer **Jacobus Sylvius** (1478–1555) aus Paris hielt anatomische Abbildungen sogar grundsätzlich für überflüssig und schrieb an den Kaiser, man solle Vesal bestrafen[4]. Sylvius war in Paris der anatomische Lehrer Vesals gewesen und hatte ihm das Präparieren beigebracht[3]. Ein schönes Beispiel, wie zu allen Zeiten immer mal wieder die Lehrer den eigenen Schülern nicht ihren Erfolg gönnen und versuchen, ihnen das Leben schwer zu machen. Allerdings schien auch Vesal die Leistungen seines Lehrers nicht gewürdigt zu haben, der als Forscher wohl sehr aktiv war und viele Strukturen beschrieben und Beschreibungen korrigiert hat, auch wenn sich diese selten bis heute durchgesetzt haben[3]. Sylvius hat aber wohl als Erster eine systematische Nomenklatur verwendet und besonders die Muskeln benannt[3]. Die Tatsache, dass Sylvius damals wohl der bekannteste Anatom und Paris das Mekka der Anatomie-Ausbildung war, lässt aber erkennen, dass Sylvius wohl durchaus Format hatte. Und wie so oft war wohl auch Neid im Spiel und der Vorwurf von Undankbarkeit, wenn Jacobus Sylvius von seinem Schüler nicht nur offensichtlich durch dessen Veröffentlichung in den Schatten gestellt, sondern dazu bei dessen Lehrsektionen noch öffentlich düpiert und beleidigt wurde.

Vesal war aufgrund der Vorwürfe und der Kritik seiner Kollegen so frustriert, dass er mit 29 Jahren und nur wenige Monate nach der Veröffentlichung seines Meisterwerks 1544 seine Anstellung als Professor für Anatomie aufgab, alle Fachbücher verbrannte und der Ernennung zum Leibarzt des Habsburger Kaisers Karl V. folgte[2,3]. Als Geschenk brachte er ihm eine handkolorierte Ausgabe der Fabrica mit, die 1999, 455 Jahre später, bei CHRISTIE'S in New York für 1,65 Mio USD versteigert werden würde und heute wohl unbezahlbar wäre[7]. Eine normale Erstausgabe habe ich übrigens im Jahr 2014 für 350.000 € in einem Online-Antiquariat gesehen. Als ich mich am Folgetag noch einmal versichern wollte, mich nicht geirrt zu haben, war das Buch allerdings schon verkauft. Da ist mir wohl ein Schnäppchen durch die Lappen gegangen, das als Kapitalanlage gut geeignet gewesen wäre, wenn man seine Wertsteigerung bedenkt, da wohl Sammler ca. zwanzig Jahre früher „nur" 50.000 DM bezahlt hatten. Andererseits wäre es aber auch nicht einfach geworden, meine Familie davon zu überzeugen, dass wir nach Verkauf unseres Häuschens nun im Zelt leben müssten, dafür aber mit einer Fabrica zusammen in einem Schrein, falls es den im Camping-Outlet gibt.

So ging Vesal nach Brüssel und folgte nach dem Tod Karls dessen Sohn Philipp II. nach Madrid, da dieser seinen Hofstaat verlegte[3,7]. Für Vesal hieß das, dass er der Anatomie weitgehend abschwor. Seine Sektionen waren eher pathologischer Natur und sollten die Todesursache von Patienten klären. Trotzdem arbeitete er in den Jahren zwischen 1546 und 1554 in Basel und Augsburg an der zweiten Auflage seines großen Buches, in dem er seine inzwischen gesammelten Erfahrungen und Korrekturen einfügte[1,2,3]. Die Fabrica 2.0 erschien im Jahr 1555 und zeigte, dass Vesal doch noch für die Anatomie brannte. Der Umfang des Werkes war bei der zweiten Ausgabe von 659 auf 824 Seiten angestiegen[1].

Bis zu diesem Zeitpunkt sieht es ja auch nicht nach einem Karriereknick aus, wenn man das Anatomen-Dasein gegen eine klinische Tätigkeit als Leibarzt des Kaisers tauschte. Hat Galen auch getan und zumindest meine Kollegen würden das auch heute noch als Aufstieg sehen. Es kam aber anders, wobei die weiteren Verläufe unklar sind. Möglicherweise aufgrund eines Kunstfehlers, bei dem ihm vorgeworfen worden war, eine junge Patientin wäre erst durch seine Obduktion verstorben, fiel Vesal bei Kaiser Philipp in Ungnade und war wohl auch der Kirche ein Dorn im Auge[2, 3, 10].

Jedenfalls verließ er schließlich mit seiner Familie den kaiserlichen Hof und machte sich dann allein auf eine Pilgerfahrt nach Jerusalem.[2, 3] Man kann nur spekulieren, ob es sich hier um eine Sühne für seine Fehleinschätzung zum Todeszeitpunkt handelte, wenn es denn überhaupt so war. Aber einfach so und aus dem Wunsch nach beruflicher Veränderung, der ihn vielleicht hat überlegen lassen, wieder als Anatom in Padua durchzustarten, nachdem sein Nach-Nachfolger **Gabriele Fallopio** (1523–1562) im zarten Alter von 39 Jahren verstorben war[2, 3], bestimmt auch nicht. Pilgerfahrten waren damals auch eine andere Geschichte, als man es von den All-inclusive-Kreuzfahrten von heute so kennt. Auf der Rückreise verstarb Vesal 1564 wohl an Skorbut, einer durch den Mangel an Vitamin C verursachten Erkrankung, im Alter von nur 49 Jahren, und wurde auf der griechischen Insel Zakynthos begraben[2,3].

Hier gibt es immer noch ein Monument mit einer beeindruckenden Statue eines Muskelmannes, wie mir einer meiner Mitarbeiter im letzten Jahr von seiner Hochzeitsreise berichtete. Wo sonst sollte man als Anatom auch auf seiner Hochzeitsreise hinfahren als an den Sterbeort des Anatomen Nummer eins?

Tja, zusammenfassend ist Vesal damit kein richtig gutes „Role model“, um zukünftige Doktoranden zu einer Anatomen-Karriere zu motivieren, wenn selbst der größte Anatom aller Zeiten als Verstoßener auf einer einsamen Insel verscharrt wurde. Der Mit-

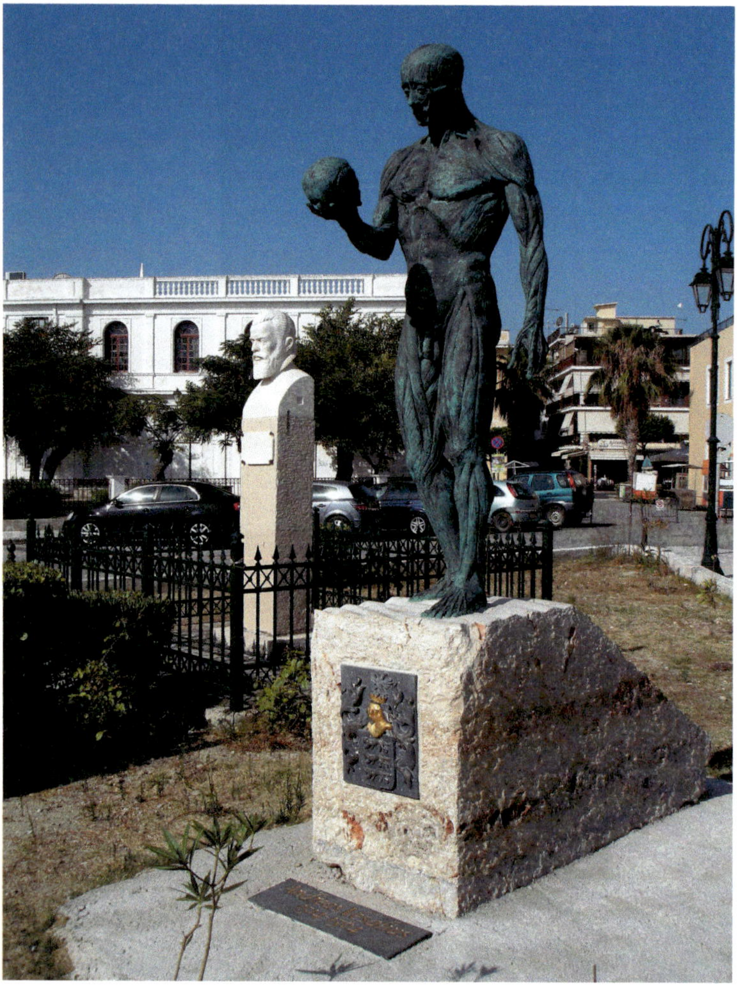

Abbildung 14: Statue eines Muskelmanns, Zakynthos. User stenter, Wikimapia CC-BY-SA

arbeiter von mir war jedenfalls zuvor noch Doktorand und wurde sofort nach seiner Reise befördert, sodass Zakynthos zumindest für einen Anatomen zum Karrieresprungbrett geworden ist.

Damit war auch das Ende Vesals im größten Kontrast zu dem von Leonardo, der in höchsten Ehren und wohl im kaiserlichen Beisein verstarb. Es dauerte auch eine gute Zeit, bis der Stellenwert Vesals für die Anatomie allgemein anerkannt wurde. In Padua begründete er immerhin eine Schule, in der für über hundert Jahre eine Reihe von sehr erfolgreichen Anatomen auf seinem Lehrstuhl tätig waren[3], die neben Anatomie auch Chirurgie unterrichteten und Padua als damals wichtigsten Studienort für Anatomie in der Welt etablierten.

Von Paris nach Padua also. Oder im Fussball-Sprech: Italien schlägt Frankreich und ist wieder die Nummer eins, nachdem Bologna vierhundert Jahre zuvor auch schon Montpellier den Schneid abgekauft hatte, das sich seinerseits gegen Salerno zu behaupten versuchte.

Vesals direkter Nachfolger war **Matteo Realdo Colombo** (1516–1559), der aber 1544 Padua zugunsten von Pisa verließ[3,5]. Damit war er wohl weniger als ein Jahr lang Nachfolger Vesals. Als Anatom wird er vielleicht auch aufgrund des direkten Vergleichs mit seinem Vorgänger oft unterschätzt. Er hat den Lungenkreislauf richtig beschrieben und außerdem später in Rom ein Anatomiebuch verfasst, das im Unterschied zu dem Werk Vesals verständlich geschrieben war und sogar mit einigen Fehlern Vesals aufräumte[2,3]. Allerdings war das Buch nicht bebildert, obwohl dies sogar von keinem Geringeren als Michelangelo hätte übernommen werden sollen, wäre Colombo nicht überraschend gestorben.

Gabriele Fallopio (1523–1562) wurde mit 26 Jahren auf den Lehrstuhl für Anatomie in Pisa berufen, nachdem Colombo nach Rom weitergezogen war, und wechselte dann nach Padua[2,3,5]. Dieses „Bäumchen wechsel-dich-Spiel“, das wir heute noch in der akademischen Welt kennen, wurde damals also auch schon zelebriert, und damals wie heute kann man daran erkennen, welche Universitätsstandorte vermeintlich besser sind als andere. Fallopio gilt zwar allgemein als der Entdecker des Eileiters, der im Englischen als „Fallopian tube" bekannt ist und keinen anderen Namen trägt, obwohl dieser bereits dreihundert Jahre vor Christus von Herophilos beschrieben wurde[3]. Fallopio hat aber sicher als Erster das weibliche Genitale akkurat dargestellt und die Funktion der einzelnen Geschlechtsorgane untersucht. Dabei hat er sich besonders um die Erforschung der Bedeutung der weiblichen Geschlechtsorgane für das Lustempfinden verdient gemacht[3]. Seinem Nachfolger **Hieronymus Fabricius de Aquapendente** (1537–1619), der besonders auf dem Gebiet der Embryologie und funktionellen Anatomie tätig war und in Padua fast fünfzig Jahre im Amt blieb, gelang es 1594, ein Anatomisches Theater im Universitätsgebäude bauen zu lassen[3,5]. Dieses Holzgerüst mit Emporen um einen Sektionstisch kann man noch heute bewundern und wurde damals zur Blaupause für andere Bauwerke in Europa. Das kann ich nur sehr empfehlen und auch wir haben schon einen Betriebsausflug (oder eher eine private Bildungsreise unter Anatomen) dahin unternommen. Vielleicht hat es Fabricius auch deshalb so lange in Padua ausgehalten, weil er zum ersten Mal eine adäquate Infrastruktur zur Verfügung gestellt bekam, während die Anatomen vor ihm nicht über eigens für sie gebaute Räumlichkeiten verfügten. Sein Nachfolger wurde 1613 für kurze Zeit **Giulio Casserius** (1552–1616), der zuerst sein Assistent war, seinen Meister aber zu überflügeln drohte, sodass dieser ihm verbot, zu unterrichten[3]. Möglicherweise ermöglichte dieses Unterrichtsverbot Casserius, die Drüsen im Augenlid zu entdecken, deren Fehlfunktion zu einem „Trockenen Auge" führen, dass heute eine Volkskrankheit darstellt. Die Drüsen sind aber leider fälschlich nach **Heinrich Meibom** (1638–1700) benannt, der diese ein halbes Jahrhundert später beschrieb[3,5] und Casserius damit um seine „Credits" brachte. Der letzte aus der Schule von Padua war **Adrian van den Spieghel** (1578–1625)[2,3,5], der seinen Namen dagegen an einem Sehnenstreifen hinterließ, den ich persönlich echt langweilig finde. Obwohl noch weitere Anatomen folgten, sei es damit genug des „Name dropping", bevor Sie mir komplett einschlafen, wie es mir persönlich auch mit manchen wissenschaftlichen Büchern über die Geschichte der Anatomie geht.

*

Vesals Buch wurde nach einiger Zeit als neuer Meilenstein in der anatomischen Wissenschaft anerkannt und seine Abbildungen wurden oft kopiert. Anders verhielt es sich mit dem Einzug der Erkenntnisse Vesals in die medizinische Ausbildung. Noch Ende des 16. Jh. wurde im Unterschied zu den Werken Galens sein Buch in den Statuten der Universitäten in Deutschland nicht zum Gegenstandskatalog gezählt[11]. Da es außerdem unheimlich teuer und in lateinischer Sprache schwierig zu lesen war, blieb das Buch von Mondino in der Praxis relevanter, bis gekürzte Zusammenfassungen von Vesals Werk erhältlich wurden[2,4]. Und es sollte nicht lange dauern, bis jemand dreist das Werk für seinen eigenen Profit ausschlachtete. **Juan de Valverde** (1525–1587) aus Amusco war ein spanischer Mediziner, der in Padua und später bei Eustachi in Rom Anatomie lernte, wo er auch als Arzt tätig war. Er selbst war also kein echter Anatom, sondern hatte sogar wohl selbst nie präpariert, worüber Vesal sich sehr empörte[2,3,4]. Er nutzte aber zwei Drittel aller Holzschnitte aus Vesals „Fabrica", korrigierte einzelne Bilder und fasste den Text zusammen, um 1556 eine eigene „Historia" zu veröffentlichen. Da dieses Buch erschwinglicher war als das Werk Vesals, blieb das Buch bis 1647 kommerziell erfolgreicher als das Original und wurde in mehrere Sprachen übersetzt. Zudem war es mit seinen 200 Seiten weniger umfangreich als das in der zweiten Auflage viermal so dicke Buch von Vesal und die Sprache war einfacher gehalten. Die Einschätzung war die, dass Anfänger erst mal Valverde lesen sollten, während Vesal eher für erfahrene Anatomen geeignet ist[3,4]. Valverde bekannte sich offen zu seiner Kopie und war damit kein Plagiator. Auch hatte er zumindest Anatomie gelernt. Bei Vesal brachte ihm das aber keine Bewunderung ein. Er beschimpfte ihn wie auch den Plagiator Walther Hermann Ryff (1500–1548), der sich nicht nur bei Vesal, Berengario und Dryander bediente, sondern sich auch noch gleich als Medicus ausgab[2]. Ein echter Hochstapler also!

Nach Valverde haben noch einige andere Anatomen verkürzte Ausgaben von Vesals Werk herausgegeben. Einen möchte ich nennen, weil die Geschichte hierzu auch den verschlungenen Weg aufzeichnet, den die Druckstöcke Vesals in den folgenden vierhundert Jahren zurückgelegt haben, wie Gerd Plewig, ein früherer Kollege von mir und Leiter der Dermatologie der LMU, auch unter Verwendung zahlreicher Vesal-Biographien aufgezeichnet hat[2,7]. Zunächst gelangten die Tafeln über mehrere Stationen von Basel nach Augsburg, wo der Drucker Andreas Maschbauer 1706 und 1723 einen verkürzten Atlas mit nur neunzehn Tafeln herstellte, bevor die Druckstöcke für sechzig Jahre in Vergessenheit gerieten. Der Mediziner Johann Anton von Woltter erwarb sie schließlich und plante eine deutsche Ausgabe von Vesals Meisterwerk. Seine Wahl fiel auf meinen früheren Vorgänger im Amt **Heinrich Palmatius von Leveling** (1742–1798) zu der Zeit, als die LMU noch nicht in München angesiedelt war, sondern in Ingolstadt[2,7]. Leveling hatte die geniale Idee, die Abbildungen von Vesal und eine deutsche Übersetzung kurzer Bildlegenden mit dem „Cutting edge“-Wissen von **Jacques Winslow** (1669–1760) zu verbinden, dessen vierbändiges Anatomiewerk 1733 in deutscher Sprache veröffentlicht worden war[2,7]. Das 1781 und erneut 1783 erschienene Werl Levelings wurde übrigens, wohl als eines der ersten Bücher überhaupt, durch „crowd funding“ finanziert, da die Kosten für den Druck hoch und der Absatz unkalkulierbar waren. Die Liste der Vorbesteller ist im Buch akribisch festgehalten[7,12]. Die Druckstöcke wurden wieder vergessen und reisten mit der LMU von Ingolstadt zunächst 1800 nach Landshut und 1826 nach München, wo sie bei einer Bestandsaufnahme in der Münchener Universitätsbibliothek identifiziert wurden und 1934 mit Hilfe der „Bremer Presse“ für eine Sonderauflage ohne Text herangezogen wurden[2,7]. Dies war dann leider auch die letzte Verwendung der Druckstöcke von Vesal. Bei der Bombardierung der Stadt München im Zweiten Weltkrieg wurden die Druckstöcke 1944 vernichtet.

Trotz seines bitteren Endes ist für uns als Anatomen Andreas Vesal einer der großen Meister unserer Zunft. Daher beschlossen die Anatomen auf Vorschlag eines türkischen Kollegen auf der internationalen Anatomentagung der IFAA (International Federation of Associations of Anatomists) im Jahr 2019, dem 500. Todesjahr von Leonardo da Vinci, ab jetzt den fünfzehnten Oktober, den Todestag von Andreas Vesal, als Welt-Anatomie-Tag zu feiern[8]. Für mich persönlich ist Vesal die Nummer eins, weil er mit maximaler Konsequenz und höchstem persönlichen und materiellen Einsatz die Vollendung des ersten modernen Anatomiewerks vorantrieb. Seine Fabrica war danach die „Benchmark" für Anatomie-Bücher und hat sicher auch durch ihre Konzeption viele ehrgeizige Anatomen motiviert, unser Fach weiterzuentwickeln. Vesal hatte im Unterschied zu Galen wohl kein medizinisches Gesamtkonzept mit neuen Therapieansätzen, allerdings betonte er in seinen Demonstrationen die Bedeutung der Anatomie für die Klinik[13], genau wie wir es heute auch noch in unseren Anatomie-Vorlesungen tun. Dies wird auch am Beispiel des „Aderlass-Streits" deutlich, in dem er basierend auf seiner Aderlass-Schrift aus dem Jahr 1539 die Durchführung des therapeutischen Eingriffs aus der topographischen Anatomie ableitete[13]. Er führte korrekt aus, dass die Vena azygos, die in der Busthöhle das Blut aus dem Rippenfell aufnimmt, rechtsseitig in die obere Hohlvene mündet. Die Annahme, der Aderlass müsse daher bei einer Entzündung des Rippenfells auf der gleichen Körperseite ausgeführt werden, macht nach heutigen Konzepten aber keinen Sinn, zumal der Aderlass in der Schulmedizin schon längst verlassen wurde. Ebenso versuchte Vesal Nierenerkrankungen wie Nierensteine oder Symptome wie Blut im Urin aus der Anatomie abzuleiten[13].

Absolut bemerkenswert ist außerdem, dass Vesal seine Erkenntnisse auch gegen alle Widerstände in seinem akademischen Umfeld publik machte, obwohl ihn das in sein eigenes persönliches Unglück stürzte. Er besitzt als Persönlichkeit damit eine Tragik, die man heutzutage nur von Rockstars wie Kurt Cobain (1967–1994) kennt, der durch seine innere Zerrissenheit seine Band Nirvana zu ikonographischer Größe führte, bevor er sich im Alter von 27 Jahren das Leben nahm. Vielleicht ist also an dem Vergleich zur kulturellen Bedeutung von Nirvana und Vesal, oder Kurt und Andreas, doch etwas dran! In diesem Zusammenhang finde ich auch verstörend, dass mit Vesal und Galen die beiden größten Anatomen aller Zeiten wohl auf einer Kreuzfahrt gestorben sind. Da die Motivation und die Hintergründe bei beiden unkar blieben, sollte man vielleicht auch nicht zu sehr spekulieren. Möglicherweise spielte eine Rolle, dass die Anatomie in der Gesellschaft eben doch nicht so akzeptiert war wie heute und die moralischen Spannungen, die sich aus der Präparation von Toten ergaben, musste jeder nicht nur mit sich selbst und seinem Glauben ausmachen, sondern auch mit den staatlichen und kirchlichen Autoritäten verhandeln.

Und dabei hätte für Vesal auch alles anders laufen können. Am zweiten Februar 2024 wurde bei CHRISTIE'S für 2,28 Mio. USD eine zweite Auflage der „Fabrica“ versteigert, die auf Fotos eine Vielzahl von Randbemerkungen erkennen lässt[13,14]. Falls diese wirklich vom Meister selbst stammen, würden sie zurecht die Spekulation nähren, er könnte eine dritte Auflage geplant haben[14]. Allerdings kann es natürlich sein, dass sich diese Pläne zerschlagen haben und er daraufhin alles hingeworfen hat und Madrid verließ. Man sieht, dass auch zur Geschichte der „Fabrica“ das letzte Kapitel noch nicht geschrieben wurde, und ich würde mir wünschen, es gäbe von dieser annotierten Version auch irgendwann mal eine englische Übersetzung. Ohne eine detaillierte Entschlüsselung und Übersetzung der Randbemerkungen dürfte es schwierig sein, diese Kopie eindeutig Vesal zuzuordnen. Nur die Vielzahl der Kommentare, die auf eine komplette Überarbeitung hindeuten könnten[14], sagt nichts aus. Zum Beispiel würde ich annehmen, dass Kritiker Vesals wie sein Lehrer Jacobus Sylvius aus Paris sich ebenfalls sehr detailliert mit der „Fabrica" auseinandergesetzt haben dürften. Sylvius starb aber 1555 im Erscheinungsjahr der zweiten Auflage und kommt daher selbst kaum in Betracht. Da das Werk Vesals wie beschrieben die „Benchmark" war, werden auch spätere Anatomen wie Bernard Albinus, der noch 1725 in Leiden ein Anatomiewerk mit Inhalten aus Vesals Buch herausgab, ihre Gedanken und eigenen Befunde in das Buch geschrieben haben. Bisher enthielten alle Ausgaben, die ich in den Händen halten durfte, persönliche Kommentare der früheren Besitzer. Wie wir bei Leonardo gesehen haben, wäre die „Fabrica" damit nicht das einzige Artefakt, dessen Zuordnung zu einem Künstler eher auf Wunschdenken beruhte.

Für mich ist es interessant, bei den großen Anatomen auch hinter die Kulissen zu schauen und etwas über deren Persönlichkeiten zu erfahren, weil diese Informationen in den Anatomie-Geschichtsbüchern meist fehlen und nur offenbar werden, wenn Biographien über die Anatomen zugänglich sind. Dank eines Augenzeugenberichts des Medizinstudenten Balthasar Heseler von der ersten öffentlichen Sektion in Bologna 1540 vor 150 Studenten und in Anwesenheit des Medizin-Professors Matthaeus Curtius können wir sogar den Charakter von Vesal einschätzen[15]. Heseler beschreibt ihn als „selbstbewusst", polemisch, aber auch „reizbar" und impulsiv und während seiner Demonstrationen leicht irritierbar. Vesal war zudem extrem durchsetzungsstark bei der Verfolgung seiner Interessen und kümmerte sich wenig um die öffentliche Wahrnehmung. Wenn man den Bericht liest, kommen einem Parallelen zur Beschreibung Galens vor Augen, der gegenüber Konkurrenten ähnlich konfrontativ und überheblich sein konnte[16].

Manches erinnert auch an Elon Musk und dessen Eskapaden in den Medien. Vesal muss jedenfalls sehr inspirierend gewesen sein: „eine zündende Kraft strahlt von ihm aus…“[15].

Vielleicht war Andreas Vesal ja tatsächlich der Elon Musk der Anatomie!

Literatur

1. Garrison DH, Hast MH. The fabric of the human body (Kommentierte Übersetzung des Werks von Andreas Vesalius). Basel: Karger; 2014.
2. Vollmuth R. Die Anatomie der Renaissance von Leonardo Da Vinci bis Andreas Vesal. München: Neuer Merkur; 2004.
3. Persaud TVN, Loukas M, Tubbs RS. A history of human anatomy. Springfield: Thomas; 2014.
4. Roberts KB, Tomlinson JDW. The fabric of the body. Oxford: Oxford University Press; 1992.
5. Eckart WU, Gradmann C. Ärzte-Lexikon: Von der Antike bis zur Gegenwart. Berlin-Heidelberg: Springer; 2001.
6. Toellner R. Illustrierte Geschichte der Medizin. Andreas und Andreas, Verlagsbuchhandel, Salzburg; 1978.
7. Plewig G. Andreas Vesalius-Das Buch der medizinischen Bücher und die Universität München: Medizin und Kunst. Http://medizin-kunst.de, uploads, 2020/05
8. Gensthaler BM. Von Vesalius zur Zelladhäsion. Weltanatomietag 2019. Pharm. ZTG, 164. Jahrgang, 44. Ausgabe, 31.10.2019
9. Isaacson W. Leonardo da Vinci-die Biographie. Berlin; Propyäen; 2019.
10. Klimt K. Lutherus Medicinae-Aus dem Leben eines Leichenräubers. 1. Aufl. Halle. Projekte-Verlag Cornelius; 2010.
11. Sachs M. Geschichte der operativen Chirurgie (Band 1 und 4). Heidelberg: Kaden-Verlag; 2000/2003.
12. Leveling HP. Anatomische Erklärung der Original-Figuren von Andreas Vesal.Facsimile-Druck. Lindau: Antiqua; 1982.
13. onlineonly.christies.com
14. Ferguson D. Annotaded version of Andreas Vesalius's masterwork on human anatomy up for auction. The Guardian 2024, 15. Jan. (https://theguardian.com)
15. Mani N. Vesals erste Anatomie in Bologna 1540: Ruben Erikssons Veröffentlichung eines Augenzeugenberichts. Gesnerus: Swiss Journal of the history of medicine and sciences 1960; 17 (1–2)
16. Nutton V. Galen-A thinking doctor in imperial Rome. New York: Routledge; 2020.

Kapitel 11

Cutting edge: Boom-Phase der Anatomie

Von Gaspare Aselli bis Johann Wirsung

Nach Vesal erfuhr die Anatomie in Italien, Frankreich, Spanien, England, den Niederlanden, Dänemark und in Deutschland einen richtigen Hype. Das führte dazu, dass die Entwicklung der Anatomie nicht mehr linear verlief wie bis zum Beginn der Renaissance, bis dahin man zeitlich abgegrenzt einzelne Anatomen an definierten Orten als führend identifizieren konnte – wie Herophilus und Erasistratos in Alexandria, Galen später in Rom, Mondino in Bologna und schließlich Vesal und dessen Nachfolger in Padua. Nach der Ära Vesals entstanden mehrere Zentren für Anatomie in Europa, an denen sich zeitgleich verschiedene Teildisziplinen der Anatomie herausbildeten.

Besonders im sogenannten „goldenen Zeitalter der Anatomie“[1], das sich von 1543, dem Erscheinungsjahr der „Fabrica“, bis zum

Ende des siebzehnten Jahrhunderts erstreckte, wurden viele wichtige Strukturen zum ersten Mal oder erstmals genau benannt, sodass sie auch heute noch mit dem Namen der Entdecker verbunden sind. Geschätzt sind es über vierhundert Anatomen und tatsächlich, wie damals in der Wissenschaft üblich, handelt es sich ausschließlich um Männer. Neben den schon bisher genannten Anatomen will ich ein paar Namen erwähnen, da ich sonst einfach nicht ruhig schlafen kann. Allerdings werde ich im Unterschied zu den drei großen Anatomen hier abgesehen von wenigen schillernden Ausnahmen nicht auf die Lebensläufe und die einzelnen Entdeckungen und Pubikationen eingehen, da das Buch sonst ausufern würde. Dazu empfehle ich das bereits genannte Werk von T.V.N. Persaud, das darauf seinen Schwerpunkt setzt[2]. Außerdem wären dies alles Wissenschaftler-Karrieren, wie man sie auch außerhalb der Anatomie in der Medizin finden kann, die sich nach der Renaissance zunehmend diversifizierte. Sie werden aber sehen, Europa war nicht nur die Wiege der modernen Anatomie, sondern auch für lange Zeit ihre Schule.

Die größten Durchbrüche der Anatomie und damit der Medizin gelangen dabei im siebzehnten Jahrhundert[1,2]. Der Blutkreislauf war 1628 endlich von **William Harvey** (1587–1657) am Royal College von London in seinem Buch „De motu cordis" in seiner gesamten Organisation verstanden und dargelegt worden, nachdem es bereits seit der arabischen Medizin im Mittelalter immer wieder Beschreibungen einzelner Abschnitte gegeben hatte[1,2]. **Marcello Malpighi** (1628–1694) hat im Anschluss in Bologna mit dem Mikroskop die Kapillaren als feinste Abschnitte der Blutgefäße nachgewiesen, über die zuvor nur spekuliert werden konnte[2]. Der Pariser Anatom **Jean Riolan** (1580–1657) hat viele Abschnitte des Blutkreislaufes einschließlich der wichtigen Verbindungen der Darmarterien genau beschrieben[1,2]. Er war übrigens nicht nur Professor für Anatomie, sondern auch Leibarzt der Könige Heinrich IV. und Ludwig XIII. sowie der Königin-Mutter Maria de Medici[3]. Diese beeindruckende Karriere bewahrte ihn allerdings nicht vor anatomischen Irrtümern und so wurde Riolan der berühmteste Kritiker von Harvey, da er immer noch nicht wahrhaben wollte, dass Galen sich in seinem Verständnis des Blutkreislaufs geirrt hatte[1,2]. Und **Niels Stensen** (1638–1686) aus Kopenhagen, der sich lateinisch Nicolaus Stenonis nannte, erkannte, dass das Herz ein Muskel ist und erbrachte damit den morphologischen Beweis für seine Funktion als Pumpe, die schon seit der Antike bekannt war[2]. Bei Stensen, der heute übrigens vor allem als Entdecker des Ohrspeicheldrüsengangs[2], der auch heute noch seinen Namen trägt, bei den HNO-Ärzten mit Namen bekannt ist, erlaube ich mir einen kleinen Exkurs. Und zwar nicht nur, weil er ein Universalgelehrter war, der zehn Sprachen beherrschte[3,4], sondern auch, da er sicher eine der schillernden Persönlichkeiten unserer Zunft war. Stensen wuchs in Kopenhagen auf und besuchte dort die Lateinschule, nachdem er bereits als Kind in der Goldschmiede seines Vaters die Verarbeitung von Metallen und Steinen beobachten konnte[3,4]. Er war bereits früh als hochintelligent aufgefallen, auch ohne dass man damals einen Intelligenztest gemacht hätte. Niels war von Kindesbeinen an sehr gläubig und im protestantischen Glauben erzogen worden. Todesfälle in seiner Familie, die Pestepidemie 1654 und die Kämpfe um Kopenhagen zwischen 1657–1658 haben ihn geprägt und der Medizin nahegebracht[4]. Mit 22 Jahren machte er sich auf eine akademische Wanderschaft über Amsterdam und Leiden nach Paris und Montepellier, die damals als Zentren der Anatomie und der akademischen Welt insgesamt anzusehen waren. Seine Entdeckungen auf den Gebieten der Geologie und Kristallographie scheinen ebenso bedeutend zu sein wie die in der Anatomie[4], allerdings kann ich dazu nichts sagen, weil ich von diesen Disziplinen überhaupt keine Ahnung habe und nur feststellen kann, dass Kristalle wunderschön sind. Ein Gelehrter auf dem Gebiet bezeichnete Stensen auf meine Anfrage hin sogar als den Begründer der Kristallographie.

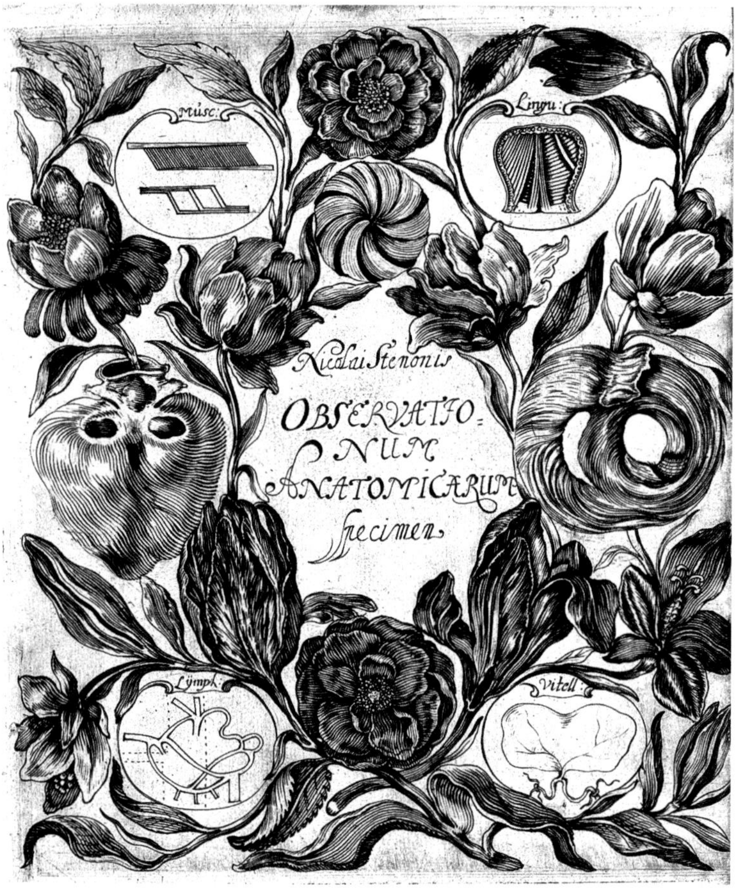

Abbildung 15: Titelblatt Niels Stensen: De musculis et glandis (1664). CC BY 4.0, via Wikimedia Commons. Zwischen den rein dekorativen Elementen verbergen sich auch anatomische Strukturen.

In der Anatomie hat Stensen nicht nur, wie schon erwähnt, bei der Präparation eines Schafskopfes den Gang der Ohrspeicheldrüse entdeckt und in seiner sehr schönen Zeichnung dokumentiert, sondern wohl auch ein wegweisendes Konzept zur Erforschung des Gehirns vorgeschlagen, das er in einer Vorlesung in Paris erläuterte[2, 4]. Ein Neuroanatom war er also auch. Bei all seinen

Studien sah er den Zweck der Anatomie darin, seine Zuschauer anhand des Kunstwerks des menschlichen Körpers von der Erhabenheit des göttlichen Schöpfers zu überzeugen[2, 4].

Im Alter von 28 Jahren war Stensen auf dem Höhepunkt seiner Karriere als Anatom und wurde Leibarzt des Großherzogs Ferdinand II. von Florenz[3, 4]. Dort verbrachte er die glücklichste Zeit seines Lebens, in der er sich auch dem katholischen Glauben zuwandte[4]. Wie schon erwähnt, gab es das zuvor bei Leonardo da Vinci auch, dass ein anatomisch tätiger Gelehrter in die Gunst eines Papstes geriet. Dass aber ein Anatom selbst ein Würdenträger der Kirche wurde, ist schon besonders. Stensen legte in der Kirche eine Blitzkarriere hin, die aber von einem ebenso raschen und tiefen Absturz gefolgt war, was es heute so nicht mehr gibt, wo sogar Bischöfe und Kardinäle nicht entlassen werden, wenn diese um ihre Suspendierung bitten. Nachdem Stensen 1667 zur katholischen Kirche konvertierte, kehrte er allerdings zwischen 1672 und 1674 als „königlicher Anatom" und Leibarzt von Christian V. nach Kopenhagen zurück[3, 4].

Allerdings konnte er sich in das protestantisch geprägte Umfeld der Universität nicht integrieren und wechselte wieder nach Florenz[3,4]. Hier scheint Niels sich mehr mit dem Glauben befasst zu haben als mit der Anatomie. Im Jahr 1675 wurde er zum Priester und 1677 von Papst Innozenz XI. in Rom zum Bischof ernannt, um dann in Hannover und später in Münster tätig zu sein[3,4]. Stensen litt allerdings danach zunehmend an der Diskrepanz zwischen dem Anspruch des Evangeliums und der nur aufgesetzten Christlichkeit der angeblich gläubigen Gesellschaft[4]. Schließlich überwarf er sich mit der Kirche, der er interessanterweise aufgrund seiner asketischen Lebensweise ein Dorn im Auge war, und verließ 1683 Münster, nachdem er nicht mittragen wollte, dass Maximilian Heinrich von Bayern durch Bestechung seinen fünften Bischofssitz erlangen sollte[3,4].

Im Alter von 48 Jahren starb Stensen schließlich in Schwerin als einfacher Priester, wurde aber dreihundert Jahre später 1988 durch Papst Johannes Paul II., den sogar ich noch miterlebt habe, seliggesprochen[3,4]. Wenigstens bei Stensens letztem und wichtigstem Karriereschritt konnte ich also quasi „dabei“ sein.

Damit habe ich Ihnen hoffentlich aufgezeigt, dass man über viele Anatomen ausführliche Biographien schreiben und ihr Leben sogar verfilmen könnte. Jetzt kehre ich aber zur Erforschung der Anatomie des Kreislaufsystems zurück. Der Blutkreislauf war nun von Harvey, Malpighi, Riolan und Stensen vollkommen oder zumindest in all seinen Teilen beschrieben worden. Was aber noch fehlte, um aus physiologischer Sicht den gesamten Flüssigkeitskreislauf zu vervollständigen, war das Lymphgefäßsystem. Stensen hatte zwar schon erkannt, dass Lymphknoten, die wir alle kennen, weil sie bei Erkältungen und anderen Infektionen schmerzhaft anschwellen können, von anderen Drüsen zu unterscheiden seien[2]. Da aber in den kleinsten Blutgefäßen, den Kapillaren, immer etwas Flüssigkeit aus dem Blutgefäß in das umliegende Gewebe läuft, würden wir angeschwollen wie die Michelin-Männchen durch die Gegend laufen, wenn es nicht auch noch die Lymphgefäße gäbe, die diese Flüssigkeit wieder zu den Venen des Blutkreislaufs zurückbrächten. Auf diesem Weg können die Lymphknoten die Flüssigkeit dann filtern und eingedrungene Krankheitserreger bekämpfen. Sie merken vielleicht, dass dies ein Lieblingsthema in meinem Anatomieunterricht ist und ich bin bei meinen Studierenden dafür berüchtigt, dass sie alle Lymphknotengruppen des Körpers kennen müssen. Und zwar nicht, weil dieses Thema unbegründet mein persönliches Steckenpferd wäre, sondern weil die Lymphknoten neben Infektionen besonders auch für die Ausbreitung von bösartigen Tumoren und damit für die Tumorbehandlung von „wahnsinnigem“ Wert sind. Auf diesem Gebiet habe sogar ich einen Wandel in der anatomischen Lehre miterlebt. Als ich noch studierte, wurde die Lymphversorgung der Organe eher stiefmütterlich behandelt und auch in den Lehrbüchern neben den Arterien und Venen eher als Anhängsel erwähnt. Inzwischen hat sich aber bei allen Anatomen das Wissen durchgesetzt, dass besonders die Diagnostik und Behandlung von Karzinomen wesentlich von der Metastasierung über die Lymphbahnen abhängt.

Jetzt sehen Sie auch, warum ich auch so ausführlich die Entdeckung der Lymphgefäße erwähnen muss. Zwar hatte **Bartolomeo Eustachi** (1510–1574) in Rom schon lange zuvor eine „weiße Vene" im Brustkorb eines Pferdes beschrieben[1,2]. Aber da Galen ja festgelegt hatte, es gäbe nur einen Kreislauf im Körper und zwar der von der Leber über das Herz in die Venen, hatte man lange nicht mehr nach einem zweiten Gefäßsystem gesucht. Bis dann **Gaspare Aselli** (1581–1674) in Pavia die Lymphgefäße des Darms bei einem Hund entdeckte, die nach dessen Fütterung, weiß hervortraten, da sie mit Fett angefüllt waren[1,2]. **Jean Pecquet** (1622–1674) aus Montpellier konnte dann den Kreis schließen, indem er mit eindrucksvollen Abbildungen bewies, dass die Lymphgefäße nicht wie die Blutgefäße des Darms über die Pfortader in die Leber münden. Vielmehr identifizierte Pecquet einen eigenen Lymphgang, der heute Ductus thoracicus und nicht mehr „Milchbrustgang" genannt wird und am Hals in die Venen einmündet[1,2]. Diesen Ductus hat wohl Eustachi mit seiner „weißen Vene" gemeint[1,2].

Die berühmtesten Vertreter unseres Faches ab dem siebzehnten Jahrhundert, die meist auch wichtige Anatomiebücher verfassten und als Rektoren ihrer Universitäten fungierten, waren in der Schule von Padua **Giovanni Battista Morgagni** (1682–1771), der verschiedene Organe von Kehlkopf bis Penis in ihrer Beschreibung vervollständigte und die Pathologie begründete, sowie **Jacques Winslow** (1669–1760) in Paris als detaillierter Beschreiber des Eingeweidenervensystems[1,2,3]. In Deutschland wurden der Augenmuskelspezialist **Johann Gottfried Zinn** (1727–1759) in Göttingen, **Johann Friedrich Meckel** (1717–1774) in Berlin als erster von vier Anatomen-Generationen, die alle Lehrstühle besetzten und eine faszinierende Sammlung begründeten, die in

Halle später zwölftausend Präparate umfasste, und schließlich **Wilhelm His** (1831–1904) in Leipzig und **Carl Gegenbaur** (1826–1903) in Würzburg, Jena und Heidelberg auf den Gebieten der Embryologie und vergleichenden Anatomie berühmt[1,2,3].

In England arbeitete der Anatom, Chirurg und Geburtshelfer **James Douglas** (1675–1742) aus London, der auch Leibarzt der Königin von England war, am Zwerchfell und beschrieb die Falten der Bauchhöhle, **William Hunter** (1718–1783) erkannte die Bedeutung Leonardos als Anatom und begründete unter anderem ein immer noch bestehendes Anatomiemuseum in London, während in Edinburgh **Alexander Monro I.** (1697–1767) die Anatomen-Dynastie Schottlands begründete, die alle drei Alexander hießen[1,2,3]. In den Niederlanden perfektionierte **Frederik Ruysch** (1638–1731) in Amsterdam die bereits von Leonardo angewandte Gefäßinjektion und entwickelte die Leichenkonservierung weiter, **Bernard Siegfried Albinus** (1697–1770) aus Leiden konkurrierte etwas später mit Winslow und war damit einer der großen Anatomen seiner Zeit[1,2,3]. **Nicolas Tulp** (1583–1674) ist unter uns Anatomen wahnsinnig bekannt, weil er auf einem der bekanntesten Anatomie-Porträts abgebildet ist[2] (s. Abb. 16). Rembrandt van Rijn (1606–1669), der ein bekannter Barock-Künstler war, aber leider kein Anatom, hat Tulp bei einer Sektion, umringt von seinen Zuhörern, abgebildet. Eine Replik des Bildes hängt im Treppenaufgang unserer Anatomischen Anstalt in München. Nicolas Tulp war Demonstrator in der Anatomie und hat auch eigene Studien durchgeführt, bei denen er zum Beispiel als Erster die Lymphgefäße auch beim Menschen nachwies und die Klappe zwischen Dünn- und Dickdarm beschrieb, die heute allerdings nach Bauhin benannt ist[2]. Eigentlich müsste man also Tulp-Klappe sagen, was auch viel klangvoller wäre.

Eine besondere Erscheinung war **Albrecht von Haller** (1708–1777), der zwar in Bern geboren und gestorben ist, es dazwischen aber in vielen Ländern zu sehr unterschiedlichen Funktionen brachte[1,2,3]. Von Haller war Professor für Anatomie, Chirur-

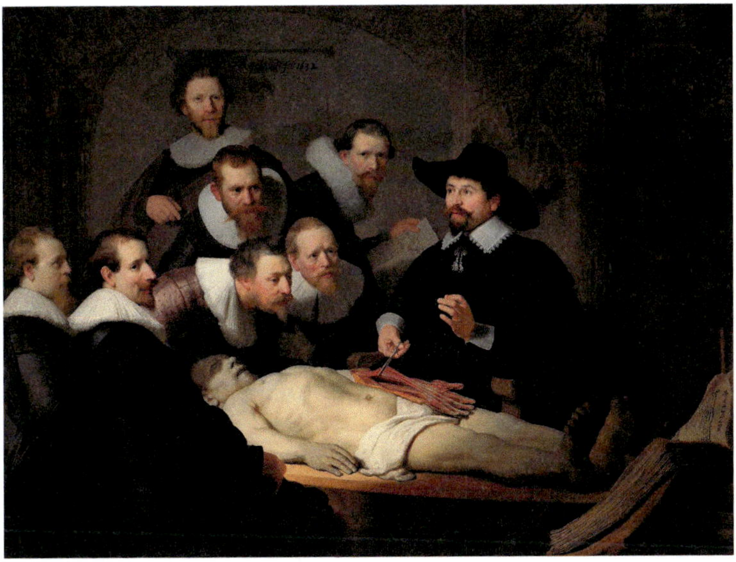

Abbildung 16: De anatomische les van Dr Nicolaes Tulp, 1632. Rembrandt, Public domain, via Wikimedia Commons.

gie und Botanik in Göttingen und verfasste eine Vielzahl von Publikationen und einige mehrbändige Bücher, die vorbildlich die Anatomie und Physiologie vereinten, wobei sein in der Sektion von über vierhundert Körpern erworbenes Wissen zur Anwendung kam[2,3,5]. Haller gilt daher als Begründer der modernen Physiologie. Er etablierte ein anatomisches Theater, eine Sammlung und einen botanischen Garten und wurde Präsident der Akademie der Wissenschaften[2,3,5]. Zuvor war er praktischer Arzt in Bern und wurde Leiter der Stadtbibliothek. Später wurde er zum Leibarzt des Königs Georg II. von Großbritannien ernannt[5]. Als eine Forschungsreise nach Amerika scheiterte, kehrte er nach Bern zurück, wo er Schulrat, Vorstand eines Waisenhauses und schließlich der Leiter der Salzbergwerke von Roche wurde[2,3,5]. Wahrscheinlich waren diese letzten Jahre finanziell am einträglichsten, am berühmtesten wurde er aber aufgrund seiner Publikationen auf dem Gebiet der Anatomie und Physiologie[3,5].

Und damit habe ich schließlich doch genau das getan, was ich eigentlich in diesem Buch vermeiden wollte, nämlich eine endlose Namensliste verfasst. Seien Sie froh, dass ich noch so manchen ausgelassen habe, der sicher nicht unwichtig war und dessen Leben und Schaffen nicht weniger interessant. Vielen der hier Ausgelassenen könnte keiner der heutigen Anatomen das Wasser reichen, weshalb Sie verstehen, weshalb die Erwähnungen der Anatomen immer spärlicher werden, je weiter wir uns dem einundzwanzigsten Jahrhundert nähern. Und damit meine ich nicht, dass die Anatomen heute nichts mehr taugen, aber der Anspruch von Vollständigkeit würde dem Ziel der Lesbarkeit dieses Büchleins diametral entgegenstehen. Eigentlich wollte ich auch nur aufzeigen, dass tatsächlich in mehreren Ländern Europas die Anatomie zu einer echten Blüte gelangt war und ihre verschiedenen Forschungsgebiete berühmte Köpfe hervorgebracht haben. Geographisch gesehen hat die Anatomie dabei eine Süd-Nord-Wanderung vollzogen, wie wir bisher schon besprochen haben. In der Antike waren die Urväter der Anatomie für ungefähr 600 Jahre in Griechenland und mit Galen bis ins dritte Jahrhundert im Römischen Reich verortet[1,2]. Dann passierte über 700 Jahre nichts Spannendes, bis die Perser Ibn Sina (Avicenna) und Ibn Nafis die Anatomie im Nahen Osten revitalisierten[2]. Im Spätmittelalter seit der Zeit von Mondino de Liucci ab 1300 und in der Renaissance mit Leonardo da Vinci, Andreas Vesal und seiner Schule von Padua lag der Brennpunkt der Anatomie wieder für 300 Jahre in Italien[2]. Aber auch in Frankreich gab es mit Henri de Mondeville in Montpellier im dreizehnten Jahrhundert einen Pionier. Jacobus Sylvius war als Lehrer Vesals in Paris bereits ein bedeutender Anatom und Paris blieb auch mit Winslow und Bourgery bis in das neunzehnte Jahrhundert und damit für dreihundert Jahre anatomisch bedeutsam[1,2], wie wir noch sehen werden. Ich möchte aber an dieser Stelle bewusst etwas vorweggreifen (Spoiler-Alarm, wie meine Studierenden sagen würden!). Im neunzehnten Jahrhundert wurden auch Purkinje in Prag und Hyrtl in Wien sehr berühmt und Österreich hatte bis zu Pernkopf und seinen Schülern Mitte des zwanzigsten Jahrhunderts noch einige berühmte Anatomen[2] (mal von den aktuell Lebenden ganz abgesehen). Da Vesal, während sein Buch gedruckt wurde, in Basel lebte, verhalf er auch hier der Anatomie zu einem Durchbruch, was auch die Schweiz auf die anatomische Landkarte brachte[2]. Andere schweizerische Universitäten taten sich allerdings nie in besonderem Maße hervor. Natürlich nur, was die Anatomie angeht, meine ich. Schokolade können die Schweizer ja schon, und Uhren, Taschenmesser und Eisenbahn natürlich!

Das Britische Empire mit England und Schottland stieg ab dem achtzehnten Jahrhundert zum neuen Zentrum der anatomischen Wissenschaft auf und löste Italien und Frankreich ab[2]. Harvey war schon hundert Jahre zuvor in London höchst berühmt geworden, nachdem er in Padua studiert hatte, und hat den Weg für Willis, Douglas, den Monro-Clan, Hunter und Gray geebnet. Da konnte die Anatomie in Deutschland zunächst nicht mithalten und für lange Zeit bildete sich kein echtes Zentrum für Anatomie aus, bis dann Göttingen und Würzburg zu echten Hotspots wurden. Im achtzehnten und neunzehnten Jahrhundert gab es dann einige namhafte Vertreter wie von Haller, die Meckels, Henle, von Koelliker und auch im zwanzigsten Jahrhundert mit Sobotta, Benninghoff und von Lanz einige, die als Lehrbuchautoren reüssierten[1,2,3,5]. **Johann Wirsung** (1589–1643) aus Augsburg, ein Forscher an der Bauchspeicheldrüse, war sogar ein Pionier der ersten Stunde. Allerdings blieb Wirsung nach seinem Studium in Paris von 1630–1642 als Professor in Padua hängen, weil dort das Mekka der Anatomie lag[2,3]. Das goldene Zeitalter der Anatomie, das Vesal eingeläutet hatte[1], führte auch außerhalb Europas zu einem Schub in der Wissenschaft und exportierte die neuen anatomischen Erkenntnisse sogar bis nach

China. **Johann Schreck** (1576–1630), der auch als **Terrentius** bekannt wurde, war in Bingen bei Konstanz geboren und hatte ab 1603 in Padua Medizin studiert[6,7]. Er war Arzt, Botaniker und Mathematiker und eigentlich ein Universalgelehrter[6,7]. Schreck war einer der ersten Gelehrten der Jesuiten-Epoche in China. Nachdem er 1611 in den Orden der sehr gebildeten Jesuiten eingetreten war, reiste er 1618 über Indien nach China, wo er drei Jahre später ankam[6]. Bereits auf seiner Reise obduzierte Schreck zwei seiner Glaubensbrüder und beschrieb 1621 in einem Brief erstmalig die Zerstörung der Lunge durch Rauchen[6]. Hätte man also auf die Anatomie gehört, hätte die Tabakindustrie nicht noch im zwanzigsten Jahrhundert über mehrere Jahrzehnte hinweg behaupten können, Rauchen sei unschädlich. Hätte, hätte, Fahradkette, wie es so schön heißt...

In China beginnt Schreck 1626 mit der Arbeit an einer anatomischen Veröffentlichung, für die er Anatomie-Bücher aus Europa anforderte und die nach seinem Tod 1634 von dem chinesischen Gelehrten Bi Gongchen unter dem Titel „Westliche Abhandlung über den menschlichen Körper" veröffentlicht wurde[6]. Bi Gongchen hatte erkannt, dass die westliche Anatomie zu dieser Zeit den chinesischen Klassikern überlegen war. Das Buch war in zwei Bänden angelegt, von denen der erste Band eher ein Textbuch und der zweite eher ein Atlas war[6]. Es ist nicht geklärt, ob Schreck für sein Werk direkt auf die anatomischen Werke von Mondino, Vesal und Valverde zurückgriff, oder ob er deren Inhalte nur aus seinem Studium in Padua kannte[6]. Umgekehrt ist unwahrscheinlich, dass alle seine Beschreibungen auf eigenen Sektionen beruhten. Die Abbildungen jedenfalls glichen denen aus Vesals „Fabrica" teilweise von der Locke bis zur Socke, oder bis aufs (bei einem Skelett auch nicht vorhandenen) Haar[6].

Für mich ist interessant, dass man an den Entwicklungen in der Anatomie auch gut ablesen kann, wo und wie sich Wissenschaft fortentwickelt hat. Typischerweise waren es die kulturellen

Zentren, die auch die Gelehrten hervorbrachten und anzogen wie Alexandria und Rom in der Antike, Bologna, Montpellier und Paris im Spätmittelalter, Padua und Leiden in der Renaissance und später dann besonders London. Vesal allein machte Padua und Basel berühmt und damit relativ kleine Universitätsstädte zu Keimzellen der Anatomie, die für Gelehrte in der Zeit danach zu attraktiven Standorten heranreiften. Allerdings war dies wohl weitgehend auf das Fach Anatomie beschränkt und auch nicht von bleibendem Einfluss. Ähnlich baute Albinus, den wir noch kennenlernen werden, den Ruf der Universität in Leiden zu einer Exzellenz-Universität aus.

Literatur

1. Toellner R. Illustrierte Geschichte der Medizin. Andreas und Andreas, Verlagsbuchhandel, Salzburg; 1978.
2. Persaud TVN, Loukas M, Tubbs RS. A history of human anatomy. Springfield: Thomas; 2014.
3. Eckart WU, Gradmann C. Ärzte-Lexikon: Von der Antike bis zur Gegenwart. Berlin-Heidelberg: Springer; 2001.
4. Wieh H. Niels Stensen-Sein Leben in Dokumenten und Bildern. Würzburg: Echter; 1988.
5. Roberts KB, Tomlinson JDW. The fabric of the body. Oxford: Oxford University Press; 1992.
6. Hirth MH. Anatomie in China-Eine Spurensuche. 2. Auflage. München: Kiener; 2018.
7. Wikipedia.de

Kapitel 12

Publiziere oder stirb!

Charles Estienne, Bartolomeo Eustachi, Jacques Winslow, Jean Marc Bourgery

Nach Vesal gab es einen richtigen Hype um die Anatomie, wie wir gerade gesehen haben. Nachdem schon zuvor auch an den Universitäten im deutschsprachigen Raum Lehrstühle für Anatomie gegründet worden waren wie 1535 in Wien und 1543 in Leipzig, trug der Ruhm Vesals dazu bei, dass 1589 in Basel und 1594 in Wittenberg und nachfolgend an vielen anderen Universitäten Lehrstühle eingerichtet wurden[1, 2]. Damit wurde der an vielen Orten wie z. B. in Wien schon seit 1389 durchgeführte Anatomie-Unterricht auf ein neues Niveau gehoben. In den folgenden hundert Jahren nach Vesals Anatomie-Revolution waren in Italien und von dort aus auch in Frankreich, Holland, der Schweiz, England und Deutschland viele Anatomen an ihren Universitäten sehr berühmt und erfolgreich[1,2,3]. Wir sehen das an den vielen Eigennamen (Eponymen), die anatomische Strukturen noch heute tragen, um ihre Entdecker zu ehren[4]. Es wäre weder spannend noch hilfreich für Sie, wenn ich Ihnen diese altehrwürdigen Kollegen und die anatomischen Details hier auflisten würde, wie es die meisten Bücher zur Geschichte der Anatomie zu tun pflegen. Deshalb habe ich auch bisher darauf verzichtet. Man muss sich nämlich zwei Dinge vor Augen führen. Erstens bedeutet die Tatsache, dass die Anatomen selbst oder aber ihre Nachfolger erstmalig beschriebene Strukturen mit ihrem Namen versahen, dass sehr vieles schon beschrieben war und die Erstbeschreiber gar nicht auf die Idee kamen, Leber, Herz und Nieren mit einem eigenen „name tag“ zu versehen. Daher benannte auch Andreas Vesal nicht einzelne Strukturen nach sich selbst, da er den Anspruch hatte, die ganze Anatomie erstmalig richtig und vollständig zu beschreiben. Der menschliche Körper nach Andreas Vesal sozusagen. Die Eigennamen in der Anatomie zeigen also nur die „Reste-Rampe“ der Strukturen an, die von den wirklich großen Anatomen zuvor nicht beschrieben wurden, wie man zynisch sagen könnte. Zum anderen kommt dazu, dass das verfügbare Wissen vor dem Buch von Vesal gar nicht verfügbar war, weil es fragmentarisch in griechischer, lateinischer oder persischer Schrift in irgendwelchen Bibliotheken vor sich hin gammelte. Erst durch die „Fabrica“ konnten die nachfolgenden Anatomen besser abschätzen, welches Detail noch unbekannt war und was es sich lohnte zu beschreiben. Und so kommt es auch bis heute noch öfter vor, dass anatomische Strukturen Namen tragen, obwohl man inzwischen weiß, dass eigentlich Leonardo da Vinci oder sogar die Anatomen der Antike diese Strukturen schon vorher beschrieben hatten.

Jetzt sagen Sie vielleicht, also weg mit den Eigennamen. Da muss man aber bedenken, dass klinische Ärzte vielleicht aus einer grundsätzlich traditionellen Denke heraus, vielleicht aber auch, weil die Namen der Beschreiber griffiger sind als irgendwelche Fachbegriffe, diese Eigennamen hegen und pflegen. Mir ist das in meiner Assistenzarztzeit in der Anatomie aufgefallen, als der große Professor der Chirurgie in einer Gastvorlesung keinen Fachbegriff der Blutgefäße der Bauchorgane richtig verwendete, dafür aber einige Eigennamen parat hat, die mir als Anatom unbekannt waren. Seitdem habe ich mein Bewusstsein geschärft, welche der über 400 Eigennamen öfter verwendet werden und denke, dass wir als Anatomen diese Begriffe an unsere zukünftigen Ärzte und Ärztinnen vermitteln müssen. Sonst geht es diesen nämlich so, dass sie in der Klinik einfach die Eigennamen nachplappern und nicht mit den Fachbegriffen in Verbindung bringen, die sie ja schon zum großen Teil wieder vergessen haben. Eine Korrektur von Eigennamen, um anatomische Strukturen für die Zukunft mit dem dann hoffentlich richtigen Entdecker zu verbinden, ist allerdings völlig aussichtslos, da die Kliniker das nie erfahren oder umsetzen würden!

Noch etwas anderes konnte man aber bereits damals erkennen: Dass es in der Wissenschaft wichtig ist zu publizieren. Heute sagte man „publish or perish“, also publiziere oder geh zugrunde, was darauf anspielt, dass man ohne Publikationsleistung keine gehobene akademische Position, falls man eine Professur so bezeichnen will, an einer Universität erhält. Meine Präparatoren sagen immer, dass irgendetwas jetzt mal „professorisch“ so gemacht wurde, was irgend so ein Mittelding ist zwischen „provisorisch“ und „stümperhaft“. Das erdet einen in einer solchen Position natürlich.

Bei Leonardo da Vinci haben wir ja bereits festgestellt, dass seine umfassende Sammlung an Skizzen und Begleittexten über zweihundert Jahre lang nicht publiziert wurde. Bereits vor Vesal gab es sogar weitere Bemühungen, das anatomische Wissen basierend auf eigenen Sektionen als systematisches Anatomiebuch zusammenzustellen, und zwar auch von Anatomen. **Charles Estienne** (1504–1564), übrigens ein Mitstudent von Vesal, arbeitete bereits seit den 1530er Jahren an einer Präparieranleitung, die aber aufgrund urheberrechtlicher Streitigkeiten erst 1545 und damit zwei Jahre nach Vesals „Fabrica“ in Paris veröffentlicht wurde [1,5,6]. Ob Vesal davon wusste und deshalb die Fertigstellung seines Meisterwerks so forcierte, ist unbekannt. Da es aber bereits Vesal verstand, nur wenige seiner zeitgenössischen Kollegen und Lehrer zu benennen oder zu zitieren, bleibt bei uns oft der Eindruck zurück, er wäre ein Pionier gewesen[7]. Dabei war er wohl neben Leonardo da Vinci, Charles Estienne und anderen wie Berengario da Carpi einer unter mehreren, hatte aber das Glück und die Zielstrebigkeit, sein Werk auch fertigzustellen und zu veröffentlichen. Auch **Bartolomeo Eustachi** (ca. 1510–1574) gehört in diese Reihe der unterschätzten Anatomen und lehrte in Rom[1,5]. Bereits 1552 stellte er eine Sammlung an Kupferstichen fertig, die an Genauigkeit der Darstellung den Holzschnitten in Vesals Buch überlegen war [5]. Leider aber wurde die Sammlung erst 1714 im Besitz des Papstes entdeckt und publiziert und erhielt daher lange nicht die verdiente Anerkennung. Eustachius entdeckte mehrere Strukturen wie den großen Lymphstamm des Körpers (Ductus thoracicus) und beschrieb den sechsten Hirnnerven (Nervus abducens), den auch Vesal wohl schon gesehen, ihn aber als eigenständigen Nerv nicht zu benennen gewagt hatte, vielleicht auch, weil Galen ihn noch mit dem Oculomotorius-Nerv zusammengefasst hatte[1]. Dank seines Anatomen-Kollegen **Antonio Vasalva** (1666–1723) wird Eustachi heute wenigstens für die Beschreibung der Ohrtrompete gefeiert[1], die „auf schlau" Tuba auditiva heißt. Von Juan de Valverde haben wir ja schon gehört, der einfach das Buch von Vesal verwendete, um daraus ein eigenes Lehrbuch zu machen, das besonders in Spanien mehr Leser fand als das Original[1,5,6]. In mancherlei Hinsicht ist das Publizieren heute einfacher geworden als zur Zeit von Vesal. Heute muss niemand mehr seinen Wohnsitz verlegen, weil ein Buch oder eine Publikation gedruckt werden soll und dies mehrere Monate in Anspruch nimmt. Heute verschickt man die Manuskripte per E-Mail an die Verlage.

Dass es auch heute mit dem Publizieren noch so eine Sache ist, zeigen die Entwicklungen während der Corona-Pandemie. Schon immer war es so, dass sich Studien zu Krankheiten, die gerade irgendwie „in" oder „fancy" sind, sich besser publizieren lassen als andere. Wir erleben das immer, wenn wir mal denken, zum Verständnis über die Entstehung der schweren Hautkrankheit Pemphigus etwas Relevantes beitragen zu können, die durch Blasen an der Haut und Erosion an den Schleimhäuten wie im Mund tödlich verlaufen kann[8]. Die Antwort der höchstrenommierten Journale hieß dann schon mehrmals „not of broad enough interest“, was zynischerweise meint, dass leider nicht genügend Menschen an dieser Erkrankung leiden und daher eine Arbeit dazu auch nicht oft genug zitiert werden kann, um den Ansprüchen des Journals zu genügen. Bei der seltenen angeborenen Herzerkrankung „Arrhythmogene Kardiomyopathie“[8], die oft dadurch auffällt, dass Jugendliche beim Leistungssport tot umfallen, heißt es „better suitable for a more specific journal“ oder auf Deutsch: maximal Kardiologen-Kram. Bei den Kardiologen als Zellbiologe in einem Journal unterzukommen ist aber auch alles andere als einfach, wie manche meiner Kollegen und Kolleginnen wissen.

Das liegt aber sicher auch daran, dass wir Anatomen sind und eben keine praktischen Ärzte – und damit den Fachgutachtern oft suspekt. Damit steht und fällt viel mit der Qualität und auch der Offenheit der Fachgutachter, die meist Kollegen und Kolleginnen sind, die auf dem gleichen Gebiet arbeiten, was automatisch einen gewissen Interessenskonflikt mit sich bringen kann. Und hier gibt es verschiedene Kategorien von Gutachtern. Die einen wollen nicht, dass der Inhalt publiziert wird. Wenn sie fair sind, empfehlen sie dem Journal einfach die Ablehnung des Manuskripts, sodass die Autoren die Chance haben, dieses zeitnah bei einer anderen Zeitschrift einzureichen. Viel effektiver ist es jedoch, den Autoren wieder und wieder neue als Revisionen bezeichnete „Hausaufgaben“ zu geben, die vor Annahme noch gemacht werden müssen. So etwas kann sich bei hochwertigen Publikationen über Jahre hinziehen. Und dabei mehrere Doktoranden und Postdocs verschleißen, die nur an der Überarbeitung des Manuskripts schuften. Das gleiche kann auch bei gutartigen Gutachtern passieren, die einem einfach aufgeben, die wesentlichen Experimente noch unter anderen Bedingungen oder in anderen Modellen zu überprüfen, ohne dass dabei ein Wissensgewinn zu verzeichnen wäre. Im Idealfall aber sind die Gutachter kritisch und helfen den Autoren, durch weitere Studien die Qualität der Veröffentlichung deutlich zu steigern. Wir haben schon oft von guten Gutachtern profitiert, die entweder Mängel aufzeigen, an die wir selbst nicht gedacht haben, oder uns zu Leistungen gezwungen haben, die eigentlich finanziell und strategisch nicht gerechtfertigt waren und man nur deshalb auf sich genommen hat, damit das Paper endlich veröffentlicht wird und man sich wieder einer neuen Fragestellung widmen konnte. In Zeiten, in denen aber ein schneller Wissensgewinn dringend nötig war, wie zu Beginn der Pandemie, versagten die Qualitätsmechanismen manchmal und alles mit „Corona" oder „Covid-19" im Titel wurde auch so veröffentlicht. Und dann wunderten sich die Wissenschaftler gelegentlich, dass man methodisch so simple und aufgrund der Datenlage so mangelhafte Publikationen lesen konnte, die man zu Pemphigus oder zur Arrhythmogenen Kardiomyopathie in keinem Käseblatt untergebracht hätte. Ein Freund von mir, der ebenfalls Wissenschaftler ist, bemerkte kürzlich, in dem ein oder anderen Journal könne man auch publizieren, man hätte einen Furz gelassen, wenn man anfügt, dass man zusätzlich auch mit Covid-19 infiziert war.

Anfangs reichte im Zusammenhang mit Covid-19 schon die Fallbeschreibung eines einzelnen Patienten für eine hochkarätige Publikation, während wir Wissenschaftler sonst sagen, einmal ist keinmal und für jedes Experiment eine Anzahl von mindestens drei fordern. Dafür kann man aber sicher sein, dass die Zahl der Autoren bei solchen hochrangigen Publikationen dem Ansehen der Zeitschrift entspricht, da ja jeder mal in so einem Blatt publizieren will und daher die Autorenliste meist länger ist als die Zusammenfassung des Artikels. Aber wie gesagt, bei Covid-19 war alles anders und zum Teil auch gerechtfertigt, da neues Wissen schnell verbreitet werden musste und man nicht warten kann, bis eine „ausreichend“ hohe Anzahl an Infizierten verstorben ist oder man die Gutachter nach jahrelangen Revisionen von der Qualität der eingereichten Arbeit überzeugen konnte.

Um Ihnen aber nach diesem Exkurs in die Leiden der Wissenschaft die Höhepunkte der Anatomie und die Vollendung der systematischen Beschreibung des menschlichen Körpers nahezubringen, konzentriere ich mich auf ein paar Werke und anatomische Lehrmittel und zähle jetzt nicht die ganzen Anatomie-Ahnen auf, die irgendein Löchlein oder einen Knubbel nach sich benannt haben. Einen „Waschke-Knubbel“ oder ein „Waschke-Löchlein“ wird es daher wohl auch nie geben…

Nachdem Vesal den Aufschlag gemacht hatte, erschienen immer wieder neue Bücher, die die Messlatte für die Genauigkeit der Beschreibung der Anatomie oder aber für die Qualität der graphischen Darstellung immer höher legten. Letztlich sollte es aber bis zum Lehrbuch von Henry Gray dauern, bis beides zusammen das Niveau von Vesals Klassiker übertrumpfen konnte. Bei den Autoren systematischer Bücher muss man **Jacques Winslow,** (1669–1760) nennen, der in Paris als Anatom und Direktor der Universität tätig war[1]. Er verstand es, die Beschreibung der anatomischen Details und der anatomischen Gliederung mit ihren Lagebeziehungen auf die Spitze zu treiben und beschrieb auch neue funktionelle Unterteilungen des Nervensystems – wie zum Beispiel des Eingeweidenervensystems – in bisher unbekannter Detailliertheit[1]. Die vier kleinen ab 1732 erschienenen Büchlein hatten aber gerade einmal DIN A6-Format und waren in der Gestaltung sehr trist, da nur am Ende ein paar Falttafeln mit Bildern eingefügt waren. Als ich mir diese zugelegt habe, war ich doch ein wenig enttäuscht, da man nach Vesals „Fabrica“ anderes gewohnt war.

Die Kunst der Anatomie-Abbildung erreichte dagegen einen ersten Höhepunkt, als der Anatom **Jean Marc Bourgery** (1797–

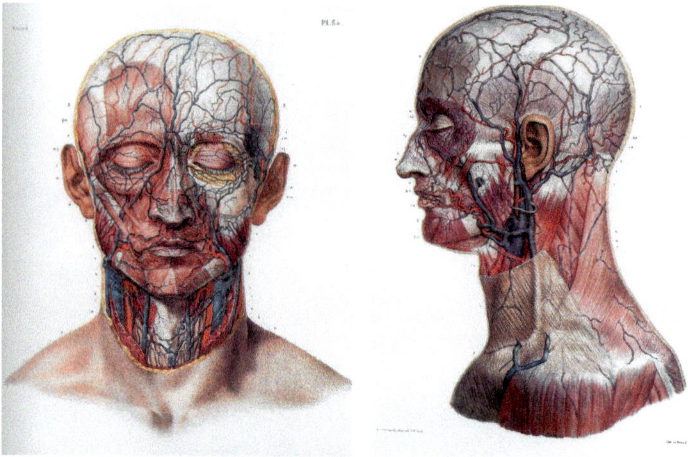

Abbildung 17: Bourgery (Anatom und Chirurg)/Jakob (Zeichner), Paris: Atlas der Anatomie und Chirurgie: 8 Bände im Folio-Format (1831–71). Public Domain.

1849) zusammen mit dem Künstler Nicolas Henri Jacob (1782–1871) zwischen 1831 und 1854 in Paris einen achtbändigen Atlas im Folio-Großformat herausgaben, der auf 2 100 Seiten 3 750 Abbildungen enthielt[5, 9]. Das war nicht nur in Anbetracht der schieren Menge herausragend, unschwer daran zu erkennen, dass fast 25 Jahre zwischen dem Erscheinen des ersten und letzten Bandes liegen. Auch qualitativ handelte es sich um ein Meisterwerk, da die damals neue Technik der Lithographie es erstmalig ermöglichte, sehr detaillierte Abbildungen in prächtigsten Farben zu vervielfältigen. Die Abbildungen waren hyper-naturalistisch, wie ich immer sage, da von Nerven, Blutgefäßen und Lymphbahnen so feine und üppige Verzweigungen dargestellt sind, wie man sie mit dem bloßen Auge nie sehen kann und ich sie in dieser Ausprägung auch noch bei keinem Toten gesehen habe. Vielleicht braucht man aber auch nur das richtige Kraut, um das alles so zu sehen wie die beiden. Der Anblick ist jedenfalls überwältigend!

Literatur

1. Persaud TVN, Loukas M, Tubbs RS. A history of human anatomy. Springfield: Thomas; 2014.
2. Sachs M. Geschichte der operativen Chirurgie (Band 1 und 4). Heidelberg: Kaden-Verlag; 2000/2003.
3. Toellner R. Illustrierte Geschichte der Medizin. Andreas und Andreas, Verlagsbuchhandel, Salzburg; 1978.
4. Winkelmann A. Von Achilles bis Zuckerkandl. 2. Aufl. Bern: Verlag Hans Huber; 2009.
5. Roberts KB, Tomlinson JDW. The fabric of the body. Oxford: Oxford University Press; 1992.
6. Vollmuth R. Die Anatomie der Renaissance von Leonardo Da Vinci bis Andreas Vesal. München: Neuer Merkur; 2004.
7. Garrison DH, Hast MH. The fabric of the human body (Kommentierte Übersetzung des Werks von Andreas Vesalius). Basel: Karger; 2014.
8. Spindler V, Gerull B, Green KJ, Kowalczyk AP, Leube R, Marian AJ, Milting H, Müller EJ, Niessen C, Payne AS, Schlegel N, Schmidt E, Strnad P, Tikkanen R, Vielmuth F, Waschke J. https://pubmed.ncbi.nlm.nih.gov/36594662/ Meeting report – Desmosome dysfunction and disease: Alpine desmosome disease meeting. J Cell Sci. 2023;136 (1).
9. Bourgery JM, Jacob NH. Atlas of human anatomy and surgery. Köln: Taschen; 2005.
10. Wikipedia.de

Kapitel 13

Goethe und die Anatomie

„La Specola"-Ausstellung in Florenz, Bernard Siegfried Albinus, Johann Wolfgang von Goethe, Justus Christian Loder, Humboldt-Brüder

Die Anatomen erkannten bald, dass eine zweidimensionale Darstellung der anatomischen Strukturen und ihrer Lagebeziehungen – wie in einem Atlas – zwar besser sind als tausend Worte zur Beschreibung. Die Abfolge mehrerer Abbildungen aus verschiedenen Perspektiven, wie erstmals von Leonardo da Vinci beispielsweise von der Lunge oder vom Kehlkopf gezeigt, vermitteln sicher schon mal einen guten Eindruck von der Anatomie des Körpers. Wir Anatomen sind uns aber auch heute noch darüber einig, dass nichts den Lerneffekt ersetzen kann, wenn man selbst die Strukturen mit eigenen Händen „begreifen" kann und sich an einem echten Präparat ein eigenes, dreidimensionales Bild vom Bau des Körpers machen kann. Wir Anatomen sind allerdings seit über hundert Jahren auch in der glücklichen Situation, dass eine chemische Konservierung, die wir Fixierung nennen, inzwischen relativ einfach durchführbar ist. Der entscheidende Schritt war die Entdeckung des Formaldehyds, das ab 1893 nach einer Beschreibung von Isaak Blum (1833–1903) zur Fixierung anatomischer Präparate eingesetzt wird[1]. Dabei werden die Gemische aus Chemikalien, die neben Formaldehyd vor allem Alkohol, Glyzerol und Wasser enthalten, über die Schenkelarterie am Bein in den Körper eingebracht und verteilen sich wie das Blut im ganzen Körper, den sie von der Locke bis zur Socke konservieren (Nicht ganz natürlich, da die Haare bereits abgestorbenes Hautmaterial darstellen und die Socken natürlich wie die übrige Kleidung vor der Fixierung entfernt werden). Die genaue Zusammensetzung der Chemikalien variiert dabei auch in Abhängigkeit davon, was wir mit dem Präparat vorhaben. Sofern die Rezeptur für den Präparierkurs der Studierenden gedacht ist, kann es von Vorteil sein, dass das eingebrachte Formaldehyd durch Quervernetzung der Eiweiße und anderer Baustoffe des Körpers die anatomischen Strukturen dabei auch stabilisiert. Das ist gut, weil wir dann auch feine Nerven und Blutgefäße präparieren und dabei darstellen können, wie wir sagen. Wenn dagegen klinisch tätige Ärztinnen und Ärzte neue Operationsmethoden oder Implantate entwickeln und ausprobieren wollen, verwenden wir vor allem Ethanol und Glyzerol, weil die Gewebe dann so flexibel bleiben wie bei einem lebendigen Menschen.

Werden dagegen in komplizierten Verfahren die natürlichen Substanzen des Körpers gegen Kunststoffe ausgetauscht, spricht man von Plastination. Dieses Verfahren wird in vielen anatomischen Instituten eingesetzt und wurde vom zeitgenössischen Anatom und Schausteller **Gunther von Hagens** perfektioniert[2]. Die von ihm in seinen „Körperwelten"-Ausstellungen, die als Wanderausstellungen durch die Lande ziehen, und in seinen Dauerausstellungen am Alexanderplatz in Berlin oder am Times Square in New York gezeigten Präparate halten quasi für die Ewigkeit. Als Ausstellungsstücke zur Erklärung der Anatomie für ein großes Publikum eignen sie sich daher hervorragend. Sie sind aber so hart, dass man durch Anfassen die Lagebeziehungen nicht gut ergründen kann. Außerdem sind sie auch so verletzlich, dass sie keine gute Alternative für die Anatomieausbildung von Medizinern darstellen.

Aber wie sah es nun vor der Entwicklung der Konservierungstechniken aus? Geeignete Körper zu erhalten war schwierig. Anders als heute, in den meisten westlichen Ländern gibt es die Möglichkeit der Körperspende, musste früher für anatomische Studien meist auf zum Tode verurteilte Verbrecher oder auf die Leichen Obdachloser zurückgegriffen werden. Da die Körper innerhalb weniger Tage verwesten, wie man es im Ansatz kennt, wenn man im Keller oder einer Garage eine tote Maus findet, die dort nicht erst seit gestern liegt, war die Präparation früher unangenehm, um nicht zu sagen, eine Zumutung. Das hat auch Leonardo da Vinci so beschrieben und es als einen der Gründe angeführt, weshalb er durch seine Zeichnungen weitere Präparationen überflüssig machen wollte[3]. Um einen dreidimensionalen Eindruck zu erhalten, entwickelte man daher Modelle aus Wachs, die teilweise sehr lebensecht aussehen und es ermöglichen, die Anatomie des Körpers sehr detailliert darzustellen. Anfassen ist dann zwar auch nicht möglich und ein Schutz vor Hitze und Sonneneinstrahlung war ebenfalls notwendig. Trotzdem nahm man im achtzehnten Jahrhundert sehr viele Mühen auf sich, um die Technik der Wachsmodellierung zu perfektionieren. Höhepunkt dieser Kunst ist sicher die „La Specola"-Ausstellung in Florenz in Italien, die 1775 eröffnet und bis ins 19. Jahrhundert ergänzt wurde und inzwischen ungefähr 1400 Exponate umfasst, von denen viele auf mehr als zweihundert eigenen Präparationen basierend angefertigt wurden[4]. Grundlage waren die Abbildungen von Bartolomeo Eustachi, die zum großen Teil erst 1714 publiziert wurden, sowie von dessen großem Bewunderer **Bernard Siegfried Albinus** (1697–1770)[2,4,5]. Albinus lehnte den Ruf ab, als erster Anatom nach Berlin zu kommen und legte stattdessen in Leiden eine große Karriere als Anatom hin, nachdem er im Alter von vierundzwanzig Jahren den Lehrstuhl für Anatomie und Chirurgie übernommen hatte[2,5]. Der vorzügliche Ruf der Universität von Leiden in den Niederlanden, das nach Padua die modernste Ausbildungsstätte für Ärzte wurde und viele Studierende aus ganz Europa anzog, und besonders Hermann Boerhaave (1668–1738) als Person führten dazu, Frankfurt/Oder zu verlassen[2,5]. Zusammen mit Boerhaave, der eher ein Kliniker war und selbst eigentlich kein Anatom, veröffentlichte Albinus 1725 das zweibändige Werk „Opera omnia anatomica et chirurgica crura", welches das gesamte anatomische und chirurgische Wissen in der aktuellsten Fachsprache zusammenfasste[2]. Der Anatomieteil war dabei eine weitgehende Wiedergabe der Werke Vesals.

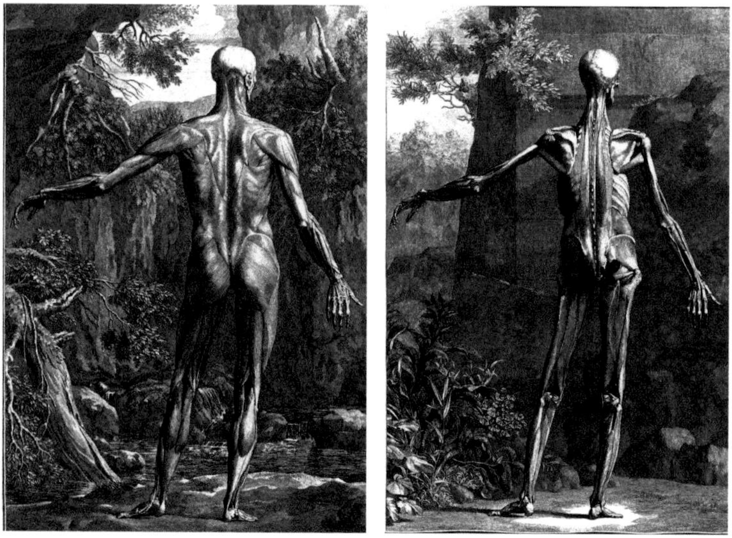

Abbildung 18: Bernardi Siegfried Albini: Tabulae sceleti et musculorum corporis humani. Public Domain.

Die größte Leistung von Albinus neben der Wiederveröffentlichung der Werke großer Anatomen mit aktualisiertem Text waren die graphischen Darstellungen in seinem eigenen Anatomiebuch, das 1747 erschien[2,5]. Die anatomischen Abbildungen in den Werken von Albinus, besonders der Knochen und Muskeln in einzelnen Schichten, gehören nach meiner Meinung zu den schönsten, die je anfertigt wurden. Sie dienten auch als direkte Vorlage für die Wachsmodelle der „La Specola“-Ausstellung in Florenz, wie man an den Positionen der Körper nachvollziehen kann [4,5]. Der führende Modellierer in Florenz war damals Clemente Susini (1754–1814), aber auch ältere Miniatur-Modelle von Gaetano Zumbo (1656–1701) wurden aufgenommen[4]. Der Ruf der Ausstellung war damals noch weit bedeutender als heute. Neben dem 1795 eröffneten Conservatoire d'Anatomie in Montpellier zählte die „La Specola“ in Florenz zu den ältesten medizinischen Museen überhaupt[6]. Man könnte sogar sagen, die „La Specola“ war das, was heute die „Körperwelten“ sind, und wurde daher auch von Intellektuellen aus der ganzen Welt besucht. **Johann Wolfgang von Goethe** (1749–1832), der die Ausstellung wohl 1788 auf einer Italienreise besucht hat, berichtete euphorisch, dass Wissenschaft, Kunst, geschmackvolle Darstellung und technisches Niveau in den Wachs-Exponaten eine perfekte Harmonie bildeten und schlug vor, Anatomen und Wachsmodellierer nach Florenz zu schicken, um die Technik zu erlernen[7, 8,9].

Wenn man als Anatom durch die Schauräume der „La Specola“ schlendert, wie wir es mit meiner Arbeitsgruppe vor ein paar Jahren gemacht haben, ist man vielleicht noch mehr von Bewunderung erfasst als ein Laie und kann die Faszination des anatomisch gebildeten Goethe nachvollziehen. Die Darstellung der kompletten Anatomie mit ihrer Vielzahl an Details ist für Nicht-Anatomen auch nicht zu erfassen. Wenn man aber schon viele Präparate gesehen hat, dann hat man ein Auge für die kleinsten Strukturen. Wir waren jedenfalls sehr ergriffen und für

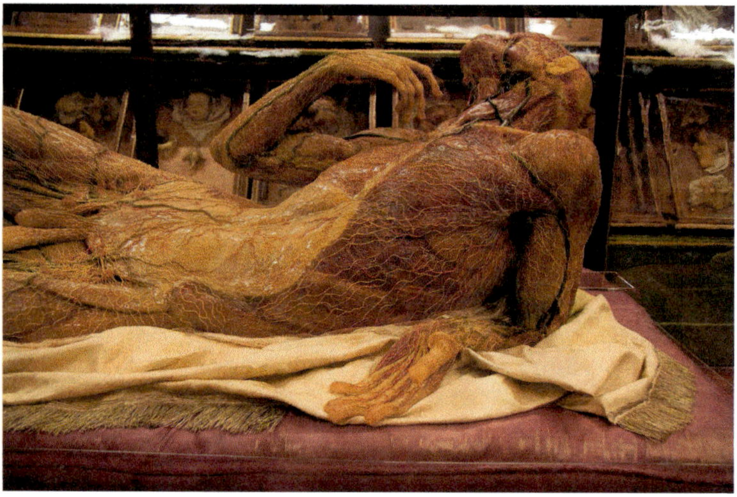

Abbildung 19: Wachsfigur im Museum „La Specola“, Florenz. Juliatyutereva, CC BY-SA 4.0, via Wikimedia Commons.

mich persönlich ist klar, dass seit ungefähr 1800 alles bereits bekannt und beschrieben worden ist, was man am menschlichen Körper mit dem bloßen Auge sehen kann, also die komplette makroskopische Anatomie! Daher hält sich meine Spannung und Begeisterung meist in Grenzen, wenn wieder „neue“ anatomische Strukturen gefunden werden. Meist handelt es sich dabei um Einblicke, wie bereits bekannte Strukturen untereinander zusammenhängen, oder um irgendwelche seltenen Variationen, die aber inzwischen auch schon alle mal von irgendwem irgendwo aufgeschrieben wurden. Oder aber es wird mal wieder in einer Tageszeitung ein Artikel veröffentlicht mit der Aussage, wir Anatomen seien ja komplett veraltet und hätten neue Entwicklungen total verschlafen. Um nicht Gefahr zu laufen, dass es um uns doch gar nicht so schlecht bestellt sein könnte, fragt man uns dann besser gar nicht, um nicht den Artikel überflüssig zu machen. Manchmal jubeln auch die Medizinverlage selbst irgendeine scheinbar neuartige Beschreibung als großen Durchbruch oder Schluss einer eklatanten Wissenslücke hoch, um darüber hinwegzutäuschen, dass die jährlich erscheinenden Neuausgaben vor allem der stetigen Anhebung der Verkaufspreise dienen.

Zu Beginn des neunzehnten Jahrhunderts hatte Anatomie bei den Gelehrten allerdings einen großen Stellenwert und es wurden auch noch echte Neuigkeiten am menschlichen Körper beschrieben. Man kann sagen, dass es zu dieser Zeit als Teil einer umfassenden Bildung verstanden wurde, sich intensiv mit Anatomie auseinanderzusetzen. Daher möchte ich auf den Bezug von Johann Wolfgang von Goethe zur Anatomie noch einmal eingehen. Ähnlich wie Leonardo da Vinci, der für die meisten für uns vor allem ein begnadeter Maler gewesen ist, hat sich Goethe als Schriftsteller unsterblich gemacht und nicht als Anatom. Aber auch Goethe hat sich eingehend mit der Anatomie auseinandergesetzt und nicht nur Schädel und Skelette studiert, um im Jahr 1779 in seiner Funktion als „Geheimer Legationsrat" die Körpergröße bei der Musterungsuntersuchung von Rekruten genau bestimmen zu können[7,8]. Goethe besuchte für eine Woche den Mediziner und Anatomen **Justus Christian Loder** (1753–1832) in Jena und präparierte mit diesem zwei Leichen. Im Jahr 1784 entdeckte er beim Menschen den Zwischenkiefer, der nach ihm benannt wurde und von dem man weiß, dass er während der Entwicklung in den Oberkiefer des Gaumens aufgenommen wird. Loder beschrieb diese Entdeckung 1788 in seinem Anatomischen Handbuch und Goethe erhielt 1825 in Jena einen Doktortitel der Medizin[7,8,10] und muss sich daher als Anatom bezeichnen lassen, ob er wollte oder nicht. Auch Friedrich Schiller (1759–1805) war Arzt, Schriftsteller und seit 1789 Professor für Philosophie in Jena[7,10]. Dort traf er Goethe bei der „Naturforschenden Gesellschaft", ein Anatom war er aber nicht. Die Anatomie-Vorlesungen bei Loder besuchte Goethe allerdings mit zwei anderen Gelehrten, die noch heute bekannt sind, den Brüdern Humboldt[8]. Alexander von Humboldt (1769–1859) war Forschungsreisender, der neben Asien auch Nord- und

Südamerika bereiste und dort die Geographie als angewandte Wissenschaft praktizierte und seine Erkenntnisse unter anderem in seinem Gesamtwerk „Ansichten der Natur" festhielt[10]. Er besuchte zur Vorbereitung auf eine seiner Forschungsreisen 1797 einen eigenen Präparierkurs bei Loder, in dem er sechs Stunden täglich eigenhändig sezierte und sich in einem Briefwechsel mit dem Anatomen darüber „freute", dass in diesem Jahr so viele Leichen zur Verfügung standen[8]. Humboldt betonte, dass er die Funktion der Organe ohne das Studium der Anatomie nicht hätte begreifen können. Genau das sage ich meinen Studierenden auch immer in der ersten Vorlesungsstunde!

Sein älterer Bruder Wilhelm von Humboldt (1767–1835) dagegen begründete an der 1810 eröffneten Berliner Universität das Prinzip der Einheit von Forschung und Lehre, das immer noch die Universitäten auszeichnet[10]. Auch ich glaube, dass man Forschung und Lehre nicht trennen kann. Und zwar nicht einmal nur, weil man immer auch das erforschen sollte, was man lehrt. Da die Forschung inzwischen so speziell geworden ist, haben die eigenen Forschungsinhalte höchstens noch mit einem kleinen Ausschnitt des eigenen Lehrfachs zu tun. Bei mir ist die zellbiologische Forschung zur Entstehung von Erkrankungen aufgrund einer Fehlfunktion von Kontakten zwischen einzelnen Zellen sogar recht weit von der Anatomie entfernt, die man mit dem bloßen Auge sehen kann. Viel entscheidender ist meiner Meinung nach die Geisteshaltung, also das „Mindset", wie man auch sagen könnte. Als Forscher ist man gewohnt, sein Wissen immer wieder in Frage zu stellen, durch Experimente weiterzuentwickeln und dabei zu akzeptieren, dass man sich auch mal irrt oder zumindest Zusammenhänge falsch interpretiert hat. Diese Einstellung ist auch für die Lehre wichtig, weil man dann auch seine Vorlesungen immer weiterentwickelt und überarbeitet. Dann läuft man auch nicht Gefahr, für zwanzig Jahre oder länger den Studierenden die gleichen Inhalte zu präsentieren.

Loder übrigens war wohl nicht nur ein begeisternder Anatomie-Professor, sondern auch sehr erfolgreich. Nach einer Zwischenstation in Königsberg, wo er Leibarzt der Königsfamilie von Preußen war, wurde er Leibarzt des Zaren Alexander in Moskau[2].

Literatur

1. Brenner E. Human body preservation-old and new techniques. J. Anatomy 2014; 224: 316-344.
2. Persaud TVN, Loukas M, Tubbs RS. A history of human anatomy. Springfield: Thomas; 2014.
3. Isaacson W. Leonardo da Vinci – die Biographie. Berlin; Propyläen; 2019.
4. Hilloowala R, Lanza B, Pucetti MLA, Poggesi M, Martelli A. The anatomical waxes of La Specola. Premiere edizione. Firenze: Arnaud; 1995.
5. Roberts KB, Tomlinson JDW. The fabric of the body. Oxford: Oxford University Press; 1992.
6. Bartens W. Als die Medizin Wissenschaft wurde. Süddeutsche Zeitung. 2024; Nr. 35
7. Hesse V. Auxiologie und Anatomie bei Goethe: Größer als die Zeitgenossen, Dtsch Arztebl 1998; 95(34–35): A-2038/B-1725/C-1621
8. Hesse V. Goethe und die Brüder Humboldt-Medizin und Biologie. Liber Amicorum Katharina Mommsen, Bernstein; 2010.
9. Eckart WU, Gradmann C. Ärzte-Lexikon: Von der Antike bis zur Gegenwart. Berlin-Heidelberg: Springer; 2001.
10. Wikipedia.de

Kapitel 14

Wie wird man denn nun Anatom oder Anatomin?

Anna Morandi Manzolini, Adele Hartmann

Diese Frage wird mir des Öfteren gestellt und selbst meine Studierenden können sich nicht erklären, wie man auf so eine Idee kommen kann. Da ich ja schon von mehreren Anatomen berichtet habe, die entweder studierte Mediziner waren wie Vesal oder Selfmade-Naturwissenschaftler wie Leonardo da Vinci oder Schriftsteller wie Goethe und Philosophen wie Aristoteles, sollte ich vielleicht kurz erläutern, wie das heutzutage so abläuft.

Heute absolviert man nach einem Studium der Medizin, Zahnmedizin, Tiermedizin, Biologie oder der Naturwissenschaften eine Weiterbildung in einem anatomischen Institut, an dem wissenschaftlich geforscht und zudem für Studierende Anatomie unterrichtet wird. Nach einer Zeit von vier Weiterbildungsjahren kann man dann einen Abschluss als Fachärztin für Anatomie oder Fachanatom der Anatomischen Gesellschaft erwerben und, wenn es die wissenschaftlichen Leistungen hergeben, auch im Fach

Anatomie mit oder ohne Zellbiologie habilitieren. In angloamerikanischen Ländern oder daran orientierten Bildungssystemen – wie z. B. auch in Äthiopien – kann man dagegen „Anatomy" studieren und ist bereits mit dem „Master of Science" ein Anatom. Da es im achtzehnten Jahrhundert keine Weiterbildung zum Anatomen gab, waren auch andere Karrierewege möglich. Ein schönes Beispiel für einen alternativen Weg ist der akademische Lebenslauf von **Anna Morandi Manzolini** (1716–1774). Sie war ursprünglich Künstlerin und heiratete einen Professor für Anatomie der Universität Padua[1]. Zunächst half sie ihrem Mann, von Präparaten, die anhand von Leichen erstellt worden sind, Wachsmodelle herzustellen, die in Lebensgröße neben den Modellen der florentinischen „La Specola" zu den Vorzeige-Beispielen dieser Lehrpräparate gehören[1,2] (s. auch Abb. 20). Nach dem frühen Tod ihres Mannes erhielt die alleinerziehende Mutter mit zwei Kindern eine Dozentenstelle und wurde später in Bologna zur Professorin für Anatomie ernannt.

Das ist mal ein schöner Erfolg und, wie Ihnen vielleicht aufgefallen ist, das erste Beispiel einer Anatomin in unserer Geschichte! Leider war es in unserem Fach aber nicht anders als sonst im gesellschaftlichen und akademischen Leben und die Beispiele für Karrieren von Frauen an den Universitäten blieben lange rar. So gab es im deutschsprachigen Raum bis zum Zweiten Weltkrieg keine Lehrstuhlinhaberin für Anatomie. Zum Glück hat sich das inzwischen geändert und besonders in der Anatomie gibt es momentan eine wachsende Zahl wirklich beeindruckender Professorinnen, die alles erreichen einschließlich der Lehrstühle für Anatomie, das Amt der Dekanin der medizinischen Fakultät und sogar der Präsidentin einer ganzen Universität, und das alles oft noch bis zu zehn Jahre früher als ihre männlichen Kollegen. Auch an meiner Universität, der Ludwig-Maximilians-Universität (LMU) in München, zählte eine Frau zu den Pionierinnen. **Adele Hartmann** (1881–1937) war die erste Frau, die an einer deutschen Universität habilitierte und dazu am 20. Dezember 1918 an der Universitäts-Poliklinik ihre Antrittsvorlesung „Über die bisherigen Erklärungsversuche zur Zellteilung“ gab[3]. Das zeigte, dass bereits zu diesem Zeitpunkt in der Münchner Anatomie auf einem weit kleinteiligeren Niveau als der makroskopischen Anatomie geforscht wurde.

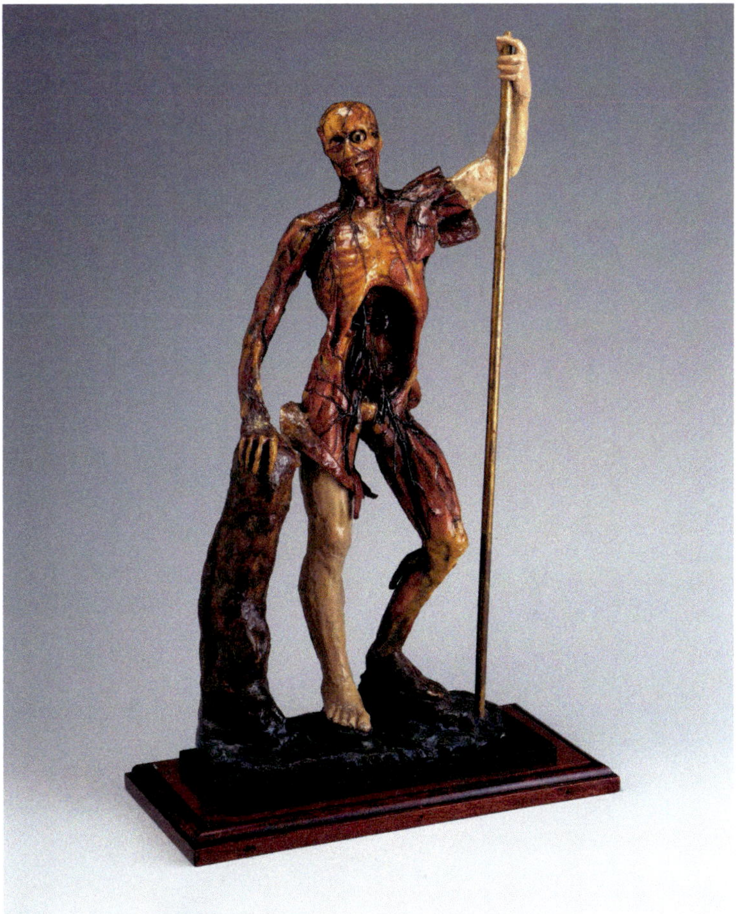

Abbildung 20: Männliche Wachsfigur, gefertigt von Anna Morandi Manzolini. Diente wohl als Modell für den Anatomieunterricht. Wellcome Images, CC BY 4.0, via Wikimedia Commons.

Literatur

1. Persaud TVN, Loukas M, Tubbs RS. A history of human anatomy. Springfield: Thomas; 2014.
2. Hilloowala R, Lanza B, Pucetti MLA, Poggesi M, Martelli A. The anatomical waxes of La Specola. Premiere edizione. Firenze: Arnaud; 1995.
3. Eckart WU, Gradmann C. Ärzte-Lexikon: Von der Antike bis zur Gegenwart. Berlin-Heidelberg: Springer; 2001.

Kapitel 15

Vereinigung der Chirurgie mit der Medizin und Trennung von der Anatomie

Ambroise Paré, Jean-Louis Petit, Lorenz Heister, William Cheselden, Percivall Pott, John Hunter, Karl Kaspar von Siebold, Conrad Langenbeck

Wie bisher beschrieben waren Medizin und Anatomie für lange Zeit fast gleichzusetzen. Die Möglichkeit der therapeutischen Eingriffe mit Medikamenten und erst recht durch operative Verfahren war lange so limitiert, dass die Medizin eine eher theoretische Disziplin war, in der die Erforschung der Grundlagen zum Bau des Körpers einen großen Stellenwert besaßen. Für lange Zeit war es völlig unmöglich, komplizierte chirurgische Eingriffe vorzunehmen, weil die Patienten dies vor Schmerzen nicht aushielten oder an Blutverlust oder Infektionen aufgrund von Wundverunreinigungen verstarben[1]. Daher waren die Anatomen meist auch Chirurgen, wobei die Chirurgie eine „theoretische Chirurgie“[1,2] war, was aus heutiger Sicht abstrus klingt, da die Chirurgen im Unterschied zu den Internisten ja die Männer und Frauen der Tat sind, die durch beherzte operative Eingriffe rasche Linderung schaffen können. Aber sogar berühmte Anatomen, die für viele Jahre Anatomie und Chirurgie unterrichtet haben und sogar operative Eingriffe an Leichen vornahmen wie **Albrecht von Haller** (1708–1777) in Göttingen, wagten es nicht, auch nur einen einzigen Eingriff an einem lebenden Menschen vorzunehmen[1,2]. Auch **Josef Hyrtl** (1810–1894) schreckte in seiner Zeit als Anatomieprofessor in Prag davor zurück, die Aufgaben eines Chirurgen zu übernehmen, da er bis dahin nur die „friedliche und schmerzlose Chirurgie an Leichen geübt“ habe[3]. Außer Entfernungen von (Harn)Blasensteinen waren Operationen lange auf die Versorgung von Wunden und Knochenbrüchen beschränkt, die durch Wundärzte durchgeführt wurden, wie Chirurgen damals auch genannt wurden, die auch Amputationen durchführten. Eine absolute Ausnahme war 1549 in Wien die operative Entfernung eines abgestorbenen Kindes aus der Bauchhöhle einer Frau[1].

Wundärzte zählten übrigens nicht zu den Medizinern, sondern waren im Mittelalter und bis in die frühe Neuzeit wie die Barbiere Handwerker. Erst danach wurde bis zur 2. Hälfte des 19. Jh. schrittweise festgelegt, dass nur ein studierter Arzt eine Ausbildung zum Chirurgen durchlaufen konnte[1]. An den meisten deutschen Universitäten war es bis ins 18. Jh. üblich, dass es im Fach Medizin an einer Universität drei Ärzte gab, die als Professoren hierarchisch genau definierte Aufgaben hatten, wobei der Erste auch am meisten verdiente und Heilkunst (Innere Medizin) unterrichtete, der Zweite die Krankheitslehre (Pathologie) vertrat und der Dritte Anatomie, Botanik und Chirurgie als Fächer zu lesen hatte[1]. Die festgelegten Lehrbücher waren meist von Hippokrates, Galen und Avicenna, die als „Klassiker" bezeichnet wurden[1] und nicht etwa so neumodisches Zeugs wie die „Fabrica" von Vesal.

Das Gesundheitswesen zu dieser Zeit war natürlich nicht vergleichbar mit heute. Aktuell wird eine Krankenhausreform diskutiert, in der man festlegen möchte, welche Eingriffe von den einzelnen Krankenhäusern angeboten werden sollen. Bei den Planungen spielt es auch eine Rolle, wie viele Einwohner jeweils von einem Krankenhaus versorgt werden und in welcher Zeit Patienten im Notfall in ein Krankenhaus gelangen. Im Mittelalter und zu Beginn der Neuzeit hatte nicht einmal jede Stadt auch nur einen einzigen Arzt, also einen studierten „Physikus"[4]. Manchmal übernahmen auch Chirurgen die Funktion von Stadtärzten, obwohl sie sonst nur unter Anleitung eines echten Arztes kleine Eingriffe und Wundbehandlungen vornahmen[4]. Die medizinischen Fähigkeiten der meisten Chirurgen und Wundärzte war für lange Zeit sehr beschränkt. Ein Pionier, der die Anatomie in die Chirurgie einführte und 1561 – nur wenige Jahre nach Vesal – ein Anatomiebuch veröffentlichte, war **Ambroise Paré** (1510–1590) in Paris[1,5]. Er diente als Chirurg bei mehreren französischen Königen und war einer der bekanntesten Militärchirurgen auf den Schlachtfeldern Europas.

Erst allmählich folgte dann eine Zeit, in der die Anatomen unter den Medizinern sich vermehrt auch an Operationen heranwagten. Die ersten berühmten Chirurgen wie **Jean-Louis Petit** (1674–1760) in Frankreich, **Lorenz Heister** (1683–1758) an den Universitäten Altdorf und Helmstedt, **William Cheselden** (1688–1752), **Percivall Pott** (1714–1788) und **John Hunter** (1728–1793) in London, **Karl Kaspar von Siebold** (1736–1807) in Würzburg und **Conrad Langenbeck** (1776–1848) in Göttingen waren gleichzeitig noch Anatomen[1,2,5]. John Hunter sezierte mehr als fünfhundert verschiedene Tierarten, um durch vergleichende Studien noch mehr über den Bau und die Funktion des menschlichen Körpers zu lernen und seine chirurgischen Fähigkeiten zu verbessern[2]. Dagegen spezialisierte sich Cheselden und wurde ein Meister der Harnblasensteinentfernung und ist bis heute einer der berühmtesten Chirurgen Englands. Seine wichtigste Veröffentlichung ist aber sein Anatomiebuch von 1713, das für beinahe hundert Jahre gedruckt wurde, während er wenig über die Chirurgie schrieb, die damals aber auch kein wissenschaftliches Fach war[2]. Für die damalige Zeit war es grandios, dass von seinen ersten hundertfünfzig Blasensteinpatienten „nur" vierzehn gestorben sind, also knapp zehn Prozent[1,2].

Ab dem Ende des 18. Jahrhunderts wurden dann im deutschsprachigen Raum die Lehrstühle für Anatomie und Chirurgie getrennt, zuletzt 1848 in Göttingen nach dem Tode Langenbecks[1]. Eigentlich ging es also dann innerhalb von hundertfünfzig Jahren ganz schnell vom Aufblühen der praktischen Chirurgie bis zu ihrer Trennung von der Anatomie!

Literatur

1. Sachs M. Geschichte der operativen Chirurgie (Band 1 und 4). Heidelberg: Kaden-Verlag; 2000/2003.
2. Persaud TVN, Loukas M, Tubbs RS. A history of human anatomy. Springfield: Thomas; 2014.
3. Gasser RJ/ Marktgemeinde Perchtoldsdorf. Der Anatom Josef Hyrtl 1810-1894. Wien-München-Bern: Verlag Wilhelm Maudrich; 1991.
4. Voigt A. Die Organisation der medizinischen Versorgung in den Städten während des 15. Und 16. Jahrhunderts. Norderstedt: Grin; 2001.
5. Eckart WU, Gradmann C. Ärzte-Lexikon: Von der Antike bis zur Gegenwart. Berlin-Heidelberg: Springer; 2001.

Kapitel 16

Wo kommen wir her?

Die Entwicklungsbiologie sucht Antworten

Fabricius von Aquapendente, William Harvey, Marcello Malpighi, Caspar Friedrich Wolff, Heinrich Christian Pander, Johannes Peter Müller

Neben der Untersuchung des ausgewachsenen menschlichen Körpers durch anatomische Zergliederung wuchs auch das Bedürfnis, zu verstehen, wie sich ein Mensch nach der Zeugung entwickelt.

Schon Empedokles hat im fünften Jahrhundert vor Christus wohl einen menschlichen Fetus untersucht[1]. Nach der Befruchtung einer weiblichen Eizelle durch ein Spermium eines Mannes entwickelt sich bereits in den ersten zwölf Wochen, die man als Embryonalperiode bezeichnet, der gesamte Körper in seinen Grundzügen[2]. Danach wird der Embryo zum Fetus und die Fetalperiode, in der der Körper wächst und sich die Organe und Gewebe weiter differenzieren, dauert dann bis zur Geburt in der 40. Woche der Schwangerschaft[2]. Empedokles hat das zwar nicht gewusst, was man heutzutage übrigens im ersten

Semester des Medizinstudiums lernt, zumindest bei uns in München. Dafür hat er schon früh erkannt, dass man bei der genauen Ergründung des menschlichen Körpers nicht an der Frage vorbeikommt, wie dieser entsteht. Auch Leonardo da Vinci hat 1511 sehr gelungene Skizzen eines Fetus in der Gebärmutter gezeichnet[3]. Ein Nachfolger Vesals in Padua, **Hieronymus Fabricius von Aquapendente** (1537–1619) hat sogar das erste Embryologie-Buch geschrieben, in dem er seine Beobachtungen bei der Präparation von Embryonen zusammenfasste[1].

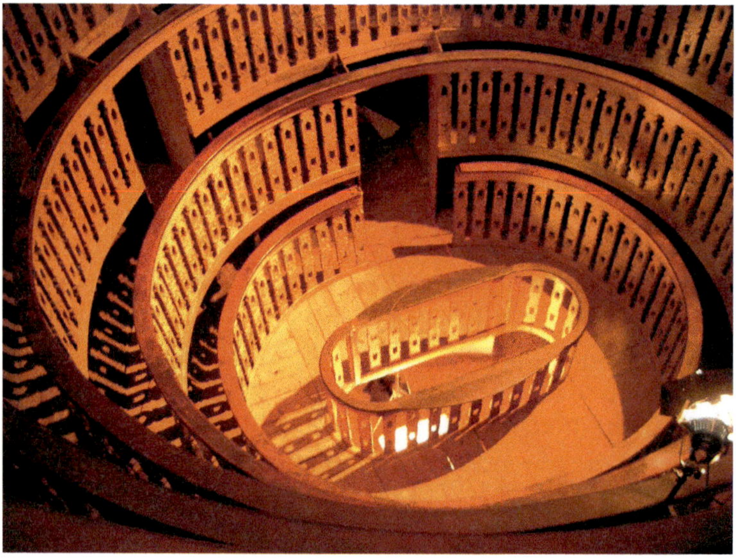

Abbildung 21: Anatomisches Theater in Padua. Kalibos, Public domain, via Wikimedia Commons.

Interessanterweise begann die moderne Embryologie aber etwas später mit zwei Anatomen, die wir schon kennengelernt haben. Wie wir bereits besprochen haben, hat **William Harvey** (1587–1657) zwar den Blutkreislauf 1628 als erster beschrieben, allerdings fehlte ihm noch der später von **Marcello Malpighi** (1628–1694) mit dem Mikroskop geführte Beweis, dass die Kreisläufe von Körper und Lunge tatsächlich durch die Kapillaren der

Lunge miteinander in Verbindung stehen[1]. Auf dem Gebiet der Embryologie waren die beiden Kreislauf-Pioniere jedoch verschiedener Meinung[1]. Malpighi folgte dem Konzept der Präformation und dachte, dass der Körper bereits im Ei vollständig angelegt wäre und danach nur noch wüchse. Harvey dagegen lehnte das Konzept strikt ab und schlug stattdessen bereits 1651 die Theorie der Epigenese vor, nach der wir wie alle Tiere aus einem Ei hervorgingen und sich die Organe während der Entwicklung erst herausbilden würden[1]. Dass man sich mit bahnbrechenden Ideen manchmal keine Freunde macht, haben die beiden wie mit ihren Entdeckungen zum Blutkreislauf feststellen müssen. Wie wir schon gehört haben, wurden ihre Erkenntnisse aufs Heftigste angefeindet. Ist halt auch blöd gelaufen, dass die beiden gleich auf zwei Forschungsgebieten derart visionär sein mussten, dass sie ihr Umfeld heillos überforderten. Wie wir bald sehen werden, ging es auch hundert Jahre später noch ähnlich unglücklich für die Anatomen weiter. Einer der Pioniere auf dem Gebiet der Embryologie, **Caspar Friedrich Wolff** (1733–1794), konnte in seiner Doktorarbeit 1759 nachweisen, dass eine ursprüngliche Anlage, die wir immer noch Wolff-Gang nennen (also nicht Wolfgang, was bei meinen Studierenden immer noch für Lacher sorgt) sowohl an der Entstehung des Harnsystems beteiligt ist als auch Anteile der männlichen Geschlechtsorgane bildet[1,2,4]. Eigentlich hätte man ihm schon damals gratulieren müssen für den Beweis der von Harvey aufgebrachten Epigenese. Aufgrund der Widersprüche zur Kreationstheorie der Kirche musste er dagegen seine Karriere in Russland fortsetzen[1,4]. Da bin ich doch froh, kein Entwicklungsbiologe, sondern Zellbiologe geworden zu sein. Wenn mir da die Urväter unseres Forschungsgebietes zum Pemphigus auf einer Fachtagung mitteilen, dass sie mit meinen Hypothesen nicht übereinstimmen, trinken wir trotzdem am Abend einen Sake zusammen.

Wolff beobachtete im frühen Embryo einen blattartigen Aufbau, den **Heinrich Christian Pander** (1794–1865) im Jahr 1817 als die drei Keimblätter differenzierte, auf die wir heute alle Organe und Gewebe des Körpers zurückführen[1,4]. Wie schon bei Wolff waren Panders Beobachtungen in einer Doktorarbeit publiziert worden, was die Einschätzung unterstützt, dass die medizinische Doktorarbeit als Beitrag zum wissenschaftlichen Erkenntnisgewinn nicht ganz unbedeutend sein kann. Die Arbeit von Wolff ist wohl eine der wichtigsten Doktorarbeiten aller Zeiten! Nachfolger, wie der Anatom und Physiologe **Johannes Peter Müller** (1801–1858), der mit dem Müller-Gang das Ausgangsgewebe für einen Teil der weiblichen Geschlechtsorgane beschrieb, war dagegen einer der großen Lehrmeister und prägte nicht nur eine große Zahl von Anatomen, Physiologen und Pathologen, sondern war auch an dem Aufstieg der Berliner Charité zu einem Zentrum der medizinischen Forschung beteiligt[1,4].

Mit dieser Ausführung will ich nicht nur zeigen, dass man es auch als Embryologe sehr weit bringen kann, sondern auch, dass noch im 19. Jahrhundert der medizinische Fortschritt wesentlich von Anatomen geprägt wurde. In dieser Zeit war auch **Xaver Bichat** (1771–1802) in Paris aktiv, der nicht nur die Gewebelehre, sondern auch die funktionelle Anatomie durch seine Studien vorantrieb, obwohl er nur einunddreißig Jahre alt wurde[5]. Man sollte sich also nicht verleiten lassen zu denken, dass nur die moderne Forschung oder nur die alten Wissenschaftler wesentliche Erkenntnisgewinne hervorbringen könnten.

Literatur

1. Persaud TVN, Loukas M, Tubbs RS. A history of human anatomy. Springfield: Thomas; 2014.
2. Waschke J, Böckers T, Paulsen F (Hrsg). Sobotta Lehrbuch Anatomie. 2. Aufl. München: Elsevier; 2019.
3. Clayton M, Philo R. Leonardo da Vinci Anatomist. London: Royal Collection Trust; 2017.
4. Eckart WU, Gradmann C. Ärzte-Lexikon: Von der Antike bis zur Gegenwart. Berlin-Heidelberg: Springer; 2001.
5. Toellner R. Illustrierte Geschichte der Medizin. Andreas und Andreas, Verlagsbuchhandel, Salzburg; 1978.

Kapitel 17

Entdeckung des Gehirns und die Begründer der Neuroanatomie

Charles Bell, Thomas Willis, Jan Evangelista Purkinje

Sie können schon an der Überschrift dieses Kapitels die Crux unseres Faches erkennen. Erfinden können wir Anatomen nichts, auch wenn ich bei dem ein oder anderen älteren Anatomen bisweilen den Verdacht hatte, er hätte das Organ, dass er beschrieb, tatsächlich erfunden oder würde das selbst zumindest nach seinem eingehenden Studium glauben. Wir Anatomen können nur das beschreiben, was schon immer da war. Am besten so genau wie möglich, vor allem aber korrekt. Wir haben ja schon gesehen, dass dieser Ansatz während des Mittelalters über viele Jahrhunderte vernachlässigt wurde, weil die Anhänger von Galen dogmatisch von der Unfehlbarkeit der galenischen Beschreibungen ausgingen und weitere Sektionen daher für überflüssig hielten. Als Vesal dann herausfand, dass Galen nur Tiere präpariert hatte, und dies in seinem großartigen Anatomie-Buch auch zu verkünden nicht müde wurde, ist klar geworden, dass man auch lang tradiertes Wissen am besten durch eigene Untersuchungen überprüfen sollte.

Da kommen wir aber zu einem Problem, da in der jüngeren Zeit zu den grundlegenden Fragestellungen zum Bau des menschlichen Körpers nicht mehr so groß angelegte Studien durchgeführt werden wie noch im zwanzigsten Jahrhundert. Und zwar einfach deshalb, weil man die Ergebnisse, die in den meisten Fällen ja nur belegen, dass doch alles so ist, wie die Anatomen seit Jahrhunderten behaupten, nicht in hochrangigen Journalen publizieren kann. Die Folge ist, dass stattdessen kleine Fallzahlen z. B. mit elf Studienobjekten veröffentlicht werden. Deren Aussagekraft ist natürlich weitaus geringer als die der früheren Publikationen, auch wenn diese in Form der ersten Bücher nur auf einer langjährigen Sektionserfahrung der Anatomen beruhten und nicht den Anforderungen an neue Studien gerecht wurden, die zumindest eine genaue Angabe der Zahl der Präparate sowie von Alter und Geschlecht der Personen umfassen, von denen diese stammen. Manchmal führen diese neuen Veröffentlichungen dann dazu, dass plötzlich Neuerungen beschrieben werden, die es in der beschriebenen prozentualen Häufigkeit nicht gibt, weil bei einer Zahl von elf eine Variation bei drei Individuen eine relative Häufigkeit von 27 % ergeben, um bei diesem Zahlenbeispiel zu bleiben. Wenn das dann ein Lehrbuch-Autor unkritisch aufnimmt und die Meinung weiterverbreitet, eigentlich sei alles anders, dann wächst eine Generation von Ärztinnen und Ärzten heran, denen man danach mühsam wieder beibringen muss, dass diese vermeintlichen Neuerungen eigentlich „Bullshit-Bingo“ sind. Ich greife, wenn ich im Präpariersaal Variationen sehe, die mir noch nie untergekommen sind, zum Nachlesen immer erst mal zu einem meiner Lieblings-Anatomiebücher, der bereits genannten

„Praktischen Anatomie" von **Titus von Lanz** (1897–1967)[1]. Lanz war einer meiner Vorgänger an der LMU, der mit dem Würzburger Chirurgen Werner Wachsmuth (1900–1990) ein mehrbändiges Werk verfasst hat, das im zwanzigsten Jahrhundert alle relevanten Abweichungen exakt beschrieben hat[1]. Das Studium dieses Buches hat mich gelehrt, dass die allermeisten Dinge bereits zuvor gesehen und auch beschrieben worden sind! Die einmalige Bedeutung der „Praktischen Anatomie" lag aber darin, dass von Lanz und Wachsmuth zum ersten Mal die Anatomie systematisch mit ihren klinischen Bezügen darstellten und zwar nicht in einzelnen Klinikkästen, wie wir das heute tun und es für Studierende gut ist, sondern so ausführlich mit Erläuterung von operativen und diagnostischen Verfahren, dass das Buch für praktisch tätige Ärztinnen und Ärzte nützlich war. Titus von Lanz muss übrigens eine eindrucksvolle Persönlichkeit gewesen sein. Vor kurzem habe ich mit einem Kollegen gesprochen, der damals bei von Lanz als studentische Hilfskraft im Präparierkurs arbeitete. Er attestierte Titus eine bemerkenswerte Autorität und Unnahbarkeit, die alle Anwesenden im Präpariersaal verstummen ließ, wenn er diesen in seinem schwarzen Samtkittel betrat. Damit sei er ziemlich genau das Gegenteil von mir, meinte er dann. Was es jetzt letztendlich bedeutet, das Gegenteil von jemanden zum sein, der ein bedeutender Anatom gewesen ist und dessen Leistungen als Lehrbuchautor man bewundert, ist mir weiterhin unklar.

Jetzt bin ich aber vom Thema abgekommen. Eigentlich wollte ich ja beschreiben, wer das Hirn erfunden hat. Nun, ich weiß es nicht genau, selbst wer es zuerst beschrieben hat, bleibt unklar. Zum ersten Mal wurde das Gehirn im alten Ägypten ca. 3000 v. Chr. erwähnt[2,3]. Alkmaion erkannte als erster das Hirn als Sitz der Intelligenz, während Hippokrates nach ihm, der Urvater der Medizin, es im vierten Jahrhundert v. Chr. noch für eine Schleimdrüse hielt[2]. Die Väter der Anatomie um Herophilos wenig später sahen im Gehirn immerhin schon den

Sitz der Empfindung[2]. Dann passierte lange nichts und auch die Skizzen von Leonardo da Vinci, der sicher ein großer Anatom der Renaissance war, zeigten, dass er keinen blassen Schimmer von Bau und Funktion des Gehirns hatte[4,5]. Auch Andreas Vesal, der Begründer der modernen Anatomie, konnte 1543 nur ein paar Zeichnungen und Beschreibungen liefern, die nicht sehr akkurat und detailliert waren[6]. Vielleicht, weil das Hirn meist schon hochgradig zersetzt war, bis der Anatom das Messer ansetzen konnte.

Das änderte sich spätestens 1811 mit dem herausragenden Buch des schottischen, in London tätigen Anatomen und Chirurgen **Charles Bell** (1774–1842), in dem das Gehirn nicht nur von außen gezeigt wurde, sondern auch in verschiedenen Präparationen abgebildet ist[2,6,7]. Bell beschrieb auch detailliert die verschiedenen Funktionen einzelner Hirnabschnitte und der Nervenwurzeln des Rückenmarks[2]. Sein Buch hieß auch „A new idea of the Anatomy of the Brain an the Nervous System", was bereits ankündigte, dass hier mal jemand eine komplett neue Vorstellung vom Hirn entwickelt hat. Die erste detaillierte Beschreibung des Gehirns stammte aber bereits 1664 von **Thomas Willis** (1621–1675), der in Oxford innerhalb weniger Jahre drei Bücher zur Anatomie des Gehirns und der Hirnnerven veröffentlichte und dabei auch das autonome Nervensystem mit seiner Steuerung der Organe erstmalig genau aufzeigte[2,6,7]. In seinen Werken beschrieb er auch verschiedene Erkrankungen wie die Muskelschwäche Myasthenia gravis und war daher auch ein Begründer der Neuropathologie, der lange unterschätzt wurde, weil seine Schriften auf Latein geschrieben waren[2]. Man sieht, dass die Sprache für die Reichweite von Veröffentlichungen schon früher eine große Rolle spielte. Noch bei Leonardo da Vinci zu Beginn des sechzehnten Jahrhunderts war es so, dass er im Unterschied zu Andreas Vesal kurz nach ihm den Stand des Wissens oder wie wir heute in unseren Forschungsanträgen schreiben, den „State of the art", nicht vollumfänglich erfassen konnte, weil er kein Latein beherrschte und wurde vielleicht auch deshalb nicht der Begründer der modernen Anatomie. Bereits bei Thomas Willis hatte sich die Situation anscheinend geändert. Seine anatomischen Bücher haben die Neuroanatomie weit vorangebracht, aber seine klinischen Veröffentlichungen sind aufgrund der Veröffentlichung in lateinischer Sprache offensichtlich nicht in ihrer Bedeutung erkannt worden. Heute hat sich Englisch zumindest in der westlichen Welt als Publikationssprache durchgesetzt und wir könnten den Stand des Wissens ohne englische Sprachkenntnisse nicht einmal in Ansätzen nachvollziehen.

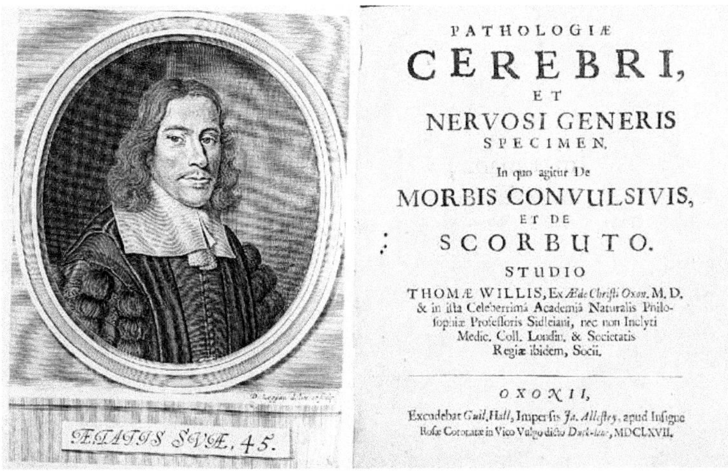

Abbildung 22: Thomas Willis: Pathologiae cerebri et nervosi generis specimen. Public Domain via Wikimedia Commons.

Willis lieferte beeindruckende Abbildungen von den Blutgefäßen des Gehirns, deren Versorgungsgebiete man verstehen muss, um nachzuvollziehen, was bei einem Schlaganfall durch einen Gefäßverschluss passiert[2]. Willis führte auch viele Fachbegriffe der Neuroanatomie ein. Eigentlich ging es mit ihm erst los mit der Neurologie, der Lehre vom Nervensystem. Zusammen mit mehreren britischen Anatomen wurde damit bis zum Beginn des 19. Jahrhunderts das Gehirn zumindest makroskopisch sehr genau beschrieben. Auch der histologische Aufbau war dann schnell bekannt. Die wichtigsten Neurone des Kleinhirns, die immer noch nach dem Prager Anatomen **Jan Evangelista Purkinje** (1787–1869) benannt werden, waren sogar unter den ersten Zelltypen, die überhaupt beschrieben wurden[2, 7]. Allerdings zeigen selbst Spezialfärbungen der einzelnen Nervenfasern nur andeutungsweise die Komplexität der Verschaltungen. Es ist nämlich weder die Masse des Gehirns, die mit 1 400 Gramm noch recht überschaubar ist, noch die Zahl der ungefähr 1 Billion Nerven- und Gliazellen, die unsere Intelligenz ausmachen, sondern ihre Verschaltungen durch eine unvorstellbare Zahl an Synapsen, die das Gehirn zusammen zu einem Supercomputer machen[8, 9]. Das menschliche Gehirn ist zumindest heute Künstlicher Intelligenz wie ChatGPT und ähnlicher Konsorten im logischen und assoziativen Denken weit überlegen. Und zwar deshalb, weil es seine Schlüsse auf Fakten aufbauen kann, deren Richtigkeit es zumindest im Rahmen seiner kognitiven Möglichkeiten und seiner Erfahrung selbst überprüfen kann. Künstliche Intelligenz kann nur die Wahrscheinlichkeit von Wörtern in einem bestimmten Kontext ermitteln, was teilweise zu grotesken Falschaussagen führt, die für mich etwas beschönigend gern als Halluzinationen bezeichnet werden.

Aufgrund der unfassbaren Leistungsfähigkeit unseres Gehirns kann man nachvollziehen, warum die Ergründung der Verbindungen der Nervenfasern in unserem Gehirn noch ganz am Anfang steht. Daher nehme ich auch Abstand davon, mich hier in einer Aneinanderreihung von Superlativen und Zahlenkolonnen zu ergehen, da uns das beim Verständnis des Körpers nicht weiterhilft[10]. Neueste Analysen zeigten aber, dass die Verschaltung der Neurone im Großhirn tatsächlich unheimlich komplex ist[11].

Falls Sie die Sorge haben, ich würde mich jetzt in der Beschreibung sämtlicher Subdisziplinen unseres Faches verlieren, kann ich Sie beruhigen. Tatsächlich ist aber die Neuroanatomie neben der Embryologie und der Zellbiologie, die wir uns auch noch ansehen werden, eines der wichtigsten Teilgebiete der anatomischen Forschung. Die Teilung der Anatomie als Lehrfach in eine Makroskopische und eine Mikroskopische Anatomie gibt dagegen nur die Auflösung wieder, mit der man sich mit dem Bau des Körpers beschäftigt, und ist nur didaktisch sinnvoll, damit sich die armen Studierenden nicht in den Details eines einzelnen Fachgebietes verlieren. Die Embryologie wird inzwischen leider nur noch von sehr wenigen Anatominnen und Anatomen als Spezialisierung verfolgt. Dass in den letzten Jahren mit der Pensionierung der Embryologen deren Lehrstühle mit anderer Ausrichtung ausgeschrieben worden sind, ist für unser Fach als Entwicklung problematisch, da man diese Spezialistinnen braucht, um das Wissens-Niveau auf diesem Gebiet aufrechtzuerhalten.

Die Neuroanatomie ist dagegen in den letzten zwanzig Jahren zur stärksten Subdisziplin der Anatomie herangereift. Diese Entwicklung kann man schon in den Anfängen der Neurobiologie in England erkennen, als sich Anatomen und Neurologen, also klinisch tätige Ärzte, auf dieses Fachgebiet spezialisierten, und damit den Fortschritt vorantrieben. Heute ist es so, dass die meisten Beiträge auf unseren wissenschaftlichen Kongressen von Neuroanatomen gehalten werden und immer mehr Professuren entweder gleich für Neuroanatomie ausgeschrieben werden oder trotz breiter Ausschreibung mit einer Neuroanatomin besetzt werden.

Die Gründe sind einfach: Die Neuroanatomen sind in den Berufungsverfahren am kompetitivsten und die Neurowissenschaften stellen an den meisten Universitäten Forschungsschwerpunkte dar, was man in Anbetracht der Häufigkeit von Demenzerkrankungen wie Alzheimer auch verstehen kann und begrüßen muss, für die leider immer noch keine guten Behandlungsmöglichkeiten existieren.

Literatur

1. Lanz T, Wachsmuth W. Praktische Anatomie. Berlin-Heidelberg-New York. Springer-Verlag; 1955–1993.
2. Persaud TVN, Loukas M, Tubbs RS. A history of human anatomy. Springfield: Thomas; 2014.
3. Toellner R. Illustrierte Geschichte der Medizin. Andreas und Andreas, Verlagsbuchhandel, Salzburg; 1978.
4. Clayton M, Philo R. Leonardo da Vinci Anatomist. London: Royal Collection Trust; 2017.
5. Garrison DH, Hast MH. The fabric of the human body (Kommentierte Übersetzung des Werks von Andreas Vesalius). Basel: Karger; 2014.
6. Roberts KB, Tomlinson JDW. The fabric of the body. Oxford: Oxford University Press; 1992.
7. Eckart WU, Gradmann C. Ärzte-Lexikon: Von der Antike bis zur Gegenwart. Berlin-Heidelberg: Springer; 2001.
8. Waschke J, Böckers T, Paulsen F (Hrsg). Sobotta Lehrbuch Anatomie. 2. Aufl. München: Elsevier; 2019.
9. Waschke J (Hrsg). Mensch – einfach genial. Die Anatomie zwischen Locke und Socke. 1. Aufl. München: Elsevier; 2020.
10. Bryson B. Eine kurze Geschichte des menschlichen Körpers. München: Goldmann; 2020.
11. Qiu S, Hu Y, Huang Y, Gao T, Wang X, Wang D, Ren B, Shi X, Chen Y, Wang X, Wang D, Han L, Liang Y, Liu D, Liu Q, Deng L, Chen Z, Zhan L, Chen T, Huang Y, Wu Q, Xie T, Qian L, Jin C, Huang J, Deng W, Jiang T, Li X, Jia X, Yuan J, Li A, Yan J, Xu N, Xu L, Luo Q, Poo MM, Sun Y, Li CT, Yao H, Gong H, Sun YG, Xu C. https://pubmed.ncbi.nlm.nih.gov/38300992/Whole-brainspatial organization of hippocampal single-neuron projectomes. Science. 2024 383(6682): doi: 10.1126

Kapitel 18

Endlich Durchblick: Einführung des Mikroskops

Marcello Malpighi, Theodor Schwann, Josef Schaffer, Johann Caspar Bauhin, Albert Koelliker, Alfonso Corti, Wilhelm von Waldeyer-Hartz, Camillo Golgi, Ramón y Cajal

Da stehen wir nun ab ungefähr 1800 an einem Punkt, an dem nahezu alles bekannt ist, was man mit dem Skalpell am menschlichen Körper darstellen und mit dem bloßen Auge sehen kann, wie die damals fertiggestellte „La Specola"-Ausstellung mit Wachsfiguren in Florenz eindrücklich erkennen lässt[1]. Die Makroskopische Anatomie war auf ihrem Höhepunkt angelangt und die Chirurgie wurde zunehmend als eigenständiges Fach ausgegliedert. Trotzdem konnte man die Funktion der meisten Organe nicht verstehen, da man ihren genauen Bau nicht nachvollziehen konnte. Daher war auch das gezielte pharmakologische Eingreifen nur sehr limitiert möglich, weil man nur aus Erfahrungsberichten ableiten konnte, dass manche aus der Natur gewonnene Wirkstoffe bestimmte Leiden anscheinend besserten, auch wenn keiner so recht wusste, warum. Eigentlich war man in der Anatomie immer noch nicht viel weiter als Aristoteles in der Antike, der den Körper in „gleichartige" und „nicht-gleichartige" Baueinheiten untergliederte[2]. Er hat gesehen, dass man Muskeln immer weiter untergliedern kann, ohne dass sich der Aufbau der Einzelteile ändert, während man zum Beispiel eine Hand oder einen Kopf beim Zerschneiden immer in ungleiche Teile zerlegt. Das hat damit zu tun, dass ein Muskel abgesehen von kleinen Nerven und Blutgefäßen nur aus Muskelgewebe besteht, während Hände und Kopf neben Muskeln noch Knochen, Sehnen, Knorpel enthalten, und der Kopf noch dazu ein Gehirn, Augen, Ohren, Speicheldrüsen, Schleimhäute, Zähne usw. Um jetzt tatsächlich des Pudels Kern zu erforschen, benötigte man Schnitttechniken und eine bessere Auflösung, d. h. eine höhere Vergrößerung.

Der erste Anatom, der ein Lichtmikroskop für seine Studien des menschlichen Körpers verwendete, war **Marcello Malpighi** (1628–1694), der daher als Begründer der mikroskopischen Anatomie gilt[2,3]. Zunächst nutzte er 1660 eine Lupe, um den Feinbau der Lunge mit ihren Lungenbläschen zu beschreiben. Indem er den Blutfluss in den kleinsten Blutgefäßen, die wir aufgrund ihres Durchmessers Kapillaren oder „Haargefäße" nennen, nachwies, konnte er experimentell bestätigen, dass William Harvey recht hatte mit dem geschlossenen Blutkreislauf zwischen Herz und Lunge[2]. Allerdings begriff er zunächst selbst diese Bedeutung seiner Beschreibung an der Froschlunge nicht. Wie Harvey hatte auch Malpighi eine Karriere mit Höhen und Tiefen[2]. Die wissenschaftlichen Beschreibungen beider wurden zunächst nicht anerkannt, trotzdem machten beide Karriere als

Universitäts-Professoren. Harvey, der auch zum Leibarzt der Könige James I. und Charles I. ernannt wurde, war in London und Oxford tätig, nachdem er in Padua studiert hatte[4]. Malpighi studierte in Bologna und war als Professor in Pisa tätig[4].

Beide verloren später ihre Aufzeichnungen und Mikroskope und waren das Ziel von Angriffen, die bei Malpighi sogar vor einem körperlichen Überfall und der Zerstörung seines Hauses nicht Halt machten[2]. Damals beschränkte sich der Disput eben nicht auf die Wissenschaft und die Verfechter der alten Lehren und Traditionen kannte keine Gnade und scheuten vor wenig zurück, um ihre alten Gedankengebäude zu retten. Wenigstens dahingehend sind die Auseinandersetzungen zumindest im akademischen Umfeld heute doch humaner geworden. Aber auch heute gibt es noch Forscher, die es einem ihr Leben lang krummnehmen, wenn man eine ihre Lieblingstheorien zerstört hat, auch wenn man ihnen dabei ihre Erfolge gar nicht absprechen wollte. Ganz zu schweigen von den Drohungen in den „sozialen" Medien, wie verschiedene Forscher und Wissenschaftlerinnen berichteten, die wertvolle Aufklärungsarbeit im Rahmen der Corona-Pandemie geleistet haben. Und man liest und hört doch in den Medien immer wieder von Gewaltdrohungen gegen Politiker und Wissenschaftler durch sogenannte „Querdenker" (wobei ich nicht hoffe, dass alle anderen nur linear in eine Richtung denken).

Malpighi beschrieb neben den Kapillaren auch kleine Zellansammlungen in Niere und Milz, die er sich zu Ehren „Malpighi-Körperchen" benannte, obwohl sie in Bau und Funktion wirklich gar nichts miteinander gemein hatten[2,3]. Später, im Jahr 1670, beschrieb er auch sehr genau die Zelle als Baueinheit von Pflanzen, die 1665 zuerst von Robert Hooke definiert wurde[2]. Der deutsche Anatom und Physiologe **Theodor Schwann** (1810–1882), der nach seinem Studium in Berlin, Bonn und Würzburg Professor in Löwen und Lüttich wurde, erkannte, dass auch der menschliche Körper aus Zellen besteht und wurde damit zum Begründer

der Zellbiologie[2,4]. Das war fast 200 Jahre nach der Einführung des Mikroskops in die Forschung ein Durchbruch, als er 1839 formulierte, dass die Zelle die kleinste Baueinheit des Körpers ist[2]. Die Bedeutung dieser Entdeckung ist in meinen Augen mit der Aufklärung des Blutkreislaufs durch Harvey gleichzusetzen. Der Würzburger und später Berliner Pathologe Rudolf Virchow (1821–1902), der übrigens in der Anatomie in Berlin promoviert hat, folgerte, dass Zellen nur durch Teilung aus anderen Zellen hervorgehen konnten[4,5]. Mit seiner Zellularpathologie führte er auch die Entstehung von Krankheiten auf eine Störung in Bau und Funktion der Körperzellen zurück und ermöglichte damit endgültig die Abkehr der Medizin von der Humoralpathologie, die seit der Zeit von Hippokrates in der Antike Krankheiten auf ein gestörtes Mischungsverhältnis der Körperflüssigkeiten Blut, Schleim und Galle zurückgeführt hatten[2]. Da auch die großen Anatomen Galen, Vesal und der Pathologie-Begründer Morgagni kein sinnvolleres Konzept zur Ableitung einer Therapie auf der Pfanne hatten, trug auch das mangelnde Wissen dazu bei, dass bis zur Mitte des 19. Jahrhunderts die Medizin wohl kaum ein Leben verlängerte, dafür aber sicher unzählige Menschen durch Aderlass tötete, wenn schon die zu behandelnde Krankheit selbst das nicht vermochte[6]! Die oder der eine oder andere überlebte natürlich, wenn die Krankheit nicht schlimm genug war und die Patienten auch die Tortur der medizinischen Behandlung überstehen konnten. Frei nach dem bayrischen Motto: A Guada hoits as, um an Schlechtn is ned schod!

Das Mikroskop beschleunigte die medizinische Entwicklung immens, da man nun durch die genauere Beschreibung der einzelnen Organe ihre Funktion ableiten konnte. Die Entdeckungen von Malpighi 1660 und Schwann 1839, die zur Entwicklung der Mikroskopischen Anatomie und zur Zellbiologie führten, sind ein echter Wendepunkt für die Anatomie gewesen[2].

Ich werde eigentlich in jedem Gespräch über unsere Forschung zunächst gefragt, was man denn in der Anatomie heute noch erforschen kann. Heutzutage forschen nahezu alle Anatomen auf der Ebene von Zellen und sogar Molekülen wie alle anderen Medizinerinnen und Naturwissenschaftler auch. Niemand seziert mehr eine Leiche, wenn er ein neues Forschungsgebiet angeht, und auch die klassische Mikroskopiertechnik mit einem Lichtmikroskop wird nur als „Read out" verwendet und damit als Auswertungsmethode, die zeigen soll, dass die Erkenntnisse auch in intakten Geweben und Organen nachweisbar sind. Hier gebe ich mal ein Beispiel aus unserer Forschung. Wir untersuchen, wie es bei der Autoimmunerkrankung Pemphigus dazu kommt, dass Antikörper, die die Patienten fälschlicherweise gegen sich selbst bilden, dazu führen, dass Zellen der Haut und auch der Schleimhaut im Mund auseinanderfallen[7]. Dies verursacht sehr schmerzhafte Blasen, die vor Entwicklung von intravenösen Cortison-Präparaten immer wegen Infektionen und Austrocknung zum Tode führten. Die Autoantikörper der Patienten sind gegen Haftkontakte zwischen den einzelnen Zellen gerichtet, die man nur mit hochauflösenden Mikroskopen oder geeigneten Färbemethoden sehen kann. Wie die Hautärzte auch interessiert uns, wie die Antikörper dazu führen, dass die Haftkontakte, die der Wiener Histologe **Josef Schaffer** (1861–1939) im Jahr 1920 mit dem eingängigen griechischen Namen Desmosom für „Klebstoffkörper" versah[8], auseinanderfallen. Wenn wir dann einen Ansatz gefunden haben, wie man die Blasenbildung vermeiden kann, zeigen wir mit einem histologischen Schnitt der Haut, dass er funktioniert. Zumindest dafür nutzen wir die klassische mikroskopische Anatomie auch heute noch. Wie die Blasenbildung dann genau verhindert werden kann, wird meist mit biochemischen und biophysikalischen Techniken weiter untersucht.

Neben der Forschung ermöglicht das Mikroskop natürlich auch in der Lehre ganz andere Möglichkeiten. Daher führte **Johann Caspar Bauhin** (1606–1685) in Basel erstmals 1650 das Mikroskop im anatomischen Unterricht ein[2,4]. Auch **Albert**

Koelliker (1817–1905), der in Zürich und Würzburg als Anatom tätig war[4], setzte das Mikroskop neben seiner Forschung im Anatomie-Unterricht der Universitäten ein und wird dort als Urvater des Histologie-Unterrichts gefeiert, obwohl der Würzburger 200 Jahre später dran war als Bauhin! Das zeigt zumindest, dass sich der Mikroskopierkurs für lange Zeit nicht durchgesetzt hat, was sicher auch mit den technischen Limitationen zu tun hatte. Da die Mikroskope lange nicht über eine eigene Lichtquelle verfügten, musste das Licht meist über Spiegel eingespeist werden. Man kann sich vorstellen, dass dies vor der Erfindung der Glühbirne 1879 mit Kerzen noch aufwendiger war als danach[9]. Der Erfinder der Glühbirne, Thomas Edison[9], war übrigens kein Anatom, soweit ich weiß.

Besonders die Würzburger schätzen daher ihren Albert, der mit Rudolf (Virchow) und Konrad (Röntgen) zusammenarbeitete und 55 Jahre lang als Professor und Leiter der Würzburger Anatomie tätig war, was ihm wohl kein Anatom je gleichtun kann[4,9]. Koelliker hat, wie zuvor die alten Anatomen im Bereich der makroskopischen Anatomie, viele Bezeichnungen für mikroskopisch kleine Strukturen eingeführt und hat als Erster gezeigt, dass Axone die Fortsätze von Nervenzellen sind[4]. Allerdings, ohne diese mit seinem Namen zu belegen. Ganz im Gegenteil, er schlug seine Mitarbeiter vor, für ihre Entdeckungen namensgebend zu sein. So zum Beispiel der italienische Anatom **Alfonso Corti** (1822–1876), der das Hörorgan im Innenohr beschrieb[4]. Andere, auch für die klinische Anatomie bedeutsame Zeitgenossen, haben gleich mehrere Begriffe „erfunden", die seitdem überall verwendet werden, wie **Wilhelm von Waldeyer-Hartz** (1836–1921) in Berlin, der neben dem „Neuron" auch die Bezeichnung „Chromosom" prägte und auch als Rektor seiner Universität fungierte[4].

Und jetzt wird es richtig „Cutting edge"! Andere mikroskopische Entdeckungen führten sogar zum Nobelpreis im Fach Anatomie. 1906 erhielten **Camillo Golgi** (1843–1926) und

Ramón y Cajal (1852-1934) den Nobelpreis für Medizin und Physiologie[2, 4, 10]. Beide verwendeten eine von Golgi etablierte Färbetechnik, mit der sie die Struktur des Nervensystems aufklärten. Allerdings kamen sie mit der gleichen Technik zu unterschiedlichen Schlüssen und waren sich in tiefer Abneigung zugetan. Golgi meinte, das Nervensystem bestehe aus einem zusammenhängenden Netzwerk. Cajal dagegen etablierte die noch heute gültige Meinung, dass das Nervensystem aus einem Verband einzelner Neurone besteht[2, 4, 10]. Letztlich ist es wie meist, und sie waren vielleicht gar nicht so weit auseinander, was durch den Nobelpreis zum Ausdruck gebracht wurde. Nebenbei hat Golgi übrigens mit dem Golgi-Apparat noch eine Funktionseinheit beschrieben[4, 10], die in jeder Zelle vorkommt und als Postamt fungiert, das alle Eiweiße der Zelle ihrem richtigen Bestimmungsort zuweist.

Wenn man also, so wie wir im Unterricht – aus didaktischen Gründen, die Mikroskopie von der Makroskopie trennen, und eigene Top-Ten für Mikroskopische Anatomie und Zellbiologie definieren würden, sähe die Welt ganz anders aus, und Malpighi, Schwann, Koelliker, Corti, Golgi und Cajal wären ganz vorne dabei! Man erkennt aber auch, dass es nach der Einführung des Mikroskops 1660 noch zweihundert Jahre dauerte, bis es effektiv und von vielen Anatomen für ihre Forschung eingesetzt wurde. Erst mit der Entdeckung der Zelle im menschlichen Körper 1839 konnten die verschiedenen Zellarten der einzelnen Organe ergründet werden[2]. Einige Anatomen haben die Zellbiologie anfangs wohl als neue Domäne der Physiologie aufgefasst, was dazu beigetragen haben mag, dass sich nicht alle Anatomen auf das neue Forschungsgebiet stürzten.

Als dann 1931 der Elektroingenieur Ernst Ruska (1906–1988) zusammen mit dem Elektrotechniker Max Knoll (1897–1969) und seinem Bruder, dem Arzt Helmut Ruska (1908–1973) das Elektronenmikroskop erfunden hat, wofür Ernst Ruska 1986 etwas verspätet den Nobelpreis für Physik bekam und die Firma Siemens

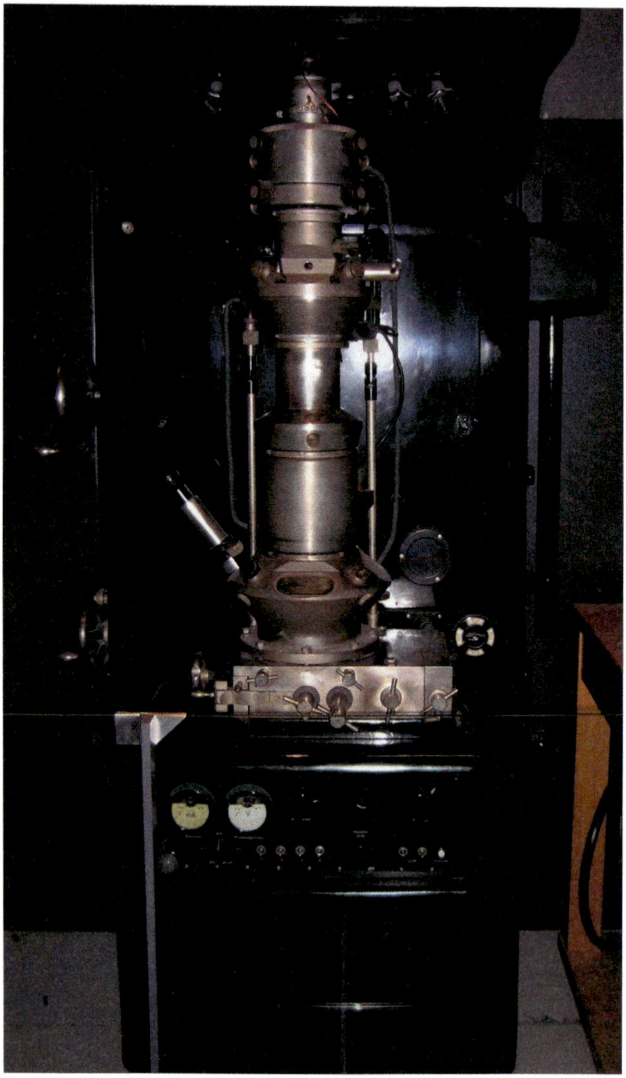

Abbildung 23: Erstes Elektronenmikroskop (mit 12.000-facher Vergrößerung) von Ernst Ruska, Berlin 1933. Nachbau von Ernst Ruska, 1980. Deutsches Museum München. J Brew, CC BY-SA 3.0, via Wikimedia Commons.

1939 das erste kommerzielle Modell auf den Markt brachte, konnte endlich auch mit hoher Auflösung in die Zellen hineingesehen und damit ihre Ultrastruktur ergründet werden[9]. Die Technik, mit der ich auch hauptsächlich die Experimente für meine Doktorarbeit ausgewertet habe, ist wirklich faszinierend. Die morphologischen Details, die man in Zellen aufgrund der mehr als 25.000-fachen Vergrößerung sehen kann, sind so überzeugend, dass man geneigt ist, den Abbildungen auch funktionelle Zusammenhänge oder zeitliche Abfolgen von Ereignissen zu entnehmen. Das ist allerdings sehr mit Vorsicht zu sehen, da die Bilder nur den morphologischen Zustand zu einem bestimmten Zeitpunkt darstellen und mehr nicht. Nachdem George Palade (1912–2008) und Kollegen in den USA der fünfziger Jahren die Fixierung der Gewebe und die Feinschnitt-Technik optimiert hatten[9], beschrieben sie die Ultrastruktur vieler Zelltypen in kurzer Zeit. Palade erhielt als Begründer der modernen Zellbiologie dafür 1974 den Nobelpreis für Medizin[9]. Stefan Hell (geboren 1962), der ebenso wie Palade aus Rumänien stammt, fügte eine weitere hochauflösende Technik zum inzwischen großen Spektrum der hochauflösenden Mikroskopie-Verfahren hinzu, das man STED (Stimulated Emission Depletion)-Mikroskopie nennt, wofür er 2014 den Nobelpreis für Chemie erhielt[9]. Hell ist studierter Physiker und Leiter des Max-Planck-Instituts für biophysikalische Chemie. Und an diesen Entwicklungen können wir Folgendes erkennen. Seitdem der Fortschritt der Strukturanalyse nicht mehr durch den Zugang zu Leichen limitiert wurde, sondern technische Finessen die Grenzen des Möglichen bestimmten, sind nicht mehr die Anatomen die Taktgeber des Fortschritts. Die „Cutting edge"-Zellbiologen sind inzwischen meist Biologen, Biochemiker und Physiker, aber eben nicht mehr Anatomen. Die traditionellen Fächergrenzen haben sich aufgelöst! Und auch wir Anatomen verwenden nun Elektronen- und STED-Mikroskopie, um unsere Forschung voranzutreiben. Wir haben 2023 sogar die hochauflösende STED-

Mikroskopie mit Einzelmolekül-Kraftmessungen durch AFM (Atomic force microscopy) kombiniert, um unseren geschätzten Zellkontaktproteinen noch enger auf den Leib zu rücken und deren funktionelle Anatomie zu ergründen, nachdem mehrere meiner Mitarbeiter und Forscherinnen daran nahezu neun Jahre gearbeitet hatten[11]. Das hat dann mit unserer Lehre auf dem Gebiet der makroskopischen Anatomie meist nicht mehr viel mehr gemein als das Organ, um das es sich im Einzelfall handelt.

Literatur

1. Hilloowala R, Lanza B, Pucetti MLA, Poggesi M, Martelli A. The anatomical waxes of La Specola. Premiere edizione. Firenze: Arnaud; 1995.
2. Persaud TVN, Loukas M, Tubbs RS. A history of human anatomy. Springfield: Thomas; 2014.
3. Vollmuth R. Die Anatomie der Renaissance von Leonardo Da Vinci bis Andreas Vesal. München: Neuer Merkur; 2004.
4. Eckart WU, Gradmann C. Ärzte-Lexikon: Von der Antike bis zur Gegenwart. Berlin-Heidelberg: Springer; 2001.
5. Toellner R. Illustrierte Geschichte der Medizin. Andreas und Andreas, Verlagsbuchhandel, Salzburg; 1978.
6. Bryson B. Eine kurze Geschichte des menschlichen Körpers. München: Goldmann; 2020.
7. Spindler V, Gerull B, Green KJ, Kowalczyk AP, Leube R, Marian AJ, Milting H, Müller EJ, Niessen C, Payne AS, Schlegel N, Schmidt E, Strnad P, Tikkanen R, Vielmuth F, Waschke J. https://pubmed.ncbi.nlm.nih.gov/36594662/ Meeting report – Desmosome dysfunction and disease: Alpine desmosome disease meeting. J Cell Sci. 2023;136 (1)
8. Schaffer J. Vorlesungen über Histologie und Histogenese. Leipzig: Verlag von Wilhelm Engelmann; 1920.
9. Wikipedia.de
10. Peichl L, Seyfahrt E. Vor 100 Jahren: Nobelpreis für Golgi und Ramón y cajal. Neuroforum 4/06, de Gruyter; 2006.
11. Fuchs, M., Radeva, M. Y., Spindler, V., Vielmuth, F., Kugelmann, & Waschke, J. (2023). Cytoskeletal anchorage of different Dsg3 pools revealed by combination of hybrid STED/SMFS-AFM. Cellular and Molecular Life Sciences, 80(1): 25.

Kapitel 19

Anatomie und ihre Fachsprache

Josef Hyrtl, Johan Christoph Andreas Mayer

Wenn man das „Lehrbuch der Anatomie des Menschen“ des großen Wiener Anatomen **Josef Hyrtl** (1810–1894) aus dem Jahr 1846 liest, wird einem klar, dass man das Lehrbuch an Qualität und Genauigkeit der anatomischen Beschreibungen kaum übertreffen kann[1]. Das einzige Manko ist das Fehlen jeglicher Abbildungen. Dennoch kann ich jedem Anatomen nur empfehlen, sich dieses Buch mal genauer anzuschauen und genau zu überlegen, was wir als moderne Anatomen dem Wissensstand von damals noch hinzufügen können. Ein Beitrag wäre sicher zum vegetativen Nervensystem, das alle Organe von der Verdauung bis zum Kreislauf steuert, angebracht. Dieses wurde von Hyrtl damals noch als nur aus einem seiner beiden Teile bestehend beschrieben. Dieser Teil, den wir heute „Sympathicus“ nennen, ist der Teil des Nervensystems, der bei Stress oder Angst das Kreislaufsystem antreibt. Der Gegenspieler „Parasympathicus“, der die Verdauung fördert und den Kreislauf wieder beruhigt, war dagegen noch unbekannt.

Auch ich habe Hyrtl lange unterschätzt und dachte, die Wiener feiern ihn vor allem aufgrund des landestypischen Lokalpatriotismus. Wenn man dessen Buch aber mal genau anschaut, kann man tatsächlich nur bewundern, mit welcher Klarheit die anatomischen Strukturen beschrieben werden. Da wundert es dann schon, dass sonst so vorbildliche Bücher amerikanischer Autoren Hyrtl nicht einmal erwähnen, obwohl sie viele andere zeitgenössische Anatomen detailliert beschreiben[2]. Das zeigt für mich, dass wir in Europa die Geschichte eben doch mit etwas anderen Augen sehen als die Amerikaner. Dies war für mich auch Antrieb, dieses Buch fertigzustellen, da es im deutschsprachigen Raum kein Werk gibt, das die ganze Geschichte der Anatomie zumindest bis einschließlich des Zweiten Weltkriegs zusammenfasst.

Hyrtl studierte in Wien Medizin, wobei von Anfang an die Anatomie und die Präparation seine Lieblingsgebiete waren, sodass er bereits während des Studiums als Prosektor arbeitete[3,4]. Wie auch schon bei Galen und Vesal waren bei Hyrtl die Lateinkenntnisse hervorragend, was sicher auch zu seiner Blitzkarriere beigetragen hat. Bereits mit siebenundzwanzig Jahren wurde er auf den Lehrstuhl für Anatomie und Physiologie in Prag berufen[3,4]. Mit fünfunddreißig Jahren kehrte er als Anatom nach Wien zurück, weil ihm dort der Bau einer neuen Anatomischen Anstalt als „Vorzeige-Anatomie“ versprochen wurde. Da dies nicht erfüllt wurde und er im Krieg 1848 nach Triest fliehen musste und bei seiner Rückkehr seine Wohnung, Bibliothek und anatomische Sammlung zerstört vorfand, war seine Tätigkeit auch oft von Depression geprägt, obwohl er zum Begründer der Wiener Anatomenschule und auch international sehr berühmt wurde[3]. Mit seinen Präparaten war er über zwanzig Jahre von 1851–1873 auf verschiedenen Weltausstellungen von London, Paris, Wien bis in die USA und Japan vertreten. Aus nicht geklärten

Gründen zog er sich mit dreiundsechzig Jahren vorzeitig aus seinem Beruf zurück und zog mit seiner Frau aufs Land, wo er schließlich starb[3,4].

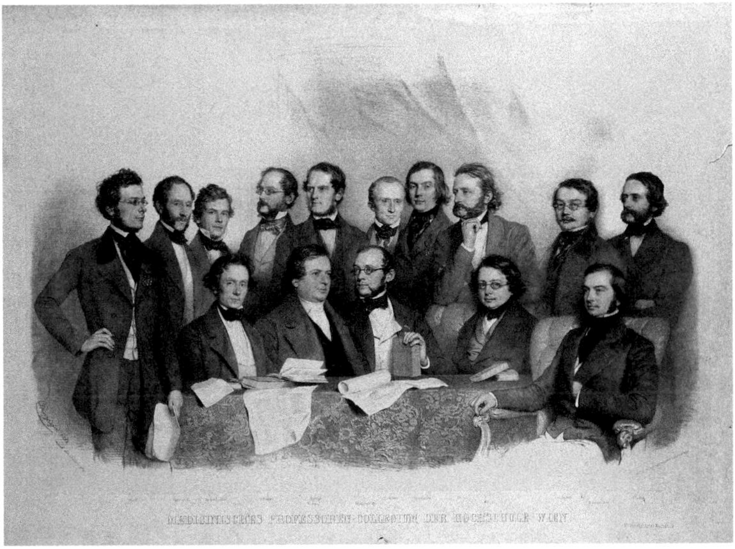

Abbildung 24: Medizinische Professoren an der Universität Wien, ganz links (stehend) Hyrtl. Lithographie von J. Stadler, 1855, nach A. Prinzhofer, 1853. CC BY 4.0, via Wikimedia Commons.

Hyrtl war mit Auguste Conrad (1816–1901) verheiratet, die ihn seit seiner Zeit in Prag begleitete. Hyrtl war der erste Anatom, in dessen Biographie die Rolle einer Frau eine nennenswerte Erwähnung fand und bei dem man den Eindruck hatte, dass er neben den wissenschaftlichen Aktivitäten auch ein Privatleben führte. Aber wahrscheinlich ist das auch heute noch so, da man in Lebensläufen das Privatleben auch nicht erwähnt und retrospektiv besonders die beruflichen Meriten erwähnenswert erscheinen. Die Hyrtls zumindest waren sehr gesellig, machten sich aber nicht viel aus Gesellschaft und Kultur[3]. Stattdessen luden sie oft Ärzte und Studenten aus allen Teilen der Welt ein. Hyrtl reiste auch privat viel, beispielsweise nach Korsika, Sardinien und Nordafrika, und pflegte ausgiebig Korrespondenz auch mit Kollegen in den USA, wie seine 250 Briefe belegen[3]. Er war also ein echter Networker, wie man heute sagen würde und zu seiner Zeit im deutschsprachigen Raum mit Koelliker in Würzburg und Henle in Göttingen eine der prägenden Gestalten der Anatomie des neunzehnten Jahrhunderts[3]. Er führte die topographische Anatomie, bei der besonders Wert auf die Lagebeziehungen der Organe Wert gelegt wird, in die medizinische Ausbildung ein.

Noch bemerkenswerter als die Vollständigkeit und Zeitlosigkeit der Inhalte seiner Bücher zur Anatomie ist aber, was Hyrtl über die anatomische Terminologie, also die Fachsprache aus lateinischen und griechischen Begriffen, zu sagen hatte[1]. Zu seiner Zeit gab es nämlich noch keine einheitliche Terminologie. Umso erstaunter war ich beim Lesen seines Buches, wie viele Fachbegriffe bis heute überdauert haben. Wenn man das Vorwort eines Büchleins liest, das Hyrtl lange nach seiner Pensionierung 1884 geschrieben hat, wird einem bewusst, wie wichtig für die Anatomie eine einheitliche Fachsprache ist[5]. Das Buch hat ungefähr die Seitenzahl, wie das, das sie gerade in den Händen halten und wurde von Hyrtl verfasst, weil er sich auch im Ruhestand nicht ganz von Anatomie lösen konnte und nach eigener Aussage überhaupt Probleme hatte, sich der Freizeit hinzugeben, über die er nun verfügte. Er erwähnte auch, dass er nicht davon ausging, dass seine noch beruflich aktiven Kollegen ihm für das Buch besondere Anerkennung zollen würden[5]. Das Buch enthält in alphabetischer Reihenfolge alle deutschen Begriffe, die Hyrtl seit der Veröffentlichung der ersten deutschsprachigen Anatomiebücher Ende des 15. Jahrhunderts finden konnte, und eruierte sogar die Herkunft der Begriffe[5], soweit es ihm möglich war.

Offenbar waren die Übersetzungen ins Deutsche damals für eine Wissenschaft und auch in der Medizin etwas Besonderes, da die Fachsprache der Gelehrten Latein war und in Österreich bis 1850 auch alle Fächer des Medizinstudiums in lateinischer

Sprache unterrichtet und geprüft wurden. Aus heutiger Sicht ein Unding, da immer weniger Abiturienten überhaupt in der Schule Latein gelernt haben. Daher kann man heute auch ohne großes Latinum Medizin studieren und erspart sich, bis zum Abitur Latein zu büffeln.Heute gibt es an allen Universitäten einen Kurs für medizinische Terminologie, in dem man am Anfang des Studiums in wenigen Wochen die Grundzüge der Fachsprache mit ihren lateinischen und griechischen Wortstämmen erlernt. Ich weiß noch, dass ich damals verwundert war, wie wenig man von seinem Lateinleistungskurs profitieren konnte, da der Wortschatz natürlich nicht viel mit dem der römischen Dichter und Denker zu tun hat. Daher ist es auch heute noch so, dass man die meisten Begriffe der Anatomie einfach auswendig lernen muss und sie am besten gleich mit den Strukturen verbindet, die sie beschreiben, um sich diese merken zu können.

Hyrtl sah den Grund in der praktischen Bedeutung der Anatomie nicht nur für die Ärzte, die alle Latein beherrschten und alle Fachbegriffe entsprechend erlernten[3], sondern auch für die Chirurgen oder Wundärzte und die Bader, die damals kleine chirurgische Eingriffe vornahmen und auch sonst alles behandelten, wenn kein Arzt verfügbar war. Diese Bader waren im Mittelalter meist ungebildet und konnten oft nicht einmal Lesen und Schreiben, während die Chirurgen zu den Handwerkern zählten und wenigstens eine mehrjährige Ausbildung mit Meisterprüfung absolvieren mussten, bevor sie sich niederlassen konnten[6]. Für diejenigen, die lesen konnten, waren die in lateinischer Schrift verfassten Bücher der Anatomie-Pioniere, die wir uns schon angesehen haben, aber völlig unbrauchbar. Und daher übersetzten Anatomen und Chirurgen, die Latein beherrschten, die anatomischen Schriften ins Deutsche. Und dabei verwendete jeder die Begriffe, die ihm gerade einfielen. Da wundert es einen nicht, dass der eine Bratwurstdarm zu einem Abschnitt des Dünndarms sagte, weil dieser Teil des Darms von Schweinen als Wursthaut verwendet wurde[5]. Oder ein anderer

Geduldmäuslein zu einem Muskel sagte, der das Schulterblatt anhebt. Musculus hieß lateinisch Mäuslein und gab wieder, dass es aussieht, als würde eine Maus unter der Haut laufen, wenn man zum Beispiel den Bizeps-Muskel am Arm anspannt. Der Namensteil „Geduld“ kam daher, dass das Heben der Schultern eine Geste der „geduldigen Ergebung in das Unabänderliche ausdrückte“[5]. Ich finde das ja sehr amüsant, aber man kann sich vorstellen, dass kaum einer wusste, welche anatomische Struktur gemeint war, wenn er nicht gerade eine anatomisches Abbildung zur Hand hatte, die damals noch viel weniger verfügbar waren als heute. Auch bei Vesals Beschreibungen geht es mir heute noch so, dass ich ohne die Abbildungen seines Buches oft nicht genau weiß, welche Struktur er genau beschreibt. So kam es, dass sich für ein Organ mit der Zeit bis zu zwanzig verschiedene Begriffe fanden und die Anatomen wieder zu den lateinischen Fachbegriffen zurückkehrten, die **Johan Christoph Andreas Mayer** (1747–1801) in seinem zwischen 1783–1794 erschienenen, achtbändigen Werk „Beschreibung des menschlichen Körpers“ verwendet hatte[2]. Nachdem Mayer 1777 von Friedrich dem Großen als Anatomieprofessor nach Berlin berufen worden war, ging er ein Jahr später als Medizinprofessor nach Frankfurt an der Oder und kehrte später wieder nach Berlin zurück, aber auf den Lehrstuhl für Botanik und Arzneimittellehre – und wurde gleichzeitig Leibarzt des Königs[7]. Er hat also die damals noch unschicke Anatomie zugunsten der großen Medizin und Pharmazie hinter sich gelassen, genau wie es Andreas Vesal mehr als zweihundert Jahre vor ihm getan hatte.

Seit der Einführung der Baseler Nomina anatomica (BNA) 1895 stimmen inzwischen die meisten Anatomen darin überein, dass man eine allgemeingültige Fachsprache braucht, um in Fachbüchern, im anatomischen Unterricht und auch in Prüfungsfragen alle Strukturen eindeutig benennen zu können[8].

Spannend ist für uns, dass wir aktuell in der Situation sind, dass wir als deutschsprachige Anatomen der neuesten Fassung der internationalen Terminologie nicht mehr folgen wollen. Das ist ein wichtiger Schritt für uns, weil wir weiterhin vom Nutzen einer eindeutigen Fachsprache überzeugt sind[8]. Wir unterstützen aber nicht, dass die Internationale Anatomen-Vereinigung (International Federation of Associations of Anatomists, IFAA) gut 20 % aller ca. 19.000 Begriffe geändert hat, ohne dass die meisten von diesen vorher falsch oder jetzt besser wären. Damit würde man erreichen, dass alle anatomischen Bücher und Medien, die vor Einführung der neuen Terminologie erschienen sind, unbrauchbar und für die Studierenden zu großer Verwirrung führen würden. Daher haben wir gerade eine behutsam weiterentwickelte Version der letzten Terminologie erarbeitet, bei der nur die aufgrund von neuen Erkenntnissen oder Wertvorstellungen überholten Begriffe verbessert oder ersetzt werden[8]. Diese nennen wir zärtlich Terminologia Anatomica der Anatomischen Gesellschaft (TA AG) 2023, und ich möchte nicht hervorheben, wie viele Stunden wir in diese ehrenvolle Aufgabe versenkt haben. Wir sind nicht die einzige Gesellschaft, die der neuen Terminologie der IFAA nicht folgen wird. Allerdings ist die Anatomische Gesellschaft mit ihrer Gründung 1886 die weltweit nicht nur die älteste Fachgesellschaft auf diesem Gebiet, was die Anatomen aus England und Amerika bei gemeinsamen Treffen immer ein wenig wurmt, deren Gesellschaften 1887 und 1888 gegründet wurden, sondern auch eine der großen Gesellschaften[2,7,9]. Der erste Schriftführer unserer Anatomischen Gesellschaft war **Karl von Bardeleben** (1849–1919), der die Gesellschaft von Jena aus für zweiunddreißig Jahre bis zu seinem Tode leitete und in seinen Schriften auch die anatomischen Leistungen Goethes beschrieb[2,7]. Auch einer seiner Nachfolger, **Wolfgang Kühnel** (1934–2015), führte die Gesellschaft für mehr als dreißig Jahre von Lübeck aus, wo er der Anatomie auch als Dekan und Rektor diente[9]. Bei ihm habe ich meine Prüfung zum Fachanatom abgelegt und Sie können mir glauben, dass ich gehörig Respekt hatte, obwohl mir mein Vater, der Kühnel als jungen Assistenten in der Anatomie erlebt hatte, Mut machte und meinte, Kühnel sei immer fair gewesen. War er dann auch...

Hyrtl meinte zu dem Thema Terminologie, wohlgemerkt bevor es diese überhaupt offiziell gab, übrigens nur zynisch, man solle den Anatomen doch ihre alten Begriffe belassen, zumal alle Versuche, selbst die eindeutig falschen und unsinnigen Termini unter diesen abzuschaffen, in den Jahrhunderten zuvor gescheitert waren[1]. Ein durchaus pragmatischer Ansatz!

Literatur

1. Hyrtl J. Lehrbuch der Anatomie des Menschen. Friedrich Ehrlich, Prag; 1846.
2. Persaud TVN, Loukas M, Tubbs RS. A history of human anatomy. Springfield: Thomas; 2014.
3. Gasser RJ/ Marktgemeinde Perchtoldsdorf. Der Anatom Josef Hyrtl 1810–1894. Wien-München-Bern: Verlag Wilhelm Maudrich; 1991.
4. Eckart WU, Gradmann C. Ärzte-Lexikon: Von der Antike bis zur Gegenwart. Berlin-Heidelberg: Springer; 2001.
5. Hyrtl J. Die alten deutschen Kunstworte der Anatomie. Werner Fritsch, München; 1966.
6. Sachs M. Geschichte der operativen Chirurgie (Band 1 und 4). Heidelberg: Kaden-Verlag; 2000/2003.
7. Wikipedia.de
8. Waschke J. Terminologia anatomica: Evolution but not Revolution. Anat Sci Int 2024, doi: 10.1007/s12565-024-00760-y.
9. Anatomische-Gesellschaft.de

Kapitel 20

Glanzzeit anatomischer Lehrbücher und Anatomie im Nationalsozialismus

Lehrbuchherausgeber (Henry Gray, Justus Christian Loder, Johannes Sobotta) Nazi-Anatomen (Eduard Pernkopf, August Hirt, Paul Kremer, Hermann Voss, Hermann Stieve, Max Clara)

Neben der immer genaueren Beschreibung der Strukturen des menschlichen Körpers wurden auch die Bücher in der Anatomie immer weiter entwickelt. Ich hatte schon kurz angedeutet, dass es das Lehrbuch von **Henry Gray** (1827–1861) ist, das seit seiner Veröffentlichung und auch heute noch weltweit die „Benchmark" im Bereich Anatomie darstellt[1,2]. Bereits die Ursprünge waren beeindruckend, da sich die führenden Chirurgen Englands und auch die Politik dafür aussprachen, dass es nach all den Errungenschaften großer britischer Anatomen, die im vorliegenden Buch – wie die Vielzahl der Nachfolger von Andreas Vesal – leider nicht angemessen gewürdigt werden konnten, es endlich auch ein britisches Anatomiebuch geben müsste, das auf höchstem Niveau die gesamte Anatomie des Körpers beschreiben würde[1,2]. „Gray's Anatomy", wie es heute heißt, erschien 1858 in London und ist seit 2020 in der momentan 42. Auflage das Anatomie-Buch mit der längsten kontinuierlichen Veröffentlichung[1,2]. Das Buch fasst regelmäßig auf neuestem Niveau die Anatomie zusammen und ist von den 750 Seiten im Taschenbuchformat der ersten Auflage inzwischen zu einem echten Schinken mit 1 500 Seiten im Großformat herangewachsen. Dabei ist hervorzuheben, dass dieses Buch in seiner ersten Auflage die komplette Anatomie neben einem Text auch in Bildern darstellte, während die hervorragenden Bücher zuvor meist entweder reine Atlanten mit vielen Bildern, aber kaum oder keinem Text waren – wie das Meisterwerk von Jacob und Bourgery – oder aber ein perfekter Text gänzlich ohne Bilder, wie das Lehrbuch von Josef Hyrtl. Für Studierende ist das Buch aufgrund seines Umfangs und des nicht zum Lernen geeigneten Schreibstils allerdings ungeeignet. Zumal man sich als Medizinstudentin oder Medizinstudent vor Augen führen muss, dass nicht nur alle Staatsexamina auf Deutsch abgehalten werden, sondern besonders auch die meisten Patientengespräche in deutscher Sprache durchgeführt werden müssen. Die Kommunikation ist schon aufgrund der hohen Zahl an Fachbegriffen in der Medizin erschwert, wenn sich die Ärztinnen und Ärzte keine Mühe machen, die Sachverhalte allgemeinverständlich darzustellen. Wenn dann auch noch englische Begriffe dazukommen, die von den lateinischen und griechischen Fachbegriffen teilweise sehr unterschiedlich sind, wird es sicher nicht einfacher für alle Beteiligten.

Für uns Anatomen gab und gibt es daher immer genügend Motivation, neue Lehrbücher zu erstellen, um unser Fach an die Herausforderungen einer modernen Medizin anzupassen. Der für lange Zeit umfassendste Anatomie-Atlas war der von **Justus Christian Loder** (1753–1832), den wir schon als Anatomielehrer von Johann Wolfgang von Goethe kennengelernt haben[3]. Loder hat zwischen 1794–1803 mehrere Zusammenstellungen der besten erhältlichen Anatomieabbildungen veröffentlicht, wobei von über vierzehnhundert Abbildungen nur ungefähr dreihundert neu gezeichnet wurden und er die anderen einfach aus anderen Anatomiebüchern der berühmten Anatomen übernahm[3].

Der Atlas mit der längsten Tradition und weltweiter Verbreitung ist heute der Sobotta-Atlas, den **Johannes Sobotta** (1869–1945) im Jahr 1904 in Würzburg erstmals in drei Bänden veröffentlichte und den **Friedrich Paulsen** aus Erlangen und ich seit 2008 betreuen und im Jahr 2022 in die 25. Auflage gebracht haben[4]. Da ein Atlas vor allem den Anatomie-Abbildungen Raum geben will, haben wir dem Atlas 2015, genau wie Johannes Sobotta am Anfang des zwanzigsten Jahrhunderts, ein Lehrbuch zur Seite gestellt[5]. Der Atlas von Sobotta stellte zu Beginn des zwanzigsten Jahrhunderts ein absolutes Novum dar, weil er komplett kolorierte, sehr originalgetreue Abbildungen enthielt, und im Unterschied zu früheren kolorierten Atlanten hoher Qualität auch für Studierende erschwinglich war[6]. Das unterschied den Sobotta von den Büchern von **August Rauber** (1841–1917) und **Wilhelm Kopsch** (1868–1955), **Carl Heitzmann** (1836–1896), **Carl Toldt** (1840–1920) und **Werner Spalteholz** (1861–1940), die den Anspruch hatten, die Anatomie vollständig abzubilden[6]. Heutzutage ist die Auswahl guter Atlanten glücklicherweise wieder ähnlich groß wie damals und es gibt noch ein paar andere sehr ansprechende Anatomiebücher mit digital erstellten Bildern oder Fotografien.

Ein anderer Atlas allerdings hob nach dem Sobotta die anatomische Abbildungskunst auf ein zuvor und seitdem unerreichtes Niveau[1.] Der Atlas selbst ist allerdings aufgrund seiner „dunklen

Seite“ nicht mehr im Vertrieb und muss in der aktuellen anatomischen Lehre immer in seinem Kontext zur Anatomie im Nationalsozialismus verwendet und behandelt werden[6]. Es handelt sich um den von **Eduard Pernkopf** (1883–1955) herausgegebenen mehrbändigen Atlas, der zumindest in seiner ersten Auflage die Anatomie auch in einem fortlaufenden Text darstellte[3]. Der Wiener Anatom Pernkopf wird als besessener Workaholic und Perfektionist beschrieben, der täglich gute achtzehn Stunden Arbeitszeit heruntergerissen haben soll. Die Illustratoren um Erich Lepier (1898–1974), die zum Teil als Professoren für Kunst berufen wurden, standen ihm und seinem Team bei der Abbildung der Präparate an Einsatz nicht nach[1,2,6]. Damals wurden Monate verwendet, um die Präparate bis ins letzte Detail zu zeichnen, zu kolorieren und auch zu beschriften. Wie ich später noch erläutern werde, ist diese Vorgehensweise heute ein Ding der Unmöglichkeit. Daher wird der Atlas in seiner Abbildungsqualität bis auf alle Zeit unschlagbar sein. Das Problem sind aber die Situation und die Umstände, wie der Atlas zumindest zum Teil während des Nazi-Regimes entstanden ist. Da es bis zur Etablierung des heute gültigen Körperspendewesens in der zweiten Hälfte des zwanzigsten Jahrhunderts seit allen Zeiten üblich war, die Leichen Hingerichteter zu sezieren, gerieten die Anatomen im deutschsprachigen Raum in die Situation, dass auch die Leichen von durch den Nazi-Terror in Justizvollzugsanstalten Hingerichteten in die Anatomischen Institute gebracht wurden[7,8,9]. Und zwar überall in Deutschland. Bei den Opfern der Konzentrationslager scheint die Situation sehr unterschiedlich gewesen zu sein. In manchen Regionen wurden diese Opfer in den Lagern selbst verbrannt oder in Massengräbern verscharrt, sodass zum Beispiel in die Münchener Anatomie nach heutigem Kenntnisstand keine Opfer aus dem Konzentrationslager in Dachau gebracht wurden[8,9]. In Hamburg dagegen wurden Opfer aus dem KZ Neuengamme für den Anatomie-Unterricht verwendet[10]. Allerdings hatten sich die Anatomen zuvor auch ausdrücklich mit dem Wunsch der Bereitstellung von Körpern an das SS-Hauptamt in Berlin gewendet. Ein Vorgang, den die Anatomen in Hamburg schnell bereuten, da die hohe Zahl an Hingerichteten jeden Bedarf überstieg und die Bestattung durch Mangel an Holz für Särge zu einem so großen Problem wurde, dass Teile von Leichen in der Heizungsanlage des Universitätskrankenhauses verbrannt werden mussten[10]. Eine gruselige Entwürdigung und aus heutiger Perspektive unvorstellbar! Damit hatte das Nazi-Regime die Notwendigkeit zur Entsorgung der Leichen der Hingerichteten an die Anatomien verschoben, was auch als ein Grund für die angeordnete Überführung der Leichen Hingerichteter an alle anatomischen Institute in Betracht gezogen werden muss.

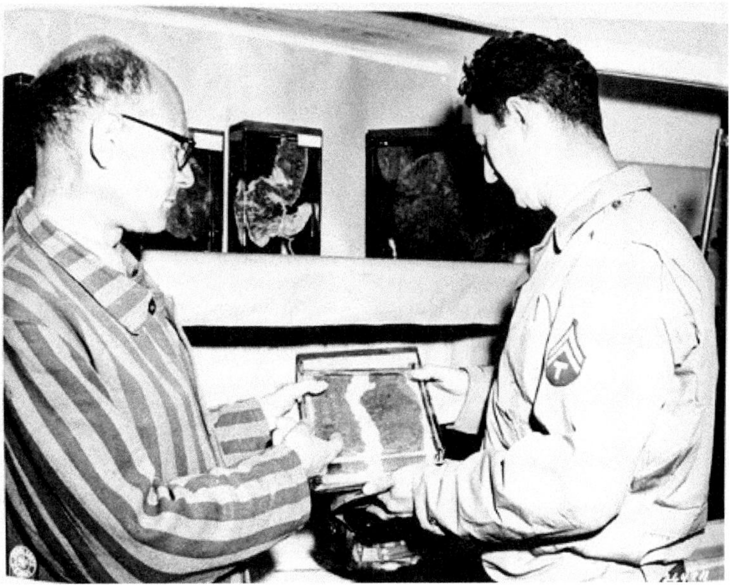

Abbildung 25: KZ Buchenwald, ehemaliger Gefangener zeigt einem US-Soldaten anatomische Präparate. United States Holocaust Memorial Museum, Public domain, via Wikimedia Commons

Aus heutiger Sicht ist es schwer nachzuvollziehen, wie die Anatomen damals scheinbar unreflektiert die Verwendung von Körpern Hingerichteter für die anatomische Lehre und Forschung mitgetragen und selbst praktiziert haben. Möglicherweise ist diese Haltung dem moralischen Distanzierungsprozess zuzuschreiben, der bis zu einem gewissen Punkt sinnvoll und notwendig ist, um den Körper eines verstorbenen Menschen präparieren zu können[7]. Zumindest schildern Anatomen in der Zeit des Nationalsozialismus die Präparation Hingerichteter direkt nach deren Tod meist als einen sehr nüchternen Prozess und formulieren höchstens technische Überlegungen zu deren Verwendung. Moralische Bedenken wurden dagegen weitgehend ausgespart[7]. Und das war völlig unabhängig von der persönlichen politischen Einstellung der Anatomen zu beobachten und auch bei damaligen Kollegen so, die aufgrund ihres Widerstands in Form systemkritischer Äußerungen ihre Positionen aufgeben mussten. Vielmehr schienen zumindest viele Anatomen rein durch die Unterrichtsanforderungen motiviert zu sein, die Leichen Hingerichteter für den Anatomie-Unterricht zu verwenden, da an verschiedenen Universitäten ab 1940 immense Studierendenzahlen durch den Präparierkurs geschleust werden mussten, wofür die Unterrichtszeiten übergangsweise von Semestern auf Trimester erhöht wurden[10].

Aus heutiger Sicht ist schwer zu beurteilen, ab welchem Zeitpunkt des Unrechtssystems die Anatomen hätten aufbegehren sollen, oder ob dies überhaupt möglich gewesen wäre. Nicht wenige Anatomen waren auch Parteimitglieder der NSDAP und haben in ihrer Karriere von ihren politischen Aktivitäten profitiert und daher auch kein Bedürfnis gehabt, sich zu widersetzen[7]. Ab 1939 stieg die Zahl der Hingerichteten jedenfalls drastisch an und die Anatomen verwendeten die Körper für die Ausbildung von Medizinern, aber auch für eigene „wissenschaftliche" Studien, die damals überwiegend mit dem Mikroskop durchgeführt wurden[7,8,9]. Wie man inzwischen weiß, machte hier kein Institut eine Ausnahme, und auch Studien in München haben ergeben, dass die Körper, die aus der Hinrichtungsstelle Stadelheim stammten, damals überwiegend in unsere Anatomische Anstalt gekommen sind[8,9]. Da Pernkopf selbst ein überzeugter Nazi war, der sogar in SS-Uniform Vorlesungen hielt, und seine Zeichner ihre Abbildungen mit den Runen der SS signierten, kamen bereits ab der Veröffentlichung der ersten US-Auflage 1963–1964 die ersten Fragen zum politischen Hintergrund des Buches auf[11]. Es dauerte dann aber bis 1998, bis die Universität in Wien einen offiziellen Bericht zu diesem Thema erstellte. Obwohl es für kein Bild im Einzelnen nachgewiesen ist, muss man es als höchstwahrscheinlich ansehen, dass ein Teil der Bilder die Körper Hingerichteter zeigen, da das anatomische Institut in Wien zwischen 1938 und 1945 insgesamt 1 377 Leichen Hingerichteter erhalten hatte, von denen sieben als Juden identifiziert wurden[7, 11]. Dieser Kontext sollte einem als Anatom beim Betrachten und bei der Verwendung der Bilder immer im Blick sein. Der Atlas wird aufgrund dieser Problematik auch nicht mehr aufgelegt und die Originalabbildungen wurden vom Elsevier-Verlag inzwischen von München nach Wien zurückgegeben, wo sie im Josephinum in angemessener Weise ausgestellt werden sollen, um der Hingerichteten und Opfer des Naziregimes zu gedenken. Wir als Anatomen sind überzeugt, dass man die wertvollen Abbildungen weiterhin verwenden soll, und damit auf den Unrechtskontext des Nationalsozialismus hinweisen muss[6]. Zu diesem Zweck haben wir für die 25. Auflage des Sobotta zusammen mit **Sabine Hildebrandt**, die als Anatomin und Spezialistin auf dem Gebiet der Anatomie im Nationalsozialismus ihre Erkenntnisse im Buch „The Anatomy of Murder“ zusammengefasst hat[7], ein eigenes Kapitel über die Entwicklung der graphischen Abbildungen im Sobotta gestaltet. Hier erklären wir, warum wir bewusst einige Abbildungen aus dem Pernkopf-Atlas haben kopieren lassen, um deren Detailtreue für die Nachwelt zugänglich zu machen[6].

Das Gute ist, dass diese Diskussion um den Atlas, der von manchen operativen Fächern vereinzelt immer noch bei der OP-Planung verwendet wird, das Bewusstsein von uns Anatomen für die Situation der Anatomie im Dritten Reich grundsätzlich verändert hat. Nahezu alle Institute, die zur damaligen Zeit schon existierten, haben seitdem verstärkt ihre eigene Geschichte aufgearbeitet oder ziehen dazu aktuell den Sachverstand von Historikern hinzu.

Für mich selbst hat die Auseinandersetzung mit diesem dunklen Kapitel der Anatomie in Deutschland gezeigt, dass unser Fach neben dem Leichenwesen auch aufgrund dieser historischen Bezüge eine ethische Dimension hat, die anderen Grundlagenfächern wie der Biochemie fremd ist. Vor allem lernt man, in seinen Einschätzungen vorsichtig zu sein, und einen zur Zeit des Nazi-Regimes tätigen Anatomen nicht leichtfertig als „schuldig" oder „unschuldig" einzuordnen[12]. Das Bild wird dabei öfters sehr komplex, wenn man sich mal die Mühe macht, sich mit den Protagonisten eingehender zu beschäftigen und auch den Schriftverkehr der Personen zu studieren[8,9]. Das gilt sicher auch heutzutage bei der Einschätzung zeitgenössischer Gelehrter, Künstler- und Politikerinnen noch unverändert.

Da inzwischen der Zeitraum der Anatomie im Dritten Reich von einigen wenigen, aber sehr verdienten Kolleginnen und Kollegen intensiv aufgearbeitet wurde, kann man die Situation etwas besser einschätzen als noch vor zwanzig Jahren[7,11]. Durch die Verwendung von Körpern Hingerichteter haben die Anatomen mit dem Unrechtssystem des Nationalsozialismus kooperiert. Da alle Anatomen die Leichen Hingerichteter angenommen und für ihre Lehre und Forschung verwendet haben, ist die Frage, ob der Begriff „Mitläufer" des damaligen politischen Systems angemessen ist oder nicht. Um dies angemessen zu beurteilen, muss man sich mit jedem einzelnen Zeitgenossen genau auseinandersetzen[12]. Da es in diesem Buch mit dem Untertitel „Anatomie einer Gesellschaft" auch allgemein um die

Frage geht, inwieweit die Anatomie die allgemeine Geisteshaltung und die Moralvorstellungen der Gesellschaft, in der sie betrieben wird, wiedergibt, muss zunächst an die Größenordnung erinnert werden, in der das Nazi-Regime und besonders auch das deutsche Gesundheitssystem sich an unschuldigen und hilflosen Menschen vergangen hat. Der Holocaust kostete ungefähr sechs Millionen Juden das Leben. Bis zu 350 000 Menschen wurden zwangssterilisiert und mindestens 230 000 Menschen mit geistigen oder körperlichen Behinderungen ermordet[11]. Das zeigt, dass die Medizin in die Verbrechen des Nazi-Regimes tief verstrickt und eine große Zahl von Ärzten für die Qual von Menschen verantwortlich war. Diese sehr unterschiedlich starke Verwicklung in die Verbrechen der Nazis war auch bei den Anatomen gegeben, die zur damaligen Zeit alle noch Mediziner waren, 50–65 % davon waren Mitglied der Nazi-Partei[11].

Heute kann man feststellen, dass aufgrund der aktuellen Datenlage zwei Anatomen mit Sicherheit als Kriegs-Verbrecher einzuordnen sind, da sie direkt für den Tod von Menschen verantwortlich waren und davon wissenschaftlich profitierten[3,7,11]. Darüber hinaus gab es noch ein paar wenige Kollegen, von denen wir heute wissen, dass sie die moralischen Standards, die wir heute an unser Tun anlegen, nicht eingehalten haben. Über einige dieser Anatomen will ich kurz berichten, damit Sie selbst als Leserin oder Leser das Ausmaß der Schuld und die Abgründe derer Taten nachvollziehen können. Einschränkend will ich vorausschicken, dass bei manchen Anatomen und deren Forschungsprojekten aufgrund fehlender Informationen die Verwicklung in die verbrecherischen Untersuchungen des NS-Staates nicht aufgeklärt werden kann. Zudem muss ich anmerken, dass ich auch auf diesem Gebiet kein Spezialist bin, sondern nur das Wissen der oben zitierten Wissenschaftler wiedergeben kann.

Als Kriegsverbrecher einzustufen sind **August Hirt** (1898–1945) und **Paul Kremer** (1883–1965)[3,7,11]. Denen wenig nach stand

Hermann Voss (1894–1987), ein überzeugter Nazi in Posen, der Knochen hingerichteter Juden und Polen verkauft hat[3,7]. Allein das zeigt einem, dass man die Verrohung der Sitten nicht mit nüchternen Worten beschreiben kann. Hermann Voss war nach dem Ende des Zweiten Weltkriegs noch lange als Anatom in Jena tätig, begründete 1946 zusammen mit seinem Posener Mitarbeiter, dem Anatom und späteren Medizinhistorikers **Robert Herrlinger** (1914–1968), sein berühmtes „Taschenbuch der Anatomie", einem Standardwerk für den Anatomie-Unterricht nicht nur in der DDR[3]. Voss wurde 1959, allen Nazi-Verwicklungen zum Trotz, von der Regierung der DDR mit dem Ehrentitel *Hervorragender Wissenschaftler des Volkes* geehrt.

August Hirt wurde Direktor des Anatomischen Instituts in Straßburg und ließ Juden in einem Konzentrationslager hinrichten, um ihre Schädel für seine pseudowissenschaftliche Sammlung zu verwenden, mit der er die Rassen-Theorie untermauern wollte[7]. Außerdem quälte er KZ-Opfer mit Senfgas zu Tode, um zu untersuchen, ob Vitamin C im Gefechtsfall zum Schutz der Soldaten beitragen könnte[7]. Hirt beging Selbstmord, bevor er verurteilt werden konnte.

Paul Kremer war der einzige Anatom, der in einem Konzentrationslager arbeitete, um seinen Forschungen nachzugehen[7]. Er wählte die Opfer aus, die er für seine Versuche zu den Einflüssen des Hungerns auf den Körper als nützlich erachtete und ließ sie durch seine anatomische Fixierung hinrichten, um die maximale Gewebequalität zu gewährleisten. Kremer war auch der einzige Anatom, der in den Nürnberger Prozessen als Kriegsverbrecher und Massenmörder zum Tode verurteilt wurde[7]. Das Urteil wurde aber dann in lebenslängliche Haft umgewandelt und 1958 wurde er sogar entlassen, was für mich heute unvorstellbar ist. Diese Zeilen zu schreiben ist für mich wirklich übel und ich fragte mich wiederholt, ob diese hier überhaupt nötig sind, da man all dies auch in den Originalquellen nachlesen könnte. Ich denke aber schon, damit Sie sehen, dass wir unsere Vorfahren im Amt weder glorifizieren noch totschweigen.

Bei den drei Anatomen Hirt, Kremer und Voss ist die Einschätzung klar und eindeutig. Schwieriger wird es bei zwei weiteren Kandidaten, die ich hier beispielhaft nennen möchte, um zu verdeutlichen, dass man nicht davon ausgehen kann, dass die allgemeine Bewertung hier einstimmig wäre. Aber auch bei diesen beiden nachfolgend genannten Anatomen hat sich die Datenlage dahingehend gewandelt, dass man sie inzwischen als verachtenswerte Menschen ansehen muss, obwohl sie zum Teil noch nach dem Zweiten Weltkrieg in Amt und Würden waren und noch lange danach für ihre akademischen Erfolge gefeiert wurden. Das trifft auf **Hermann Stieve** (1886–1952) zu, der als konsequente Fortführung seiner Tierversuche in Berlin während des Nazi-Regimes die Gelegenheit ergriff, den Einfluss der Psyche auf den weiblichen Menstruationszyklus zu untersuchen, wenn Gefängnis-Insassinnen das Todesurteil verkündet wurde[7,13,14]. Besonders abgeschmackt ist, dass er dies als seine Pflicht rechtfertigte, wenn die armen Menschen schon dieses grausame Schicksal zu erleiden hatten.

Dieser Fall zeigt, dass manche Wissenschaftler, obwohl sie nach damaliger Rechtsauffassung sogar legitim gehandelt haben mögen, moralisch auf der alleruntersten Ebene angesiedelt waren. Das trifft in ähnlicher Weise auch auf **Max Clara** (1899–1966) zu[7, 15]. Im Unterschied zu Stieve, der weitgehend unpolitisch war und es vermochte, sich dem Einfluss des Nazi-Regimes zu entziehen, profitierte Clara sogar in maximaler Weise von seinen politischen Beziehungen[7]. Er wurde von einer Dozententätigkeit in Bologna und damit ohne nennenswertes „Standing“ in der Anatomie-Szene auf den Lehrstuhl in Leipzig und später in München berufen, weil er das zur damaligen Zeit richtige Parteibuch hatte, obwohl es damals sicher höher qualifizierte Bewerber für die Stellen gab[7]. Clara entdeckte am Gewebe Hingerichteter einen neuen Zelltyp in der Lunge[3], die bis vor einigen Jahren seinen Namen trug und jetzt nach ihrer Form in Keulen-Zelle umgetauft wurde, damit man den Entdecker mit der Namensgebung nicht bis in alle Ewigkeit ehrt. Noch viel schlimmer ist aber, wie der Historiker Mathias Schütz bei uns in München herausgefunden hat, dass Clara auch Menschenversuche machte, indem er veranlasste, dass Insassen der Justizvollzugsanstalt Stadelheim wenige Tage vor ihrem Tod Vitamin C verabreicht wurde[15]. Da die Behandlung an sich den Opfern nicht geschadet hat, waren die Experimente zwar medizinisch gesehen und im Vergleich zu den Senfgas-Experimenten von August Hirt harmlos. Trotzdem ist es natürlich absolut unethisch, Menschen ohne ihre Einwilligung oder die Möglichkeit zur Ablehnung für Versuche heranzuziehen, deren Ergebnisse man nach dem Tod dann mit dem Mikroskop verfolgt[15]. Heute sieht man es so, dass auch der harmloseste Eingriff eines Arztes ohne die explizite Einwilligung des Patienten als Körperverletzung anzusehen ist! Clara wurde nach Kriegsende abgesetzt und scheiterte mit allen Versuchen, wieder an der LMU re-installiert zu werden und blieb daher in Istanbul.

Es ist der akribischen Recherche einiger weniger Anatominnen und Anatomen und Historikern zu verdanken, dass sie diese Entwicklungen herausgearbeitet haben, um den Prozess der moralischen Transgression zu beschreiben, der auch bei den beiden letztgenannten Vertretern Stieve und Clara stattgefunden hat, obwohl sie sich nach damaliger Rechtsprechung keines Verbrechens schuldig gemacht haben.

Dieses Kapitel ist mir ein wichtiges Anliegen, um zu betonen, dass es nicht zu rechtfertigen ist, dass höchste Errungenschaften wie bei Pernkopf in der Weiterentwickung der anatomischen Graphik unter Verachtung der Menschenwürde erzielt werden. Daher sind für mich auch die beiden Urväter der Anatomie Erasistratos und Herophilos trotz ihrer Leistungen nicht als Glanzlichter unserer Zunft zu nennen, da sie vor der Präparation lebendiger Menschen nicht zurückschreckten, selbst wenn sie dadurch bahnbrechende Erkenntnisse gewonnen haben. Bei den experimentellen Studien im Dritten Reich dagegen bin ich nicht mal überzeugt, ob diese überhaupt zum bleibenden Erkenntnisgewinn beigetragen haben, auch wenn Stieves Name vereinzelt sogar als Erläuterung der aktuellen Fachbegriffe aufgeführt wird. Da Stieve aber nachweislich bei der Herkunft seiner Präparate und weiteren Angaben zu diesen Opfern gelogen hat[13,14], ist fraglich, wie verlässlich seine Studien überhaupt sind.

Zum anderen sieht man, dass es zu jeder Zeit eine wechselseitige Beziehung zwischen Anatomie und Gesellschaft gegeben hat. Einerseits spiegelt die Gesellschaft mit ihrer Bewertung von Fakten den Stellenwert der Anatomie wider, auf der anderen Seite reflektiert aber auch die Anatomie die Moralvorstellungen ihrer Gesellschaft. In einem Unrechtssystem wie dem Nationalsozialismus konnte es daher auch vorkommen, dass die widerwärtigsten „Wissenschaftler" als Anatomen Erfolge hatten und die politischen Gegebenheiten nutzten, ihren persönlichen Hass gegen Juden und Polen auszuleben wie Herrmann Voss. Oder sie konnten ohne ethische Schranken ihrem Forscherdrang nachgehen, wie es bei Hirt, Kremer, Stieve und Clara der Fall war, um ihre wissenschaftlichen Paradigmen auszubauen und dabei selbst Karriere zu machen.

Literatur

1. Roberts KB, Tomlinson JDW. The fabric of the body. Oxford: Oxford University Press; 1992.
2. Standring S. Gray's Anatomy. 42 nd edition. Elsevier; 2021. Brennan PA, Standring SM, Wiseman SM. Gray's Surgical Anatomy. 1 st edition. Elsevier; 2020.
3. Persaud TVN, Loukas M, Tubbs RS. A history of human anatomy. Springfield: Thomas; 2014.
4. Paulsen F, Waschke J (Hrsg). Sobotta Atlas der Anatomie. 25. Aufl. München: Elsevier; 2022.
5. Waschke J, Böckers T, Paulsen F (Hrsg). Sobotta Lehrbuch Anatomie. 2. Aufl. München: Elsevier; 2019.

6. Hildebrandt S, Paulsen F, Waschke. Naturgetreue Darstellung als höchste Priorität. Sobotta Atlas der Anatomie. 25. Aufl. München: Elsevier; 2022.
7. Hildebrandt S. The Anatomy of Murder. New York: Berghahn Books; 2016.
8. Schütz M, Waschke J, Marckmann G, Steger F. https://pubmed.ncbi.nlm.nih.gov/23647706/ The Munich Anatomical Institute under National Socialism. First results and prospective tasks of an ongoing research project.Ann Anat. 2013 Jul;195(4):296–302.
9. Schütz M, Waschke J, Marckmann G, Steger F. https://pubmed.ncbi.nlm.nih.gov/28161481/ Munich anatomy and the distribution of bodies from the Stadelheim execution site during National Socialism. Ann Anat. 2017 May; 211:2–12.
10. Holstein AF. Ein anderes Anatomiebuch – Die Geschichte des Anatomischen Instituts in Hamburg 1919-1972. Eigenverlag des Freundes- und Förderkreises des Universitätsklinikums Hamburg-Eppendorf e.V.; 2020.
11. Czech H, Hildebrandt S, Reis SP, Chelouche T, Fax M, González-López E, Lepicard E, Ley A, Offer M, Ohry A, Rotzoll M, Sachse C, Siegel SJ, Simunek M, Teicher A, Uzarczyk K, van Viliez A, Wald HS, Wynia MK, Roelcke V. The Lancet Commission on medicine, Nazism, and the Holocaust: historical evidence, implications for today, teaching for tomorrow. Lancet 2023; doi.org/10.1016/S0140-6736 (23)01845–7
12. Hildebrandt S. Wolfgang Bargmann (1906-1978) and Heinrich von Hayek (1900-1969): Careers in Anatomy continuing through German National Socialism to postwar leadership. Ann Anat. 2013: 283–295.
13. Winkelmann A. https://pubmed.ncbi.nlm.nih.gov/35066147/ The "economy of truth" – New historical sources allow new insights into Hermann Stieve's use of bodies of execution victims for research. Ann Anat. 2022 Apr;241:151893.
14. Winkelmann A, Freiberger I. https://pubmed.ncbi.nlm.nih.gov/35939109/ Anatomist Hermann Stieve used Nazi victims for his research on the menstrual cycle, but did he also fabricate facts? Arch Gynecol Obstet. 2022 Oct;306(4):1287–1298.
15. Schütz M, Schochow M, Waschke J, Marckmann G, Steger F. https://pubmed.ncbi.nlm.nih.gov/26288924/ Anatomical Vitamin C-Research during National Socialism and the Post-war Period: Max Clara's Human Experiments at the Munich Anatomical Institute. Medizinhist J. 2014;49(4):330–55.

Kapitel 21

Der Gemischtwarenladen für Anatomie und die Stars der experimentellen Forschung

Karl von Kupffer, Titus von Lanz, Albert Koelliker, Xaver Bichat, Jacob Henle, Alfred Benninghoff, Wolfgang Bargmann, Michael Frotscher

Im zwanzigsten Jahrhundert hatten sich bis zum Zweiten Weltkrieg mehrere anatomische Forschungsrichtungen etabliert wie die Funktionelle Anatomie, die Praktische Anatomie, die Allgemeine Anatomie, die Röntgenanatomie, die Entwicklungsanatomie und die Neuroanatomie[1,2].

Seit dem Beginn des zwanzigsten Jahrhunderts befand sich die Anatomie in einem Umbruch[3]. Zuvor waren an den Universitäten zunehmend Lehrstühle für mikroskopische Anatomie eingerichtet worden, da der Erkenntnisfortschritt in der Anatomie überwiegend nicht mehr durch die Präparation von Leichen vorangetrieben wurde – wie in den über zweitausend Jahren zuvor – und bis zum Beginn des neunzehnten Jahrhunderts alle relevanten Details zum Bau des menschlichen Körpers ergründet worden waren. Zumindest, soweit man sie mit dem bloßen Auge sehen konnte. Die Gewebelehre oder Histologie und zunehmend auch die Zellbiologie wurden für die Wissenschaft immer wichtiger, wie ich am Beispiel meiner Universität beschreiben will. In München wurde 1880 der Lehrstuhl II mit **Karl von Kupffer** (1829–1902) besetzt, der mit der Beschreibung der nach ihm benannten Zellen in der Leber berühmt wurde[3]. Kupfer war eine echte Kapazität und auch in der Hochschulpolitik sehr erfolgreich. Vor seiner Berufung an die Ludwig-Maximilians-Universität war er Professor für Anatomie und Histologie und Rektor der Universität in Kiel, dann Professor und Rektor in Königsberg und in München wurde er zum dritten Mal Rektor[4]. Das zeigte beispielhaft, dass inzwischen auch die Histologen einflussreich geworden waren. Wenn man dann noch bedenkt, dass zuvor in der Mitte des neunzehnten Jahrhunderts in München, Würzburg und an anderen Universitäten die Pathologie, Zoologie und Botanik aus der Anatomie ausgegliedert worden waren und damit zu eigenständigen Fachdisziplinen wurden[1,4], da kein Wissenschaftler mehr diese Fächer in Forschung und Lehre abdecken konnte, handelte es sich fast schon eher um eine Revolution als eine Evolution. Man kann daher verstehen, dass manche der Old-School-Anatomen das Gefühl hatten, ihr Fach selbst würde seziert und sie hätten den Anschluss verloren. Manche Historiker wie Mathias Schütz kommen gar zu dem Schluss, die Anatomie hätte sich um 1900 in einer grundsätzlichen Krise befunden[3]. Ich sehe das nicht so, sondern empfinde es vielmehr als eine Phase der kritischen Auseinandersetzung mit neuen technischen Errungenschaften und der Frage, wie sich diese auf das eigene

Fach und Forschungsgebiet auswirken. Ungefähr so, wie sich heute viele Menschen fragen, welche Auswirkungen Künstliche Intelligenz auf die Berufswelt der Gegenwart und Zukunft haben wird, seitdem vor allem ChatGPT Ende 2022 die Welt aufgerüttelt hat. Daher kamen die makroskopischen Anatomen zunehmend zu der Einsicht, dass eine reine Beschreibung der Morphologie ohne einen praktischen Nutzen ausgedient hatte[1]. Sie wandten sich daher mehr der Frage zu, wie der Bau des Körpers dessen Funktionen unterstützte oder gar erst ermöglichte. Andere orientierten sich an den klinischen Disziplinen und strebten danach, durch anatomische Beschreibungen und Studien die Diagnostik und Therapie in der Medizin voranzutreiben.

Mit der Funktionellen Anatomie wurde versucht, den Körper nicht einfach in seinem Bau zu beschreiben, sondern die Anatomie immer auch zusammen mit der Funktion der Organe zu erklären. Ein Vorreiter im deutschsprachigen Raum war **Alfred Benninghoff** (1890–1953), der in Marburg tätig war und im Vorwort zu seiner ersten Auflage 1942 angab, dass man jetzt die Beschreibung der Anatomie wieder auf die wesentlichen, funktionell relevanten Inhalte reduzieren könne, da alles andere in ausführlichen mehrbändigen Handbüchern dargelegt sei[5]. Er beschrieb in seinem Lehrbuch die Muskeln in ihrem Verlauf nicht nur ausgehend von einer ruhenden, aufrecht stehenden Position, sondern hob hervor, dass sich diese Funktionen während einer Bewegung, z. B. bei einem Klimmzug, grundsätzlich verändern können. **Titus von Lanz** (1897–1967) mit seiner Praktischen Anatomie habe ich bereits genannt, der zusammen mit dem Chirurgen Werner Wachsmuth die anatomischen Grundlagen mit ihren klinischen Bezügen und besonders in ihrer Bedeutung für operative Eingriffe ausführlich darstellte[6]. Lanz war damit ein Vertreter der klinischen Anatomie par excellence.

Beides, funktionelle Ansätze und klinische Bezüge, sind aus unseren modernen Anatomiebüchern heutzutage nicht mehr wegzudenken. In der Forschung wird die funktionelle und klinische Anatomie heute allerdings nur noch von wenigen Anatomen betrieben. Ebenso ist es mit der Röntgenanatomie, die im klinischen Fach der Radiologie aufgegangen ist und in unseren Anatomiebüchern auch erwähnt wird. Eine Diagnostik von Röntgenbildern oder Schichtaufnahmen wie Computertomographie (CT) oder Magnetresonanztomographie (MRT) oder Gefäßdarstellungen mit Kontrastmitteln wie in der Angiographie ist ohne anatomische Kenntnisse nicht möglich. Eigentlich ist die Radiologie damit die Anatomie am Lebenden. Nachdem Konrad Röntgen 1895 in Würzburg die nach ihm benannten Strahlen entdeckt hat[4], waren Anatomen gefragt wie der im Nachbarinstitut tätige **Albert Koelliker** (1817–1905)[7], die mit Hilfe der Röntgenstrahlen die Anatomie des Körpers neu beschrieben. Röntgen „röntgte" dabei anscheinend gleich zu Beginn die Hand Koellikers. Andere sagen, der dicke Ring auf der Aufnahme sei der an der Hand von Koellikers Frau. Wie Sie sehen, kann ich diese Darstellungen nicht bezüglich des Wahrheitsgehaltes einordnen und ich gebe hier nur wieder, was ich in meinem langen Anatomenleben gehört habe. Rudolf Virchow, der auch in Würzburg tätig war[7], wird sogar die Äußerung in den Mund gelegt, Röntgen hätte seine Strahlen lieber zur Darstellung von Koellikers Schädel verwenden sollen. Dann wäre nämlich aufgefallen, dass dieser kein Hirn gehabt habe. Ob er das wirklich gesagt hat, weiß ich nicht, und man sollte vielleicht diese Art von Gossip nicht wiedergeben. Aber es zeigt ganz gut, dass sich nicht immer alle Professoren an einer Fakultät wohlgesonnen sind, und sogar eine Kapazität wie Koelliker von anderen Kollegen mitunter kritisch gesehen wurden. Vielleicht aber auch deshalb, weil alle sich so wichtig nahmen. Das ist heutzutage an der Uni natürlich ganz anders!

Die Entwicklungs- und Neuroanatomie haben wir uns bereits angesehen. Die Entwicklungsbiologie ist heute sehr molekular geworden und wird in der Forschung nur noch von so wenigen Anatominnen und Anatomen betrieben, dass man sie an einer

Hand abzählen kann, was noch in der ersten Hälfte des zwanzigsten Jahrhunderts ganz anders war. Die Neuroanatomie dagegen ist heute die stärkste Forschungsdisziplin unseres Faches und bestimmt die Hälfte aller Anatomie-Professuren ist bereits mit Anatominnen und Anatomen besetzt. Das hat dazu geführt, dass die Deutsche Forschungsgemeinschaft (DFG) 2018 bereits vorgeschlagen hat, man sollte ihren Fachbereich dazu in Anatomie/Neuroanatomie umbenennen, da aus den übrigen Bereichen der Anatomie so wenige Forschungsanträge eingereicht werden. Das wurde von der Anatomischen Gesellschaft zwar abgelehnt, da es eben eine Vielzahl von Unterdisziplinen gibt und diese mit einer solchen Umbenennung in ihrer Bedeutung noch weiter marginalisiert worden wären. Am Sachverhalt hat das aber wenig geändert und ab 2024 wird die Anatomie zusammen mit der Physiologie in einem Fachbereich zusammengelegt[8].

Die Allgemeine Anatomie habe ich noch nicht beschrieben, oder nur ganz kurz. Heutzutage ist sie als Einleitung in die Anatomie in Büchern und im Unterricht von großer Bedeutung, um Grundlagen in Bau und Funktion der einzelnen Organsysteme und des Bewegungsapparates zu erläutern, bevor man dann bei den einzelnen Organen ins Detail geht und sich dabei immer und immer wieder wiederholen muss. Im neunzehnten und zwanzigsten Jahrhundert hatte die Allgemeine Anatomie aber einen anderen Anspruch. Sie wollte ein grundsätzliches Verständnis der Formen in der Natur entwickeln und hatte dabei den Ehrgeiz, eine fundamentale Wissenschaft zu werden, die alles erklären konnte[1]. Vertreter wie **Xaver Bichat** (1771–1802) in Paris, **Jacob Henle** (1809–1885) in Göttingen und **Alfred Benninghoff** (1890–1953) in Marburg sind hier zu nennen[1,2,7]. Über jeden von ihnen sollte man wohl gründlich recherchieren und jeweils ein Buch schreiben, da damals die Lebenswege oft viel weniger gradlinig sind als heute und die Karrierestufen um einiges komplexer. Henle zum Beispiel hat zunächst in Berlin geforscht, wurde dann aufgrund seiner politischen Aktivitäten in einer Burschenschaft zu sechs Jahren Haft verurteilt und mit Hilfe des Anatomie-Fans Alexander von Humboldt begnadigt, dann zunächst zum Professor nach Zürich, später als Inhaber des zweiten Lehrstuhls für Anatomie und Physiologie nach Heidelberg und schließlich als Direktor des Instituts für Anatomie nach Göttingen berufen[2,4,7]. Henle war auch einer der ersten herausragenden Zellbiologen. Solche Biographien zeigen nicht nur, was man damals für eine wissenschaftliche Karriere auf sich nehmen musste, sondern auch, dass die renommierten Universitäten auch damals bereits weitgehend die gleichen waren wie heute.

Sie sehen, viele der anatomischen Disziplinen, die in der ersten Hälfte des zwanzigsten Jahrhunderts noch die Forschung in der Anatomie bestimmt haben, sind heute weitgehend bekannt und nur noch Gegenstand der anatomischen Lehre. Die experimentelle Forschung, die seit der Antike meist in Form von Tierversuchen durchgeführt wurde[2], erlebte nach dem Zweiten Weltkrieg ihren großen Aufstieg in der Anatomie. Und hier kommt nun **Wolfgang Bargmann** (1906–1978) ins Spiel[9]. Er leitete 1965 als Präsident den achten internationalen Anatomen-Kongresses in Wiesbaden und man konnte schon anhand der Beitragstitel erkennen, dass die Anatomie zu einem Gemischtwarenladen geworden war, was ihre Forschung anbelangt[10]. In einem wilden Mix aus Englisch, Französisch und Deutsch ging es damals um die Struktur und Funktion der Knochen und des Lymphgefäßsystems – Themen der Allgemeinen Anatomie – ebenso wie um Altes und Neues aus der Embyrologie, die Anatomie von tauchenden und marinen Säugetieren, den Bau des Kleinhirns und der Zirbeldrüse, komplexe Synapsen, sowie um den anatomischen Unterricht in Zürich. Dies erläutert sein Büchlein mit dem treffenden Titel „Aus der Werkstatt der Anatomen", das die Kongressbeiträge als Publikationen zusammenfasste[10].

Wahrscheinlich zeigt diese Beschreibung exemplarisch unser größtes Problem in der Anatomie, nämlich die thematische und auch methodische Vielfalt, die dazu führt, dass wir keine einheitliche Forschungsdisziplin darstellen und unsere Beiträge daher auf den Kongressen der unterschiedlichsten medizinischen und naturwissenschaftlichen Disziplinen präsentieren und auch bei Forschungsanträgen bei der DFG in allen möglichen Fachbereichen landen und nur selten in der klassischen Anatomie.

Im Unterschied zu manch anderen Anatomen, die sich in den Jahrhunderten zuvor um die vollständige Beschreibung der Anatomie verdient gemacht haben, war es **Wolfgang Bargmann**, der für die Anatomie in der zweiten Hälfte des zwanzigsten Jahrhunderts und dabei besonders für den Übergang zu einer neuen, von naturwissenschaftlicher, experimenteller Forschung getriebenen Anatomie eine prägende Gestalt darstellte. Bargmann wurde zunächst Claras Nachfolger in Leipzig und nach dem Krieg der Direktor der Anatomie und auch der Universität in Kiel[9]. Bargmann war im Unterschied zu vielen Dünnbrettbohrern wissenschaftlich ein echter Pionier und wandte frühzeitig die Elektronenmikroskopie an. Er begründete die „Kieler Schule", aus der viele führende Köpfe der Anatomie und Pathologie hervorgingen und auf die viele von uns auch heute noch auf die eine oder andere Weise zurückgehen. Der Schlüssel zu seinem Erfolg als wissenschaftlicher Mentor schien in seinem Führungsstil gelegen zu haben, da er seine Doktoranden völlig selbständig arbeiten ließ und dabei nur die Besten erfolgreich waren und dann auch weiterhin von ihm gefördert und ausgebildet wurden. So berichtete es mir ein ehemaliger Doktorand. Heute kann man so nicht vorgehen, da man für alle eingeworbenen Forschungsmittel auch innerhalb von drei Jahren publizierbare Ergebnisse vorweisen muss. Interessant ist die Frage, ob es auch am anatomischen Nachwuchs oder den anatomischen Lehrern liegen mag. Unbestreitbar ist es im Unterschied zur langen Hochphase der Anatomie, die Andreas Vesal in der Renaissance in der Mitte des sechzehnten Jahrhunderts ausgelöst hatte, heute nicht mehr der Traum der meisten ehrgeizigen Mediziner,

Anatom zu werden. Heute wollen diese oft Neurochirurgen oder mindestens Kardiologinnen werden. Vielleicht sind aber auch wir als Mentoren einfach alle nicht mit Wolfgang Bargmann vergleichbar!

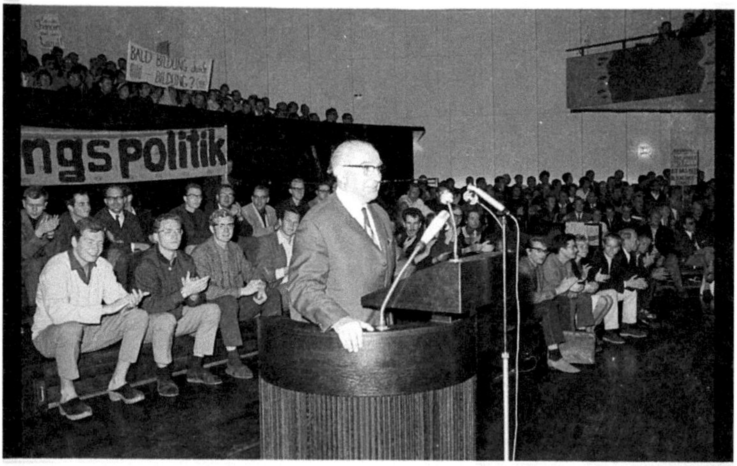

Abbildung 26: Kundgebung von Studenten der Christian-Albrechts-Universität (CAU) am 01.07.1965 im Schloss. Am Rednerpult der Rektor Prof. Dr. Wolfgang Bargmann. Stadtarchiv Kiel, CC BY-SA 3.0 DE, via Wikimedia Commons.

Wissenschaftlich etablierte Bargmann das Prinzip der Neurosekretion[4,9]. Es war schon ein Ding, als er feststellte, dass Nervenzellen des Hypothalamus im Zwischenhirn Hormone produzieren können, und damit das Gehirn das Hormonsystem steuert. Das war sicher eine Forschungsleistung von bleibendem Wert. Seitdem die Schüler Bargmanns eine Vielzahl von Lehrstühlen in Deutschland besetzten, breitete sich auch die experimentelle Forschung immer weiter aus. Heute sind die meisten Anatominnen und Anatomen in der Forschung aktiv, allerdings auf sehr unterschiedlichem Niveau. Da auch ich die wissenschaftliche Bedeutung der einzelnen Kolleginnen und Kollegen nicht abschließend bewerten kann und selbst die

Bedeutung meiner eigenen Forschung nicht genau einzuschätzen vermag, werde ich mich nicht darüber äußern, wer in der aktuellen Generation zu den Bedeutenden unserer Zunft zählt. Die Leistungen von Wissenschaftlern und Gelehrten lassen sich eigentlich nur retrospektiv mit dem Abstand einiger Jahrzehnte bewerten, wenn ersichtlich wird, was als Leistung überdauert und was eben nicht.

Es ist ja auch völlig unklar, wie einzelne Kriterien bei dieser Bewertung gewichtet sein sollen. Sicher ist es nicht mehr so wie vor und nach dem Zweiten Weltkrieg, als die großen Anatomen sich dadurch auszeichneten, dass sie bedeutende Atlanten und Lehrbücher begründet haben wie noch **Johannes Sobotta** (1869-1945), **Alfred Benninghoff** (1890–1953), **Titus von Lanz** (1897-1967) oder **Johannes Wilhelm Rohen** (1921–2022), wobei diese auch als Forscher aktiv waren [1,2,5,6,11].

Manche meiner Kolleginnen und Kollegen bekleide(te)n hohe Ämter in der akademischen Selbstverwaltung wie der Leitung von Fakultäten als Dekanin und Dekan oder ganzer Universitäten als Rektorinnen oder Vizepräsidenten. Dies hat zwar mit der Anatomie erst mal nichts zu tun, wirft aber doch etwas Glanz auf unser Fach und ermöglicht es unter Umständen auch den Kolleginnen und Kollegen, die Anatomie an ihrer Universität zu stärken. Auch der Einsatz im Vorstand der Anatomischen Gesellschaft, der European Federation of Experimental Morphologies (EFEM) oder der International Federation of Associations of Anatomists (IFAA) ist sicher erwähnenswert, da diese Gesellschaften unser Fach national und international vertreten und für die Weiterentwicklung unseres Faches von großer Bedeutung sind. Aber würden Sie sagen, dass diese Funktionen jemanden zu einem bedeutenden Anatomen machen, wenn Sie den Vergleich zu den ganz Großen unseres Faches ziehen, von denen Sie mehr als drei in diesem Buch kennengelernt haben?

Da der Vorstand unserer Anatomischen Gesellschaft im Vierjahres-Turnus wechselt und ich seit 1886 eine ganze Menge

Namen auflisten müsste, möchte ich stellvertretend für alle Kolleginnen und Kollegen, die sich um unser Fach verdient gemacht haben, nur unseren Generalsekretär **Friedrich Paulsen** aus Erlangen nennen[12]. Er steht inzwischen seit bald zwanzig Jahren der Anatomischen Gesellschaft vor und vertritt uns Anatomen dabei auch international auf eine derart sympathische und unprätentiöse Weise, dass er zuletzt wieder einstimmig für eine neue Wahlperiode im Amt bestätigt wurde.

Das bedeutet, dass es letztlich also doch vor allem die Erkenntnisse sind, die die Zeit überdauern und das berufliche Leben eines Wissenschaftlers bedeutsam machen. Wenn Galen, Leonardo und Vesal nicht Wissenswertes verfasst oder gezeichnet hätten, das wir heute noch kennen und als wichtig einschätzen würden, wären diese drei für uns auch als Anatomen nicht erwähnenswert.

Diesem Gedanken folgend ist das wichtigste Kriterium bei der Bewertung auch aktueller Anatomen die Forschung, da die Zeit spätestens seit Hyrtls Buch 1846 lange vorbei ist, in der ein Anatom neue Erkenntnisse in Büchern veröffentlichte. Auch hier könnte ich ein paar herausragende Kollegen nennen, die über eine lange Zeit innovative und international sichtbare Forschung machen. Und dabei meine ich nicht einfach die Zahl der Veröffentlichungen oder deren Zitierungen oder, noch schlimmer, die eingeworbenen Drittmittel aufzusummieren, wie es die Erbsen-Zähler, die nicht zu den bedeutenden Forschern zählen, oft gerne tun. Verstehen Sie mich nicht falsch, natürlich sagt die Anzahl der Zitierungen etwas darüber aus, wie die Forschung eines einzelnen wahrgenommen wird. Aber auch bei diesem Kriterium müssen Sie genau hinschauen und schauen, ob die meistzitierten Arbeiten wirklich federführend von den Wissenschaftlern verfasst wurden oder diese nur Koautoren sind, weil sie zwar nicht viel Hirn, aber dafür viele Gehirne als Forschungsgegenstände beigetragen haben. Da man außerdem die aktuellen Forschungsergebnisse immer auch zu früheren

Arbeiten in Bezug setzen muss, steigt die Zahl der Zitierungen überproportional mit der Zahl der Veröffentlichungen. Kleinvieh macht auch Mist, wie man so schön sagt! Es kann aber eben auch sein, dass von dem Mist nicht viel überdauert.

Zu guter Letzt muss man anführen, dass heutzutage manche Verlage reine Gelddruckmaschinen sind und die Qualitätskontrolle bei der Begutachtung herunterfahren, wenn die Autoren eine schöne Veröffentlichungsgebühr bezahlen. Man muss daher sagen, dass eine quantitative Vermessung von Forschung nur eine oberflächliche Einschätzung erlaubt. Keiner zählt die Zahl der wissenschaftlichen Arbeiten von Albert Einstein! Und wenn jemand über 1000 Publikationen vorweisen kann, wie einzelne Vertreter meiner Fachdisziplin, fragt man sich natürlich, welcher Autor diese ganzen Arbeiten gelesen, geschweige denn geschrieben haben will. Umgekehrt kenne ich natürlich einige Kollegen und auch ein paar junge Anatominnen und Anatomen, bei denen ich sicher sagen könnte, dass ihre Forschungsleistung und auch die Rufe auf Professuren, die ihnen wegen diesen zuteilwurden, außergewöhnlich sind. Wichtig ist bei jeder Einschätzung aber, dass man als Anatomen nur bezeichnen kann, wer in einem anatomischen Institut arbeitet oder zumindest Anatomie unterrichtet und im Idealfall auch noch eine anatomische Weiterbildung durchlaufen hat. Daher ist nicht jeder Neuromorphologe und jede Zellbiologin von einem reinen Forschungsinstitut als Anatom oder Anatomin anzusehen und daher auch ihre Forschungsleistung nicht mit der Leistung anderer Anatomen vergleichbar.

Wie Sie sehen, ist es momentan nicht möglich, zu beurteilen, wer aus meiner Generation wirklich die Anatomie in bedeutendem Maße geprägt hat, da das erst die kommenden Generationen bewerten können. Je größer der zeitliche Abstand wird, desto präziser wird wohl auch diese Einschätzung werden. Mein Verdacht ist jedoch, dass niemand von uns mehr den früheren Anatomen das Wasser reichen wird und es wert sein wird, in einem Buch wie diesem erwähnt zu werden. Und das trifft wohl auch auf viele Anatomen zu, die ich hier ausgelassen habe. Lehrbuchherausgeber werden im Unterschied zu den Begründern der Bücher nach zwei Generationen vergessen sein, sobald sie in den Ruhestand gehen und jüngere Kolleginnen und Kollegen die Funktion als Autorinnen und Herausgeber übernommen haben. Und in der Wissenschaft werden nur wenige Publikationen fünfzig Jahre nach ihrer Veröffentlichung noch zitiert. Selbst wenn wir heute Übersichtsarbeiten schreiben, sind nur wenige Arbeiten, die wir erwähnen, älter als dreißig Jahre und nur sehr wenige noch älter. Wenn man dann bedenkt, wie enorm der Wissenszuwachs sich in den letzten Jahrzehnten beschleunigt hat, kann man sich ausrechnen, dass selbst viele Arbeiten, die man heute noch als herausragend einschätzen würde, in fünfzig Jahren nicht mehr erwähnenswert erscheinen werden. Das alles sollte man auch bedenken, wenn man sein Leben nur dem Beruf widmet.

Statt nun irgendeinen meiner Kolleginnen und Kollegen zu nennen und am Ende andere ungerechtfertigterweise zu vergessen, nenne ich abschließend einen der großen Anatomen unserer Zeit, der vor wenigen Jahren, für alle überraschend, gestorben ist. Er war damals nicht nur wissenschaftlich auf seinem Zenit und leitete ein neues Forschungszentrum an der Universität Hamburg, sondern lief nebenbei auch noch Marathon, was im Alter von knapp siebzig Jahres beides beachtlich ist. **Michael Frotscher** (1947–2017) war Neuroanatom und verbrachte nach dem Studium in Berlin seine anatomische Ausbildung in der DDR, bevor er 1979 floh[13]. Nach einer Zeit als Forscher am Max-Planck-Institut für Hirnforschung in Frankfurt folgten mehrere Professuren, wobei er 1989–2011 als Vorstand der Anatomie in Freiburg tätig war. Danach wurde Frotscher in Hamburg Direktor des Zentrums für Molekulare Neurobiologie und des Instituts für Morphologische Neurobiologie am Universitätsklinikum Eppendorf[13]. Persönlich bin ich Michael Frotscher sehr dankbar, weil er mich bei meinen Verhandlungen beraten hat, als ich im gleichen Jahr wie er, allerdings nach München wechselte. Nennen möchte ich ihn aber, weil er als einziger Anatom überhaupt im Jahr 1993 den (Gottfried Wilhelm) Leibniz-Preis erhielt[14], der als die wichtigste Forschungsauszeichnung in Deutschland angesehen wird und damit im Ansehen gleich nach dem Nobel-Preis kommt. Für meine Begriffe absolut „Cutting edge", was beispielhaft zeigt, dass es in der Anatomie auch heutzutage noch hochkarätige Forschung gibt. Michael Frotscher hat mit innovativen Techniken über Jahrzehnte die Dynamik von Synapsen untersucht und detailliert beschrieben, wie das Protein Reelin die Entwicklung der Hirnrinde steuert[13]. Beeindruckend war für mich, dass er noch in den letzten Jahren eigene Forschungsergebnisse zur Elektronenmikroskopie auf Anatomie-Tagungen vorstellte, während wir anderen meist unsere Mitarbeiter und Doktoranden in den Ring schicken. Da inzwischen ein Schüler der dritten Generation von Michael Frotscher einen Lehrstuhl angetreten hat, denke ich, dass man ihn zusammen mit Wolfgang Bargmann in diesem Kapitel als herausragende Anatomen der letzten Jahrzehnte nennen muss.

Literatur

1. Toellner R. Illustrierte Geschichte der Medizin. Andreas und Andreas, Verlagsbuchhandel, Salzburg; 1978.
2. Persaud TVN, Loukas M, Tubbs RS. A history of human anatomy. Springfield: Thomas; 2014.
3. Schütz M. Leichen und Legitimation. Krise und Krisenbewältigung in der deutschsprachigen Anatomie 1900–1960. Kumulative Habilitationsschrift zur Erlangung der Venia Legendi für das Fach Geschichte, Theorie und Ethik der Medizin an der Medizinischen Fakultät der Ludwig-Maximilans-Universität München 2023.
4. Wikipedia.de
5. Benninghoff A., 1. Lehrbuch der Anatomie des Menschen. München-Berlin: J. F. Lehmanns-Verlag; 1942
6. Lanz T, Wachsmuth W. Praktische Anatomie. Berlin-Heidelberg-New York. Springer-Verlag; 1955–1993.

7. Eckart WU, Gradmann C. Ärzte-Lexikon: Von der Antike bis zur Gegenwart. Berlin-Heidelberg: Springer; 2001.
8. DFG.de
9. Pritchard J. In Memoriam Wolfgang Bargmann. J. Anatomy 1979; 128: 407.
10. Bargmann W. Aus der Werkstatt der Anatomen. Stuttgart: Georg Thieme Verlag; 1965.
11. Roberts KB, Tomlinson JDW. The fabric of the body. Oxford: Oxford University Press; 1992.
12. Anatomische-Gesellschaft.de
13. Neuhuber WL, Denker H-W. Obituary: Prof. Dr. med. Dr. h.c. Michael Frotscher (1947–2017). Cells Tissues Organs 2017;204:326
14. Frotscher M. Curriculum vitae (Klinikum Hamburg-Eppendorf)

Kapitel 22

Die Anatomie in der alten und in der neuen Welt

Caspar Wistar, Thomas Cadwalader, Frank Henry Netter, Carlos Machado

Jetzt haben wir die Geschichte der Anatomie der alten Welt in Grundzügen seit der Antike kennengelernt und uns nach der Zeit der Renaissance mit einigen exemplarischen Entwicklungen auseinandergesetzt und dabei einzelne Anatominnen und Anatomen kennengelernt. Wir haben besprochen, wie lange es gedauert hat, bis der Bau des menschlichen Körpers zumindest in den Grundzügen beschrieben und verstanden wurde. Wenn Sie mal in Florenz die anatomischen Wachsfiguren der „La Specola"-Ausstellung ansehen konnten (s. Abb. 19 und 20), werden Sie mir beipflichten, dass spätestens nach deren Fertigstellung ab ungefähr 1800 das gesamte anatomische Wissen bekannt war, zumindest soweit man es mit bloßem Auge sehen konnte. Durch Einführung erst der Licht-, dann der Elektronenmikroskopie konnten bis zu den 70er-Jahren des zwanzigsten Jahrhunderts auch die meisten

Strukturen des menschlichen Körpers wenigstens morphologisch – das heißt in ihrem Bau – weitgehend beschrieben werden. Zumindest wenn es sich dabei um Zell-Organelle mit einer Membranabgrenzung oder Strukturkomplexe aus einer großen Ansammlung von Proteinen handelte, wie z. B. die Zellkontakte, die aufgrund ihrer Zusammensetzung erkennbar waren. Für die Aufklärung der räumlichen Anordnung einzelner Proteine wie Kanäle, Rezeptoren, Haftproteinen usw. benötigte man dann andere Techniken wie die Protein-Kristallographie und die Röntgenstrukturanalyse. Die Kristallographie wurde zwar vom Anatomen Nikolaus Stensen begründet, heute werden aber die Proteinanalysen von Strukturbiologen betrieben, die eher Biochemiker sind als Anatomen und in Zukunft vielleicht Informatiker. Zumindest hat das Programm AlphaFold der Google-Firma DeepMind das Forschungsfeld vor ein paar Jahren revolutioniert und quasi über Nacht mehr Strukturen von Proteinen aufgelöst als eine Heerschar von Strukturbiologen in den Jahrzehnten zuvor. Die Strukturforschung hat damit einen langen Weg hinter sich von den klassischen makroskopischen Anatomen mit ihren Skalpellen über den Mikroskopiker Malpighi und den ersten Zellbiologen Schwann, die noch Anatomen waren. Es folgten Zellbiologen, die hochauflösende Mikroskope nutzten wie Palade und Hell und Strukturbiologen mit ihrer Kristallographie und schließlich ein Programm der Künstlichen Intelligenz (KI) in der Hand der Informatiker.

Wie wir gesehen haben, vertrat man während einer sehr langen Zeit der Menschheitsgeschichte in den meisten kulturell und technisch hochentwickelten Ländern dieser Erde die Auffassung, dass man nicht nur für medizinisches Handeln im Arztberuf detailliertes anatomisches Wissen benötigt, sondern auch für das Grundverständnis von Natur und des Wesens des Menschen. Darin waren sich **Aristoteles**, **Leonardo da Vinci**, **Alexander von Humboldt** und **Johann Wolfgang von Goethe** offensichtlich mit den hauptberuflichen Anatomen in den verschiedenen Zeitaltern einig.

Anfangs war das anatomische Wissen nur sehr spärlich vorhanden und anhand von nur wenigen Dokumenten und Inschriften können wir erkennen, dass die frühen Hochkulturen in China, Mesopotamien und Ägypten bereits über anatomische Kenntnisse verfügten. Dann folgte eine lange Zeit, in der die jeweils politisch führenden Kulturen auch die Anatomie und die Medizin weiterentwickelten, wie es in Griechenland, im Römischen Reich und während des Mittelalters zunächst im Byzantinischen Reich der Fall war. Allerdings waren es hier einige wenige Gelehrte, die Anatomie entweder als Teil der Philosophie auffassten wie **Aristoteles** und **Empedokles** oder als Teil der Medizin sahen wie die Ärzte **Hippokrates**, **Galen** und **Avicenna**, auch wenn sie aus dem theoretischen Wissen heraus kaum Behandlungsansätze ableiten konnten. Die Anatomie als eigene Wissenschaft wurde von **Herophilos** und **Erasistratos** begründet, die erstmalig menschliche Körper sezierten. Mit der Gründung der Universitäten im Mittelmeerraum um Bologna zur Zeit des Spätmittelalters wurde dann neben den Wissenschaften im Allgemeinen von **Mondino** auch die Anatomie wiederbelebt. Seit dieser Zeit war der Hauptsitz der anatomischen Forschung an den Universitäten angesiedelt, wenn man mal von **Leonardo da Vinci** absieht, der hauptberuflich Künstler und Ingenieur war und Anatomie eher als Hobby und aus Leidenschaft betrieben hat. Das Anatomie-Kompendium von Mondino war das erste Buch, dass in hoher Stückzahl zur praktischen Ausübung der Anatomie verwendet wurde, und damit das erste Lehrbuch der Anatomie überhaupt.

Mit der Gründung der ersten Universität in Bologna entwickelten sich Italien und dann auch Frankreich zu Zentren der universitären Bildung einschließlich der Anatomie, wie wir am Lebenslauf von **Andreas Vesal** und seiner Nachfolger gesehen haben. Auch Frankreich, die Niederlande, Deutschland und

England brachten viele Gelehrte und Anatomen hervor, von denen viele bedeutende Anatomiebücher verfassten wie **Jean Marc Bourgery**, **Jacques Winslow** und **Henry Gray**. Die Anatomen **William Harvey** und **Marcello Malpighi** haben den Blutkreislauf mit dessen kleinsten Adern aufgeklärt und auch die Entwicklungsbiologie geprägt. Malpighi hat dabei die Mikroskopische Anatomie begründet und damit neben der Sektion eine neue Dimension der anatomischen Aufklärung eingeleitet. Zweihundert Jahre später ermöglichte dies **Theodor Schwann** die Etablierung der Zellbiologie als eigene Wissenschaft, die noch heute die Forschung der Anatomie und in vielen anderen biomedizinischen Fächern prägt. Im ausgehenden achtzehnten und neunzehnten Jahrhundert begeisterten sich auch Schriftsteller wie **Goethe** und Büchner neben Naturforschern wie Alexander von Humboldt für die Anatomie. Im beginnenden zwanzigsten Jahrhundert war Deutschland ein Land der Nobelpreisträger und europäische Anatomen wie **Camillo Golgi** und **Ramon y Cajal** erhielten diese Auszeichnung. Um diese Zeit wurden auch in Deutschland bedeutende Lehrbücher begründet, die teilweise erst nach dem Zweiten Weltkrieg veröffentlicht werden konnten und ihre Herausgeber zu berühmten Anatomen machten wie **Johannes Sobotta**, **Alfred Benninghoff** oder **Titus von Lanz**. Bis zu dieser Zeit war die Anatomie „Cutting edge“. Nach dem Zweiten Weltkrieg konnte die Anatomie nicht mehr an ihre grundsätzliche Bedeutung anknüpfen, auch weil hochauflösende Mikroskopiertechniken von Zellbiologen entwickelt und genutzt wurden, die keine Anatomen mehr waren, und weil die Anatomen erst relativ spät in die experimentelle Forschung einstiegen, die auch biochemische und molekulare Techniken einschloss. Einzelne Anatomen wie **Wolfgang Bargmann** und **Michael Frotscher** und deren Schüler waren aber weiterhin Lichtgestalten der Anatomie, auch in der Forschung.

Man muss sich bei der Betrachtung des Stellenwertes der Anatomie in der Forschung allerdings auch vor Augen führen, dass Europa, das zumindest in der westlichen Welt als Wiege der Medizin und der Anatomie anzusehen ist, auch in allen übrigen Forschungsdisziplinen seit der zweiten Hälfte des zwanzigsten Jahrhunderts seine Vorreiterrolle eingebüßt hat. Inzwischen sind die USA neben Großbritannien und in Asien neben Japan auch zunehmend China als forschungsstärkste Länder anzusehen, wie man auch an den internationalen Forschungsrankings der Universitäten erkennen kann. In hoch angesehenen Zeitschriften sind die USA und China mit weitem Abstand vorne, wenn man sich die Zahl der Veröffentlichungen ansieht. Das trifft auch auf medizinische Erkenntnisse zu.

Die Anatomie trägt zu diesem medizinischen Erkenntnisgewinn nur noch untergeordnet bei. Anatomisch gesehen waren die USA allerdings schon immer relativ unbedeutend. Zur Zeit der offiziellen Entdeckung Amerikas als Teil der neuen Welt durch Christoph Columbus 1492 war Leonardo da Vinci schon mit anatomischen Studien beschäftigt und damit die Nummer zwei unserer größten drei Anatomen schon am Werk. Man kann sich vorstellen, dass in der neuen Welt in den folgenden Jahrhunderten zunächst die Erschließung und Besiedelung Amerikas im Vordergrund stand, während die universitäre Ausbildung nicht die höchste Priorität hatte. Die erste Universität in Amerika wurde 1636 in Harvard gegründet und damit ungefähr 550 Jahre später als in Europa mit Bologna, allerdings als reine Ausbildungsstätte für Geistliche[1,2]. Erst 1811 wurde dort im Massachusetts General Hospital die Medizin aufgenommen. Die erste Medical School in den USA entstand allerdings bereits 1765 in Philadelphia[1]. Aus ihr ging später die University of Philadelphia hervor, die diese amerikanische Stadt zu dieser Zeit zur Medizin-Metropole der USA aufsteigen ließ. Dort wurde **Caspar Wistar** (1761–1818) im Jahr 1808 als erster Anatomie-Professor berufen, der auch das erste amerikanische Anatomiebuch herausgab[1]. Zu dieser Zeit hatte der Anatom Johann Wolfgang von Goethe bereits seine anatomischen Studien abgeschlossen und man muss festhalten, dass zumindest im Bereich der makroskopischen Anatomie, die man nach Sektion mit einem Skalpell mit bloßem Auge ergründen kann, in Europa nahezu alle relevanten Details beschrieben worden sind. Goethe wurde die Aussage zugeschrieben, die anatomische Präparation sei die wichtigste Technik für das Studium des menschlichen Körpers. Diese Bewertung hat sicher damit zu tun, dass das Mikroskop zu dieser Zeit noch nicht für tiefergehende Betrachtungen taugte, da Gewebe noch nicht gut haltbar gemacht werden konnten und die Strukturen oft nicht gut erhalten waren. Erst gegen Mitte des neunzehnten Jahrhunderts wurden eigene Lehrstühle für mikroskopische Anatomie eingerichtet, wie 1880 für Karl von Kupffer in München und gegen Endes des Jahrhunderts wurde die Histologie als eigene Disziplin in die medizinische Ausbildung aufgenommen.

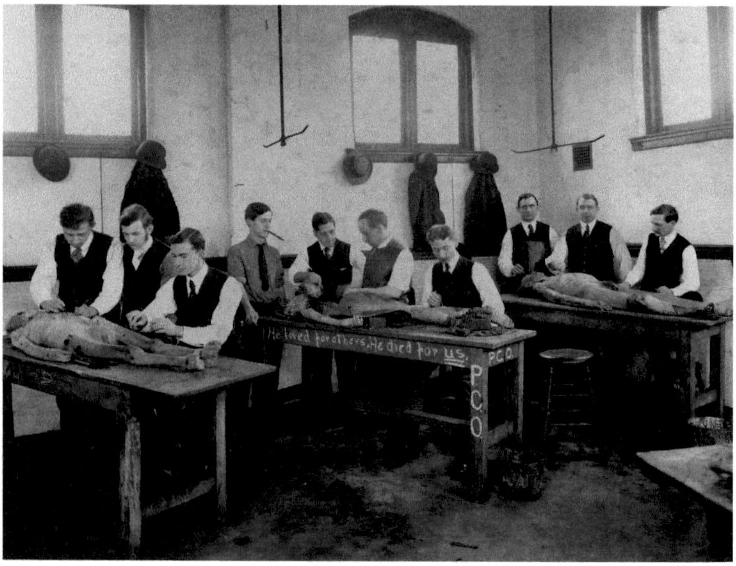
He lived for others, He died for us.
P.C.O.
P.C.O

Abbildung 27: Anatomie-Saal am Philadelphia College of Osteopathic Medicine, 1908. PCOM, Public domain, via Wikimedia Commons.

Daher kamen die Amerikaner auf dem Gebiet der Anatomie schlichtweg zu spät, um bedeutende Fachvertreter hervorzubringen. Allerdings muss man sagen, dass bereits ab der Mitte des siebzehnten Jahrhunderts einzelne anatomische Sektionen stattgefunden hatten, die von in Europa ausgebildeten Medizinern durchgeführt wurden, und **Thomas Cadwalader** (1708–1779) im Jahr 1750 in Philadelphia einen ersten Präparierkurs für Interessierte anbot[1].

Selbst amerikanischen Anatomen fällt es daher schwer, in Büchern zur Geschichte der Anatomie bedeutende Entwicklungen in den USA zu beschreiben und herausragende Fachvertreter zu nennen. Würde ich diese anführen, müsste ich an dieser Stelle auch alle Anatomen in Europa der letzten vierhundert Jahre aufzählen. Aber das will ja niemand. Daher kann man zusammenfassend sagen, dass die Anatomien in den USA, nachdem sie sich mal entwickelt hatten, auch schon wieder geschlossen und abgewickelt wurden, da sie den Forschungsfortschritt nicht ausreichend unterstützten. Bereits im zwanzigsten Jahrhundert wurden die entscheidenden Entdeckungen zum Bau von Zellen mit dem Elektronenmikroskop von Zellbiologen veröffentlicht, die keine Anatomen mehr waren. Um die Jahrtausendwende hatte sich dann in den USA endgültig die Tendenz durchgesetzt, die Anatomie als reines Lehrfach zu betreiben und die anatomischen Institute in zellbiologische Forschungsinstitute umzuwandeln. Man kann daher nur Begründer berühmter Lehrbücher anführen, wenn man bedeutende Anatomen nennen möchte. Am wichtigsten ist in meinen Augen **Frank Henry Netter** (1906–1991). Der ausgebildete Graphiker studierte Medizin und begann dann – als Chirurg – für einen Pharmakonzern medizinische Sachverhalte zu illustrieren[1,3]. Die über 4 000 Zeichnungen verbinden Anatomie und Medizin auf unvergleichliche Weise und zeigen oft die Krankheitszeichen von Menschen mit realistischen Gesichtszügen, die normale Anatomie ebenso wie krankhafte Veränderungen an den jeweiligen Organen und schließlich auch operative Eingriffe zu deren Behandlung[1,3]. Die Abbildungen sind in einer eigenen Buchreihe zusammengefasst, wobei sein wichtigstes Werk der 1989 erschienene „Atlas of human Anatomy" ist. Der Atlas ist immer noch führend in den USA und in großen Teilen der Welt, obwohl die Qualität der Abbildungen nicht mehr zeitgemäß ist. Das ist am ehesten darauf zurückzuführen, dass die amerikanischen Abteilungen der Buchverlage jede Konkurrenz aus Europa auf dem amerikanischen Markt systematisch ausbremsen und geschickt günstige Versionen des Atlas besonders auch auf den Märkten anbieten, auf denen für die Studierenden Bücher für mehr als hundert Dollar schlichtweg nicht erschwinglich sind.

Abgesehen davon, dass die Abbildungen zur Topographie nicht mehr dem Goldstandard entsprechen, sind die Zeichnungen zum Teil aber weiterhin echte Kunstwerke, sodass der Erfolg von Netters Atlas absolut nachzuvollziehen ist. Vor Kurzem habe ich **Carlos Machado** kennengelernt, der seit den 1990er Jahren das Werk von Frank Netter als Illustrator für den Atlas fortsetzt und im Rahmen eines Anatomiekongresses in Chile ein paar Tage mit ihm verbracht. Abgesehen davon, dass Carlos ein sehr netter Kerl ist, bewundere ich seine Fähigkeiten, nicht nur anatomische Präparate zu zeichnen, sondern, wie Netter auch, lebendige Menschen mit ihrer Mimik und ihren individuellen Körpermerkmalen zum Ausdruck zu bringen. Daher hat man immer den Eindruck, dass hier die Anatomie von Lebenden dargestellt wird. Interessant ist, dass Carlos sich selbst nicht als Anatom sieht, da er ausgebildeter Kardiologe ist. Er sieht sich als Mediziner, der ein besonderes Interesse an Anatomie und Physiologie hat. Genau das traf auch für Frank Netter zu, dessen Funktion als anatomischer Illustrator er übernommen hat. Daher ist es absolut gerechtfertigt, dass sich Carlos unter über hundert Bewerbern für diese wichtige Aufgabe durchsetzen konnte, für die er vor 30 Jahren von Brasilien in die USA umgezogen ist. Carlos sagte, er habe bisher über 2000 anatomische Abbildungen kreiert. Wenn er seine Karriere beschreibt, vergleicht er sich dabei auch immer mit den Illustratoren der anatomischen Glanzwerke und nicht mit den Anatomen. Eine Ausnahme ist Leonardo da Vinci, der ja auch präpariert und gezeichnet hat, um selbst den Bau und die Funktion des Körpers zu verstehen. Da Carlos Machado auch von seiner Hingabe her Leonardo in nichts nachsteht, wird er zumindest in Chile bei Präsentationen auf Kongressen entsprechend mit „Standing ovations" abgefeiert. In den USA dagegen ist er ein zeichnerischer Freelancer, der an verschiedenen Universitäten präpariert, wenn er dies für seine Illustrationen benötigt. Nach Leonardo nennt Carlos unter seinen Vorbildern Jan Stephan von Calcar (1499–1546) als Ersteller der Holzdrucke für Vesals Meisterwerk im sechzehnten Jahrhundert, Jan Wandelaar (1690–1759) als den Zeichner für die Werke von Albinus aus dem achtzehnten Jahrhundert sowie Henri Jacob (1782–1871) als Maler für den Atlas mit Bourgery aus dem neunzehnten Jahrhundert[1,2,3]. Diese Künstler waren für ihre jeweilige Zeit sicher herausragend, aufgrund technischer Limitationen allerdings noch etwas eingeschränkt. Die einzigen Illustratoren, die wohl selbst Frank Netter und Carlos Machado überlegen waren, sind die Zeichner für den Pernkopf-Atlas Erich Lepier (1898–1974), Franz Batke (1903–1983) und Karl Endtresser (1903–1978), von denen Lepier wie vor ihm Karl Hajek (1878–1935) auch für den Sobotta gearbeitet hat[2,3,4]. Carlos und ich stimmen auch völlig überein, dass der Pernkopf-Atlas aufgrund der Qualität einiger seiner Abbildungen der beste Anatomie-Atlas aller Zeiten ist und wohl auch bleiben wird. Nichtsdestotrotz ist Carlos Machado der wohl fähigste zeitgenössische Anatomie-Illustrator, wie ich jetzt mal so behaupte.

Verglichen mit „dem Netter" ist auch der vom britischen Anatom **John Charles Boulieau Grant** (1886–1973), der als Lehrstuhlinhaber in Toronto tätig war, im Jahr 1943 veröffentlichte Atlas für Anatomie inzwischen relativ unbedeutend geworden[1,3]. Allerdings erreichte er auch nie die didaktischen Qualitäten von Netters Zeichnungen und blieb hinter vielen europäischen Werken zurück.

Mehr fällt mir zu Anatomen aus Nordamerika eigentlich nicht ein, auch wenn sie sich wie alle Anatomen weltweit natürlich sehr wichtig nehmen. Leider ist aber der amerikanische Weg, die anatomischen Institute wegzurationalisieren, inzwischen auch in Europa kopiert worden. In Italien und auch in der Schweiz wird die anatomische Lehre zunehmend an biomedizinische Forschungsinstitute angegliedert oder mit der Rechtsmedizin zusammengelegt. In Spanien und in Osteuropa wird die Anatomie auch als Lehrfach im Medizinstudium und für die klinische Weiterbildung von Ärztinnen und Ärzten hochgehalten. Nur in England, Österreich und Deutschland sind die Anatomien nicht nur eigenständig, sondern auch noch auf internationalem Niveau forschungsaktiv. Das kann sich aber mit der geplanten Reform des Medizinstudiums bald ändern, in der die Fächer der Medizin zugunsten fachübergreifender Module weitgehend aufgegeben werden sollen.

Damit endet jetzt der erste Teil des Buches, dessen historische Fakten alle nicht von mir entdeckt wurden, sondern den verschiedenen Quellen des Anhangs zu verdanken sind. Nur einzelne Bewertungen oder Beobachtungen konnte ich beisteuern.

Literatur

1. Persaud TVN, Loukas M, Tubbs RS. A history of human anatomy. Springfield: Thomas; 2014.
2. Wikipedia.de
3. Roberts KB, Tomlinson JDW. The fabric of the body. Oxford: Oxford University Press; 1992.
4. Hildebrandt S, Paulsen F, Waschke J. Naturgetreue Darstellung als höchste Priorität. Sobotta Atlas der Anatomie. 25. Aufl. München: Elsevier; 2022.

Kapitel 23

Mein persönliches Anatomen-Ranking

Bevor wir jetzt zu den eher spekulativen Teilen dieses Buches kommen, möchte ich mein persönliches Anatomen-Ranking noch einmal zusammenfassen. Eine solche Aufstellung habe ich bisher nicht in Büchern zum Thema Geschichte der Anatomie gefunden, weil sie wohl keiner braucht. Wahrscheinlich muss man auch eingestehen, dass sich, vielleicht abgesehen von den ersten beiden Plätzen, auch nicht alle Anatomen den Platzierungen auf dieser Liste anschließen würden. Allerdings wäre mal spannend, wie viele Anatomen sich überhaupt eine Einschätzung zutrauen. Ich kenne eigentlich keinen, der sich intensiver mit der zugegeben unwichtigen Aufgabe eines Anatomen-Rankings beschäftigt hätte, was vielleicht andeutet, dass ich entweder zu viel (Frei)Zeit habe, oder in meinem Beruf die falschen Prioritäten setze und alleine schon deshalb nie für ein Ranking der Top 100 in Betracht gezogen würde. Manche allerdings, die die im Anhang zitierten Bücher zum Thema herausgegeben haben, kennen sich sicher um einiges besser aus als ich.

Meine Anatomie-Top Ten

1	**Andreas Vesal** (1514–1564) S. 103	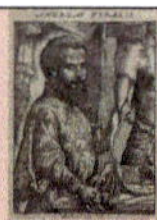
2	**Galen** (129–216) s. S. 51	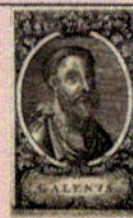
3	**Leonardo da Vinci** (1452–1519) S. 83	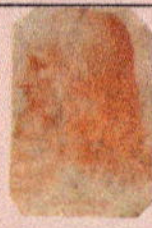
4	**Herophilos** (ca. 335–280 v. Chr.) S. 45	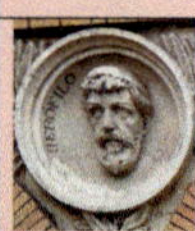
5	**Erasistratos** (305–250 v. Chr.) S. 45	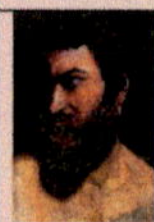
6	**Mondino de Liucci** (1270–1326) S. 75	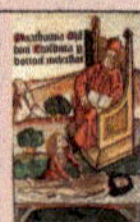
7	**Marcello Malpighi** (1628–1694) S. 68	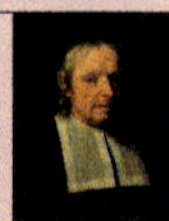
8	**William Harvey** (1578–1657) S. 132	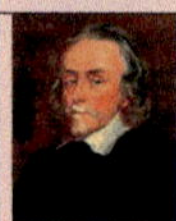
9	**Theodor Schwann** (1810–1882) S. 187	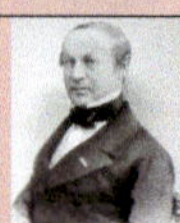
10	**Aristoteles** (384–322 v. Chr) S. 39	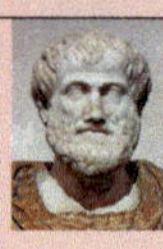

Bildnachweis Anatomie-Top Ten[1]

Bei den Plätzen acht bis zehn konnte ich mich lange nicht entscheiden und habe sehr mit mir gerungen. Die Anatomen auf den Plätzen davor haben die Anatomie begründet wie Herophilos und Erasistratos oder wiederbelebt wie Mondino, sie auf ein neues Niveau gehoben wie Vesal, mit ihren Konzepten und Werken für lange Zeit die Anatomie beherrscht wie Galen, oder durch genaue graphische Darstellungen und technische Neuerungen ganze Teilbereiche der Anatomie aus der Taufe gehoben wie Leonardo und Malpighi. Aber natürlich ist auch hier jede Reihung subjektiv und Sie können mir gerne schreiben, wie Sie Ihre persönlichen Charts anlegen würden. Bei Harvey und Schwann, dem Entdecker des Blutkreislaufes und dem Begründer der Zellbiologie, war es eher ein zentrales Konzept, das die Naturwissenschaften und die Medizin enorm weitergebracht und in ganz andere Bahnen gelenkt haben. Wie will man das vergleichen mit Hippokrates, der als Urvater der Medizin überhaupt gilt, aber selbst keine anatomischen Studien betrieben hat. Daher habe ich mich für Aristoteles entschieden, der ein großer Philosoph war und der auch mehr über Anatomie geschrieben hat, als den meisten bewusst ist, und dessen Beschreibungen bis zu Lebzeiten von Vesal noch so relevant waren, dass dieser sie zitierte. Eigentlich ist aber auch die Einordnung von Leonardo da Vinci auf Platz drei

[1] 1. Aus De humani corporis fabrica. Jan Stephan van Calcar zugeschrieben, Public domain, via Wikimedia Commons 2. Georg Paul Busch (engraver), Public domain, via Wikimedia Commons 3. Francesco Melzi zugeschrieben, Public domain, via Wikimedia Commons 4. Ecelan, CC BY-SA 3.0 ES, via Wikimedia Commons 5. Jean-Auguste-Dominique Ingres, Public domain, via Wikimedia Commons 6. Public domain, via Wikimedia Commons 7. Carlo Cignani, Public domain, via Wikimedia Commons 8. Public domain, via Wikimedia Commons 9. Rudolph Hoffmann, Public domain, via Wikimedia Commons 10. After Lysippos, Public domain, via Wikimedia Commons

„nicht ganz unproblematisch", um es mal mit einem Bonmot eines geschätzten Anatomen zu sagen, der dies während einer Sektion nahezu ständig bei den anstehenden Präparationsschritten vor sich hin murmelte. Leonardo hat die Anatomie zu keiner Zeit vorangebracht, da seine Skizzen für lange Zeit nicht öffentlich verbreitet wurden und vor William Hunter Ende des achtzehnten Jahrhunderts keiner deren Bedeutung erkannte, da Leonardo sie nicht publizierte. Zu dieser Zeit war der Käse gerollt und sogar in Amerika gab es bis dahin schon Anatomen. Daher muss man sagen, dass meine Einschätzung auf dem Wissensgewinn beruht, den Leonardo als einzelner Wissenschaftler gegenüber allen Anatomen vor ihm erzielte. Es war eher das Gegenteil der Fall wie beim Astronauten Neil Armstrong, dessen erster Schritt auf den Mond 1969 als kleiner Schritt für ihn, aber als großer Schritt für die Menschheit bezeichnet wurde. Leonardo hat dagegen anatomisch gesehen für sich selbst einen großen Schritt gemacht, die Menschheit aber nicht, da sie nichts von Leonardos Erkenntnissen erfuhr. Damit war sein Anteil an der Weiterentwicklung der Anatomie weit geringer als der von Mondino, der zwar unkritisch die damals schon über tausend Jahre alte Anatomie Galens wiedergab, aber damit immerhin das erste Anatomielehrbuch erschuf und als weitere herausragende Leistungen die anatomische Präparation und die Vorlesung in die medizinische Ausbildung integrierte und damit die Anatomie wiederbelebt hat. Herophilos und Erasistratos dagegen haben durch ihren Tabubruch, erstmalig systematisch menschliche Leichen zu sezieren, sicherlich die Menschheit und unsere Fachdisziplin einen großen Schritt vorangebracht. Obwohl ihre Schriften nicht erhalten sind und deren Inhalte nur indirekt durch spätere Autoren überliefert wurden, ist eher nicht anzunehmen, dass ihre Studien denen von Leonardo an Zielstrebigkeit und Genauigkeit überlegen waren, obwohl sie viele anatomische Strukturen wie Arterien und Nerven erstmalig auch in ihrer funktionellen Bedeutung erfassten. Bei diesen beiden Begründern der Anatomie überwiegt bei meiner Bewertung sicher aber auch die Abscheu, dass sie lebendige Menschen durch ihre Präparationen zu Tode quälten. Kein Erkenntnisgewinn kann diese Greueltaten rechtfertigen, wie auch damals schon Celsus festhielt. Daher ist diese Top Ten-Auflistung auch aus ethischer Perspektive „schwierig".

Letztlich muss ich aber festhalten, dass es sowieso keine Rolle spielt, wie meine Anatomen-Liste am Ende aussieht. Sie haben meine Skepsis gegenüber Rankings bereits bemerkt. Die meisten Rankings geben bei einer spezifischen Fragestellung eine sinnvolle Orientierung, wobei man immer die Kriterien genau ansehen muss, die diesen zugrunde liegen. Mein Anatomen-Ranking soll höchstens zum Denken anregen.

Und wenn Sie meinen, ich läge ganz falsch, ist es doch schön (für Sie)!

Kapitel 24

Anatomie als Spiegel der Gesellschaft

Wenn man sich die Geschichte der Anatomie anschaut, ist für mich die Frage spannend, ob der Stellenwert der Anatomie mit der Entwicklung einer Gesellschaft korreliert, oder sogar die aktuelle Bewertung der Anatomie für zukünftige Entwicklungen in einer Gesellschaft eine Vorhersage treffen kann, also einen prädiktiven Wert hat. Ich will hier nicht behaupten, Anatomie sei für das Schicksal der Menschheit oder der Gesellschaft eines Landes ausschlaggebend und könne deren Entwicklung ursächlich mit beeinflussen. Das wäre auch vermessen, zumal die Forschung in der Anatomie auch die Medizin nur noch selten bereichert. Ich denke aber seit einigen Jahren, dass der Stellenwert der Anatomie in einer Gesellschaft – und hier besonders die Wertschätzung der anatomischen Lehre und Forschung in der medizinischen Ausbildung von Ärztinnen und Ärzten – ein guter Indikator für die grundsätzliche Einstellung einer Gesellschaft zu Fakten ist. Ich behaupte daher jetzt mal, dass man am Stellenwert der

Anatomie in einer Gesellschaft erkennen kann, ob sie Gefahr läuft, dem Populismus anheim zu fallen.

Das führe ich darauf zurück, dass in der Anatomie die Fakten stets ersichtlich sind. Entweder mit dem bloßen Auge, was man als makroskopische Anatomie bezeichnet, oder in der mikroskopischen Anatomie bei Betrachtung mit dem Mikroskop. Immer sieht man, wie etwas aussieht. Es mag Abweichungen von der Norm geben, also mehr oder minder häufige Unterschiede zu dem, was am häufigsten vorkommt und den so genannten Normalzustand darstellt. Dabei lernt man auch, dass es den Normalzustand als sogenannten Lehrbuchfall gar nicht so häufig gibt. Zumindest ist das bei jeder Struktur verschieden. Nur selten sind der Bau und die Lage einer Struktur bei 99 % aller Menschen gleich wie z. B. der Verlauf der Arterie, die zur als „Blinddarm" bekannten Appendix des Dickdarms zieht und dabei in nahezu allen Fällen hinter dem Endabschnitt des Dünndarms verläuft. Es kommt sogar vor, dass der Lehrbuchfall in nur einem Drittel der Fälle vorliegt und damit streng genommen eher die Ausnahmen die Regel sind. Und selbst wenn eine Struktur in zwei Dritteln aller Fälle einen bestimmten Bau hat, heißt dies doch, dass es bei einem Drittel von uns allen anders ist. Trotz dieser Variabilität und Abweichungen von der Norm liegen die Fakten auf der Hand. Deshalb liebe ich die Anatomie so. Man kann diskutieren, ob etwas typisch ist oder nicht und welche funktionelle Bedeutung der anatomische Bau einer Struktur hat. Aber nicht darüber, wie es denn nun ist, da man das ja eindeutig sieht. Daher ist die Faktenlage klar. Anatomie ist daher für mich das Gegenteil von Populismus, den man in der Politik heutzutage auch in verschiedenen Ländern findet, die sich selbst als demokratisch definieren.

Leider ist es natürlich bei den meisten anderen Sachverhalten im Leben nicht so einfach wie in der Anatomie, was die Faktenlage angeht. Das fängt bereits bei der Funktion der unterschiedlichen Strukturen an und hört bei den Inhalten unserer Forschung noch lange nicht auf. Mit der Funktion beschäftigt sich das Fachgebiet der Physiologie, das in der Mitte des neunzehnten Jahrhunderts aus der Anatomie ausgegliedert wurde, weil das Wissen einfach zu umfangreich und komplex wurde und keiner mehr Bau und Funktion des ganzen Körpers überblicken und durch Forschungen weiter untersuchen konnte. Der erste moderne Physiologe war mit Albrecht von Haller daher ein Anatom, wie wir schon kennengelernt haben. Möglicherweise war diese Ausgliederung der tatsächliche Beginn des Verfalls der Anatomie als Forschungsfach. Die Physiologen haben eine ganz andere Einstellung gegenüber experimenteller Forschung entwickelt, als es die Anatomen lange für nötig angesehen haben. Sie haben erkannt, dass man echte Versuche unter definierten Bedingungen anstellen muss, um funktionelle Sachverhalte zu ergründen. Mir ist das bewusst geworden, als ich vor zwanzig Jahren in den USA in einem physiologischen Institut zu einem Forschungsaufenthalt war und die 50-Jahr-Feier der Microcirculatory Society miterlebt habe. Diese Gesellschaft besteht aus Physiologen, die sich mit der Funktion der mikroskopisch kleinen Blutgefäße unseres Körpers beschäftigen. Dort wurde in einer Festrede der Vergleich zur Zellbiologie anhand dem Bild einer Vase und eines Scherbenhaufens angestellt. Während in der Zellbiologie nur viele kleine Scherben betrachtet werden, da man isolierte Zelltypen in Kulturschalen studiert, schaut sich die Physiologie immer auch die Vase als Ganzes an, in diesem Fall also den gesamten Organismus. Man kann sich vorstellen, dass nur die Physiologie für sich daher beanspruchen kann, die Schönheit der Schöpfung wahrzunehmen, da sich keiner einen Scherbenhaufen ins Wohnzimmer stellt, sondern höchstens eine Vase. Die Grundhaltung ist daher, dass nur das in der Physiologie als relevant angesehen wird, was in einem Tierversuch „in vivo" nachweisbar ist, während alle anderen Beschreibungen der Zellbiologie im Reagenzglas „in vitro" zunächst mal nur als potenziell bedeutend eingestuft werden.

Ich glaube, dass diese Einstellung tatsächlich eine gewisse Berechtigung hat, da die Versuchsbedingungen von Zellkulturstudien noch um vieles weiter von den Bedingungen in einem lebenden Organismus abweichen als bei einem Tierversuch. Das Schlimme ist vor allem, dass man sich gerne in die Tasche lügt, indem man nur die Übereinstimmungen sieht. Mein akademischer Mentor in der Physiologie, Fitzroy E. Curry aus Davis in Kalifornien, meinte, dass die Zellen aus Blutgefäßen in einer Kulturschale sogar eher einem krankhaft geschädigten Blutgefäß entsprechen als dem gesunden Zustand. Diese Sichtweise hat mich verstehen lassen, warum man in der Forschung seine Erkenntnisse an bestimmten Punkten mit einem Tierversuch absichern muss. Man muss aber bedenken, dass auch die Gewebe und Organe (neugeborener) Mäuse nicht gut mit der menschlichen Anatomie und Physiologie vergleichbar sind, und Studien, die an einem intakten menschlichen Gewebe „ex vivo" durchgeführt werden, sogar aussagekräftiger sind und man auf bestimmte Tierversuche auch gleich ganz verzichten kann. Leider ist es aber in der Wissenschaft so, dass man heutzutage ohne umfassende und teure Screenings und eingehende molekulare Untersuchungen kaum hochwertige Veröffentlichungen zusammenstellen kann. Die Tierversuche werden dann teilweise unter völlig unphysiologischen Bedingungen als Bestätigung angehängt. Aufgrund all dieser Unzulänglichkeiten arbeiten heutzutage alle medizinischen Fachdisziplinen allzu oft auf einem Scherbenhaufen und versäumen den Blick auf die wunderschöne Vase. Ein wichtiger Ansatz ist daher, Versuche mit verschiedenen Modellen in Kulturzellen, intaktem menschichem Gewebe und Tierversuchen so zu kombinieren, dass die Schwachpunkte der Modelle durch die Kombination ausgeglichen werden.

Die Ausgliederung von allem, was nicht in den Kram passt oder unübersichtlich ist wie vielleicht die Physiologie aus Sicht eines Anatomen, möchte ich daher hier nicht zum Prinzip erheben. Vielmehr geht es um die Grundeinstellung, ob man der Meinung ist, man möchte sich der Faktenflut, die für unser Fach so typisch ist, zumindest bis zu einem gewissen Grad stellen und diese für sich ergründen. Oder ob man vielmehr der Meinung ist, es ginge in der Medizin auch irgendwie ohne anatomische Kenntnisse, im anatomischen Blindflug quasi. Für über 2 500 Jahre, also von ca. 500 v. Chr. bis zum Ende des 20. Jahrhunderts, wurde die Anatomie als Wissenschaft hochgehalten. Für viele Jahrhunderte und bis über das 16. Jahrhundert hinaus war die Anatomie sogar weitgehend mit der Medizin gleichzusetzen, weil man zunächst den Bau und die Funktion des Körpers besser verstehen musste, um bei Krankheiten therapeutisch eingreifen zu können. Oder reingreifen, in den Körper, wie bei einer Operation. Bis zu dieser Zeit waren die Anatomen auch gleichzeitig Chirurgen und umgekehrt. Ersichtlich wird das auch daran, dass an den Universitäten bis zum Ende des 16. Jahrhunderts die Ausbildung der Mediziner anhand klassischer Werke der Anatomie aus der Antike praktiziert wurde.

Eine mögliche Interpretation ist daher, dass es eine Korrelation der Stellenwerte gibt, die eine Gesellschaft auf der einen Seite der Anatomie und auf der anderen Seite der Bewertung von Fakten beimisst. In den frühen aufgeklärten Gesellschaften in Griechenland und Rom gehörte das verfügbare Wissen über den Bau des Körpers zum Repertoire der großen Philosophen wie Aristoteles. Anatomie und Medizin waren zu Zeiten Hippokrates', dem Urvater der Medizin, und auch bei Galen nahezu deckungsgleich; allerdings aufgrund des nur sehr oberflächlichen Wissens und den aus heutiger Sicht oftmals falschen Konzepten, hatte das anatomische Wissen keinen praktischen Nutzen für die Behandlung der Menschen. Forscher versuchten daher, mit allen Mitteln das anatomische Wissen gezielt zu vermehren und lernten nach den Vivisektionen von Herophilos und Erasistratos bald, dass sie bei allem Wissensdurst die Grenzen der Ethik und Moral einhalten mussten. Im Mittelalter dagegen wurde in Europa auf keinem Wissenschaftsgebiet nennenswerter Fortschritt erzielt und auch anatomische Präparationen wurden unterdrückt. Das änderte sich erst im Spätmittelalter, als in Südeuropa die ersten Exzellenz-Universitäten gegründet wurden, wie man aus heutiger Perspektive sagen würde. An diesen zählten anatomische Sektionen zu den akademischen Highlights, die zum Teil nur einmal im Jahr und dann mit großem öffentlichem Publikum abgehalten wurden. In der Renaissance wurden auf verschiedensten Gebieten der Wissenschaft nahezu zeitgleich grandiose Durchbrüche erzielt. Zu dieser Zeit waren die großen Ingenieure und Künstler wie Leonardo da Vinci, Michelangelo und Rafael auch anatomisch bewandert. Die Erfindung des Buchdrucks zusammen mit der Geisteshaltung der Renaissance, alle überlieferten Erkenntnisse in Frage zu stellen und im Falle der Anatomie durch eigene Sektionen kritisch neu zu bewerten, ermöglichten es Andreas Vesal, die moderne Anatomie zu begründen. Wie schon Leonardo da Vinci zunächst beim Papst und dann beim französischen König angestellt war, wurde auch Vesal an den Hof des Kaisers nach Frankreich gebeten und wirkte dort als dessen Leibarzt wie zuvor Galen bei Marc Aurel und dessen Nachfolgern. Das war bis ins neunzehnte Jahrhundert noch so und bedeutende Anatomen wie William Harvey, Johan Mayer und Justus Loder waren noch Leibärzte von Königen. Insgesamt komme ich in diesem Buch mit Galen, Avicenna, Vigevano, Vesal, Harvey, Riolan, Stensen, Douglas, Haller, William Hunter, Loder und Mayer auf zwölf Leibärzte und mit Aristoteles und Leonardo auf weitere Lehrer und Gelehrte im Auftrag von Herrschern und Päpsten. Und dabei gibt es bestimmt einige mehr, da ich nicht nach diesem Suchkriterium die Literatur durchforstet habe, weil es letztlich auch keine Rolle spielt, wie viele es genau waren. Man kann sogar sagen, dass bis zur Ausgliederung der Chirurgie und weiterer medizinischer Disziplinen aus der Anatomie die Leibärzte der Herrscher in allen Ländern Europas oft auch Anatomen waren.

Es scheint offensichtlich zu sein, dass die Mächtigsten der Anatomie vertrauten und diese offenbar als Grundvoraussetzung für eine umfassende Bildung und eine Evidenz-basierte Medizin ansahen, die auf gesichertem Grundlagenwissen fußt. So gesehen ist die heute viel proklamierte Evidenz-Basierung in der Medizin gar keine brandaktuelle Erscheinung.

Die Bedeutung der Anatomie für die Medizin und darüber hinaus hielt noch solange an, wie die Beschreibung des Körperbaus alleine ausreichte, um das medizinische Wissen voranzutreiben. Auch Goethe bekannte sich noch zu dem Wert der anatomischen Präparation und schlug vor, Wachsfiguren von den Präparaten zu erstellen, wie er es in Florenz gesehen hatte. Als dann hochauflösende Mikroskope erfunden wurden und naturwissenschaftliche Experimente nötig waren, um neben der Struktur auch die Funktion des Körpers auf Ebene von Zellen bis hin zu einzelnen Molekülen zu erklären, verschwammen die Fächergrenzen zwischen Naturwissenschaften wie Physik und Chemie und denen der Lebenswissenschaften, zu denen Biologie und Medizin gezählt werden. „Den Anatomen" gibt es in der Forschung seitdem gar nicht mehr, da alle Anatomen ganz unterschiedliche Teilgebiete der Anatomie mit den gleichen Techniken untersuchen wie alle anderen Naturwissenschaftler und Mediziner auch.

Die Gefahr, die daraus resultierte, und der in manchen Ländern wie den USA die Medizinerausbildung bereits zum Opfer gefallen ist, besteht darin, die Grenzen zwischen einzelnen Fächern aufzuheben und die Anatomie insgesamt als überholt anzusehen. Die anatomischen Details im Medizinstudium werden demnach in manchen Teilen der Welt zunehmend als unwichtig angesehen, ähnlich wie auch alle anderen Fakten von großen Teilen der Gesellschaft als unbedeutend oder zumindest uneindeutig wahrgenommen werden. Als mir zum ersten Mal die Gewissheit kam, dass in den USA der Stellenwert der Anatomie für die Medizin abgewertet worden war, ist schon eine Weile her. Verwundert, um nicht zu sagen geradezu schockiert war ich, als ich bei meinem ersten Forschungsaufenthalt in Kalifornien im Jahr 2002 von dem damaligen Forschungsdekan hörte, man habe jetzt an seiner Universität einen Neubau für Lehre eingeweiht, der keinen Präpariersaal für Studierende der Anatomie und auch sonst kein „Nasslabor" für experimentelle Kurse der Physiologie und Biochemie mehr enthielt. Seitdem lästere ich immer in meiner Vorlesung, dass die USA ein unzivilisiertes Land seien, was sich zumindest anhand ganz anderer Schädigungsmuster anatomischer Strukturen durch Schuss- und Stichwaffen in einzelnen Fällen auch ganz gut begründen lässt.

Bestärkt wurde meine Annahme durch die zunehmende Oberflächlichkeit, mit der die Anatomie sogar an den Elite-Universitäten der USA unterrichtet wird. Von einer zuständigen Dozentin an der Universität Harvard, die bei internationalen Universitäts-Rankings stets einen der führenden Plätze einnimmt, erfuhr ich bereits vor zehn Jahren, dass für die gesamte anatomische Lehre im Rahmen eines Medizinstudiums einschließlich klinischer Fälle insgesamt acht Wochen vorgesehen sind. An den meisten Universitäten im deutschsprachigen Raum kommen sie auf ungefähr eineinhalb bis zwei volle Semester und damit bis zu achtundzwanzig Wochen, was dem Dreieinhalbfachen entspricht. Auf den anatomischen Jahrestagungen der AAA (American Association for Anatomy) jagen mir seit dieser Zeit die Überlegungen einzelner Anatomen, welche Themengebiete man bei einer weiteren Reduktion der Zahl von Unterrichtsstunden getrost auslassen könnte, immer wieder einen Schauder über den Rücken. Da wurde schon mal die Einschätzung abgegeben, dass man auch nur entweder den Arm oder das Bein unterrichten könnte, da wir ja alle vom Vierbeiner abstammen und die Unterschiede zwischen den beiden Extremitäten daher vernachlässigbar seien. Das müssen sie mal einem Orthopäden oder einem Handchirurgen vorschlagen! Und bereits ein kurzer Blick in ein Anatomiebuch zeigt einem sofort, wie falsch eine solche Einschätzung ist. Henry

Netter würde sich dabei im Grab umdrehen, wenn er wüsste, was die amerikanischen Anatomen, die nach seinem Werk lehren, da verzapfen. Man kann also zusammenfassen, dass meine eigenen Erfahrungen, die Schilderungen von Kolleginnen und die Präsentationen auf den Anatomiekongressen in den USA übereinstimmend seit zwanzig Jahren das Bild ergeben, dass es mit der Anatomie in diesem Land abwärtsgeht.

Es dauerte dann aber einige Jahre, bis in der amerikanischen Politik selbst für Laien wie mich die Talfahrt bezüglich der Fakten-Treue unübersehbar wurden. Als schließlich der ehemalige (und hoffentlich nicht zukünftige) amerikanische Präsident Donald Trump sagte, ein Sachverhalt sei so, da er bei seiner Einschätzung ein gutes Gefühl hätte und viel von Medizin verstünde, weil sein Großvater Arzt gewesen sei, dann war das natürlich harter Tobak. Und wenn er in der darauffolgenden Woche twitterte, er hätte das nie so gesagt, und falls doch, dann wenigstens genau gegensätzlich gemeint, dann wurde auch das zumindest von seinen Anhängern so hingenommen. Die dazu konträre Geisteshaltung, dass man politische Entscheidungen auf der Grundlage von Fakten fällt, ist damit also letztlich eine anatomische Haltung gegenüber dem Wert von Fakten. Politik auf Basis der Anatomie von Fakten, sozusagen.

Vor ein paar Jahren habe ich überdies bei einem Besuch in Äthiopien feststellen dürfen, dass dort die anatomische Lehre noch viel intensiver ausgeübt wird als in den USA und ungefähr so abläuft wie bei uns vor 30 oder 40 Jahren. Zumindest in der Vorlesung. In den praktischen Kursen ist der Unterricht durch den Mangel an Körpern, die für die Präparation zur Verfügung stehen, eingeschränkt, da Äthiopien nicht wie bei uns auf ein Körperspendewesen zurückgreifen kann, das in Deutschland nach dem Zweiten Weltkrieg und bis in die 90er Jahre hinein flächendeckend eingeführt wurde. In Chile war die Situation übrigens auch 2023 noch vergleichbar, wie ich erleben durfte.

Anatomisch gesehen leben also alle Teile der Welt nicht nur in verschiedenen Zeitzonen, sondern auch in unterschiedlichen Zeitaltern.

In den USA hat man bereits einige Fehler vorweggenommen und die Anatomie in ihrer Bedeutung beschnitten. Diese Entwicklungen hat man in der Schweiz bereits kopiert und wir Anatomen sehen ähnliche Veränderungen gerade in Deutschland auf uns zukommen. Andere Länder wie Äthiopien und Chile dagegen könnten dies noch verhindern. Da sie uns allerdings als Vorbild sehen, ist es unwahrscheinlich, dass es ihnen gelingt. Ich nehme eher an, dass sie die Zeit des anatomischen Goldstandards in der Lehre, den wir in den letzten zwanzig Jahren als selbstverständlich erachteten, einfach auslassen werden und unser Ausbildungsniveau dann erreichen, wenn wir schon auf dem absteigenden Ast sind.

Am Status der Anatomie kann man meiner Meinung nach also vereinfacht gesprochen erkennen, ob es mit einer Gesellschaft in Zukunft eher auf- oder abwärts geht bzw. diese dem Populismus anheimfällt oder nicht. Ich würde damit sogar noch einen Schritt weitergehen, als nur die Bedeutung von Fakten hervorzuheben. Ich denke auch, dass die Wertschätzung der Anatomie auch mit der Haltung einer Gesellschaft gegenüber ihren Mitgliedern und damit der Wertschätzung eines jeden einzelnen Mitbürgers als schützenswertes Individuum korreliert. Die Wahl von Donald Trump zum Präsidenten der USA, der die Ära des Postfaktischen per Kurznachrichtendienst Twitter (heute X) in der Politik einläutete, hat mich dann letztlich zu dem Schluss gebracht, dass die Anatomie ein Prädiktor für die Grundeinstellung einer Gesellschaft zu Fakten sowie auch zur Einstellung gegenüber ihren Mitgliedern ist. In meinen Augen hat die Corona-Virus-Pandemie in unterschiedlichen Ländern, in den USA mehr als bei uns in Europa, offengelegt, dass die Einstellung einer Regierung zu Fakten und Wahrheit auch mit ihrer Haltung zum Wert der Bürger als Individuen korreliert.

Auch hier sehe ich eine Parallelität zur Anatomie. Vielleicht haben die Amerikaner einfach Pech gehabt, dass bei ihnen die Anatomie nie wirklich bedeutsam wurde, während in Europa, Indien und China die Anatomie eine mehrere tausend Jahre umfassende Tradition hat und über lange Zeit sogar „Cutting edge" war.

In der Anatomie bleibt jeder Körperspender ein Individuum. Das beginnt schon beim Vermächtnis mit unserem Körperspendewesen, in dessen Rahmen oft persönliche Wünsche oder familiäre Gegebenheiten der Körperspender zu berücksichtigen sind. Bei der anatomischen Präparation treten dann wie beschrieben die individuellen Merkmale und die Variationen im Bau des Körpers deutlich zu Tage. Und dann zuletzt gedenken wir auch bei Gedenkfeier und Beisetzung der Verstorbenen der einzelnen Mitmenschen als Individuen. Daher fühlen wir Anatomen uns mit der bei uns in Deutschland gepflegten Einstellung sehr wohl, dass jedes Leben unabhängig von Herkunft und Alter schützenswert ist und nicht der Schutz eines einzelnen Lebens gegen wirtschaftliche Herausforderungen abgewogen werden kann. Diese Indifferenz oder Verachtung der Individuen, die die USA oder auch Brasilien offen zur Schau gestellt haben, indem mehrere hunderttausend, teilweise verhinderbare Corona-Tote einfach ohne echte Proteste hingenommen werden, schockieren mich immer noch. Spätestens seit der Corona-Pandemie haben damit die USA ihre Vorbildfunktion für die Welt in meinen Augen verloren. Und trotz aller Hoffnungen in Joe Biden als Nachfolger im Amt des US-Präsidenten wird sich am Stellenwert der Anatomie für die Ausbildung in der Medizin in Amerika sicher nichts ändern, da es inzwischen nicht nur keine Präpariersäle an den Universitäten mehr gibt, sondern auch kaum noch ausgebildete Anatominnen und Anatomen, die einen Körper fachgerecht präparieren könnten. In dieser Situation ist es reiner Zweckoptimismus, wenn die rein virtuelle anatomische Ausbildung, in der der menschliche Körper ausschließlich anhand von Computerprogrammen unterrichtet wird, als hochmodern gepriesen wird.

Sie sehen also, erst ging in den USA der Anatomieunterricht in die Binsen, und dann das ganze Land vor die Hunde. Ein Land, das jetzt tief gespalten ist und sich nicht mal mehr darauf einigen kann, wer die letzte Präsidentschaftswahl gewonnen hat, ob es eine menschengemachte Klimakrise gibt oder gar, wie die Erde entstanden ist und ob sich die heutigen Lebewesen in einem Prozess der Evolution entwickelt haben. Für all diese Überzeugungen gibt es eindeutige Fakten, die man nur anerkennen müsste, um sich auf diese zu einigen.

Kapitel 25

Postfaktisches Zeitalter auch in der Anatomie?

Da sind wir nun in der Gegenwart gelandet. Wir leben heute ja im Zeitalter des Post-Faktischen. Sagt man zumindest so, obwohl das sicher nicht für alle Teile der Welt und auch nicht für alle Mitglieder einer Gesellschaft gleichermaßen gilt. Vergleichbar höchstens für die Bewohner der gleichen sozialen „Bubble", die sich dann übrigens auch nicht mehr an Ländergrenzen und Kontinente hält. Fakten (die Inhalte der Anatomie jetzt mal ausgenommen) sind viel weniger eindeutig als vor der Etablierung der sozialen Medien als Nachrichtenkanäle. Obwohl es wohl schon immer so war, dass die Deutungshoheit über die Ereignisse bei den Mächtigen liegt, die in nicht-demokratischen Gesellschaften Presse und Rundfunk kontrollierten, sobald es diese gab. In den letzten hundert Jahren garantierte die Pressefreiheit zumindest in vielen demokratisch regierten Ländern eine weitgehend unabhängige Berichterstattung, sodass viele Menschen zumindest eines Landes ein deckungsgleiches Weltbild entwickeln konnten, weil auch die Zahl an Zeitungen, Radio- und

Fernsehanstalten begrenzt war. In den letzten Jahren hat sich die Situation aber gedreht. Selbst bei uns, wo es weiterhin einen qualitativ hochwertigen Journalismus gibt, wird es schwierig, die öffentliche Wahrnehmung der Faktenlage einzuschätzen, da viele Leute keine Zeitungen oder Magazine mehr lesen und nicht mal mehr Nachrichtensendungen verfolgen, sondern stattdessen in ihren privaten Internetblasen oder „Echo chambers" leben. Dort bekommen sie auf ihre (vermeintlichen oder tatsächlichen) Interessen zugeschnittene Informationen präsentiert und „liken" in ihren Interessensgruppen so oft den gleichen Mist, bis sie denken, es handelte sich dabei um Fakten. Gerade im Rahmen der Corona-Pandemie staunte man nicht schlecht, wie viele Bürger anscheinend glaubten, Bill Gates hätte das neue Corona-Virus kreiert, um dann mit den durch seine Stiftung unterstützen Pharma-Firmen Impfstoffe mit Mikrochips an den Mann und die Frau zu bringen, um uns alle fernzusteuern. Wieder andere meinten, SARS-CoV-2 gäbe es gar nicht, sondern es handele sich bei Covid-19 um eine einfache, schon länger existierende Atemwegserkrankung.

Das bedeutet, dass es kurz nach der Demokratisierung des Wissens durch das Internet, das es viel mehr Menschen als früher erlaubte, sich eigenständig zu informieren, durch die sozialen Medien wieder zu einer freiwilligen Einengung des Wissensspektrums kommt, da sich kaum mehr einer die Mühe macht, sich selbständig zu informieren. Vielmehr saugt heute jeder nur das auf, was ihm oder ihr als Fakten präsentiert wird und in das eigene Wertesystem und Vorstellungskonzept von der Welt passt.

Noch schlimmer ist es, wenn ganze Staaten durch gezielte Desinformation die Einschätzungen erschweren, was Fakten sind, da sie alle unliebsamen Sachverhalte als „Fake News" abstempeln und neue Inhalte kreieren, die die eigene Sicht auf die Welt unterstützen. Von Ländern wie Russland und China, in denen anders ein Machterhalt gar nicht möglich wäre, erwartet man ja nichts anderes. Aber von der Entwicklung in den USA war man anfangs schon schockiert. Eigentlich wartete man über vier Jahre lang auf die Auflösung, dass Donald Trump, ähnlich wie im Film „Truman Show“, nur Teil einer Fernsehinszenierung ist und man den Darsteller jetzt für einen Oscar nominiert hat.

Als ich vor vier Jahren mit dem Schreiben dieses Buches begonnen habe, habe ich den Populismus vor allem in den USA auf dem Vormarsch gesehen, was sicher auch meinem mangelnden politischen Einblick zuzuschreiben ist. Allerdings musste ich bei der Überarbeitung dieses Abschnitts feststellen, dass das Postfaktische nicht vor den Grenzen Europas haltgemacht und auch bei uns in der Politik Einzug gehalten hat. Und zwar nicht nur bei den Oppositionsparteien, auf deren nicht-demokratische Politiker und Vertreterinnen ich gar nicht eingehen will. Wenn man sich manche Aussage von Hubert Aiwanger anhört, der in Bayern ja Teil der Regierung ist – auch wenn er dies bisweilen zu vergessen scheint –, so stößt man auf Aussagen, in denen der Kabarettist Urban Priol in seinem Jahresrückblick 2023 keinen einzigen zutreffenden Sachverhalt hat finden können.

Was sagt uns das also über den Zustand der Anatomie bei uns im Land?

Wie bereits erwähnt, geht es in Amerika schon seit gut zwanzig Jahren mit der Anatomie bergab, was für mich bei meinen ersten Besuchen immer verstörend war, da man in seiner Jugend und auch im Medizinstudium Amerika immer als Vorbild hat sehen wollen. An den neuen Elite-Universitäten der USA werden die Ressourcen lieber den Top-Forschern der Zellbiologie zugeschrieben, während die Anatomie des menschlichen Körpers in der Lehre auf geringem inhaltlichen Niveau und mit reduzierten materiellen und personellen Einsatz sehr oberflächlich betrieben wird. Oft existieren nicht einmal mehr anatomische Institute, sondern Lehrkräfte irgendwelcher Kliniken teilen sich den

Anatomie-Unterricht, der von einzelnen Didaktikern organisiert wird. Man geht bei diesem Lehrkonzept davon aus, dass die wesentlichen Inhalte der Anatomie in den operativen Fächern für jeweils deren Fach vermitteln werden. Alle anderen angehenden Ärztinnen und Ärzte erhalten keine fundierte medizinische Grundlagen-Ausbildung und damit auch keinen profunden Ein- und Überblick in den menschlichen Körper mehr.

Für unsere demokratische Gesellschaft in Deutschland denke ich, dass sie bis jetzt grundsätzlich sehr gut funktioniert und sich die Politik in der Corona-Krise insgesamt gut geschlagen hat, wenn man bedenkt, dass es eine vergleichbare Pandemie in der modernen Zeit lange nicht mehr gegeben hat. Die Wissenschaftler der Infektiologie und Epidemiologie haben sich zwar des Öfteren beschwert, die Politik würde aus ihrer Darstellung der Fakten nicht die richtigen Schlüsse ziehen. Das hatte aber vielleicht auch damit zu tun, dass manche Ansätze wie die Umsetzung einer Null-Covid-Strategie mit dem Ziel der kompletten Virus-Ausrottung in einer modernen, hochmobilen Gesellschaft eine Utopie bleiben müssen. Besonders, wenn man nicht auf einer Insel lebt wie in Neuseeland, sondern im Herzen Europas. Zumindest wurden die Fakten zur Pandemie, soweit sie überhaupt vorhanden waren, als solche gewertschätzt und die Wissenschaftler wurden zumindest angehört, wenn auch nicht von allen Teilen der Gesellschaft. Es mag einfach erscheinen, alle Zweifler unter Querdenkern und „Alu-Hüten" zu subsumieren. Völlig wertfrei muss man aber doch festhalten, dass es für eine nicht zu unterschätzende Zahl von Menschen nicht möglich ist, sogar einer wissenschaftlich eindeutigen Faktenlage zuzustimmen. Das ist zum einen dadurch bedingt, dass das wissenschaftliche Meinungsbild nicht immer ausgewogen kommuniziert wurde und Einzelmeinungen von speziellen Wissenschaftlern als gleichwertig akzeptabel präsentiert wurden. Zum anderen ist es für jemanden, der selbst kein Wissenschaftler ist, schwierig zu verstehen, dass sich die Faktenlage kontinuierlich verändert, und das manchmal dramatisch schnell wie zum Beginn einer noch nie dagewesenen Pandemie, in der die Biologie eines Erregers wie auch seine Verbreitungswege völlig unbekannt sind. Inzwischen sieht man sogar, dass auch das Corona-Virus einer Evolution unterworfen ist.

Inzwischen treibt mich manchmal die Sorge um, ob nicht wir Anatomen selbst inzwischen dem postfaktischen Zeitalter anheimgefallen sind und sogar an der Transformation zu einer postanatomischen Gesellschaft mitwirken. Wie ich berichtet habe, gestalten wir auch weiterhin Anatomie-Bücher, damit unser Fach „up to date" bleibt. Noch immer stellen die anatomischen Abbildungen das Kernstück unserer Atlanten dar. Allerdings werden diese heutzutage komplett am Computer entworfen. Es mag Sie schockieren, aber ich halte das Abzeichnen von alten Originalen aus Klassikern der Anatomie inzwischen sogar für eine geeignete Herangehensweise, um sicherzustellen, dass die Abbildungen anhand echter Präparate erstellt werden, wie es im zwanzigsten Jahrhundert noch der Fall war. Viel schwieriger wird es, wenn dagegen Schemazeichnungen so mit digitalen Hilfsmitteln „aufgepimpt" werden, dass sie am Ende zwar wirken wie eine naturgetreue Darstellung eines echten Präparats, der Zeichner aber alles an seinem Computer nach dem Studium von ein paar Abbildungen umgesetzt und eben für Muskel, Bindegewebe und Nerven die Standard-Texturen verwendet hat, damit alles möglichst real aussieht. Mich erinnert das dann immer an die digitalen Kulissen von Spielfilmen, die ja auch schon lange mit Computern entworfen werden, um den Dreh in aufwendigen Kulissen zu vermeiden. Auch bei Vesal und Albinus war es vor ein paar hundert Jahren übrigens üblich, die anatomischen Präparate in einer echten Landschaft darzustellen wie vor den Hügel um Padua oder in einem tropischen Regenwald inklusive Nashorn (s. Abb. 18 S. 158). Damit wurde gezeigt, dass man die Abbildung als Gesamtkunstwerk ansah. Heute empfinden wir das als Ablenkung.

Hinzu kommt, dass die heutigen Zeichner keine Anstellung in den anatomischen Instituten oder bei den Verlagen haben, sondern als freischaffende Künstler nach Stunden oder der erwarteten Komplexität eines Bildes bezahlt werden. Keiner kann es sich leisten, wie Leonardo da Vinci jahrelang die Anatomie zu studieren oder noch im zwanzigsten Jahrhundert mit den Anatomen in ständigem Austausch zu stehen. Carlos Machado ist da eine Ausnahme, da er für den Netter-Atlas bei Elsevier angestellt ist. Da sich jeder und jede als Zeichner verdingen kann, wenn sie technisch versiert sind, müssen sie bei der Zusammenarbeit darauf hoffen, dass die Künstler auch über ein anatomisches Grundverständnis verfügen, das natürlich sehr unterschiedlich ausgeprägt ist, wenn man noch nie einen Körper seziert hat. Das Ende vom Lied ist, dass in den verschiedenen Büchern und mehr noch in Lehr-Software eine Vielzahl neuer Abbildungen entsteht, die auf den ersten Blick unheimlich überzeugend erscheinen, weil alles schön clean und aufgeräumt aussieht und in Pastell-Tönen oder Comic-artigen Überzeichnungen abgebildet wird. Jede unangenehme natürliche Farbgebung und Komplexität der Strukturen, die leider die Realität wiedergeben, wird vermieden, um den Augen der Betrachter zu schmeicheln. Und nur, wenn Sie genau hinsehen, erkennen Sie Fehler in der räumlichen Anordnung oder stellen fest, dass es diese Art von Muskulatur, aus der Skelettmuskeln aufgebaut sind, im Augapfel gar nicht gibt und es sich damit um nichts anderes als „Fake News“ handelt. Oder dass die Faszien im Becken, die eigentlich filigrane Maschenwerke aus Bindegewebe darstellen und die der Zeichner aus didaktischen Gründen zu einer Stärke hat anschwellen lassen, die noch kein Mensch gesehen hat, daraus resultieren, dass die Quelle für das Bild eine Schemazeichnung war. Wenn die Zeichner also nicht über profunde anatomische Kenntnisse verfügen und wir als Herausgeber den Zeichnern falsche Vorlagen liefern oder Fehler bei der Umsetzung nicht bemerken, dann haben wir als Anatomen tatsächlich „Fake News“

generiert. Und diese sind umso überzeugender, je detailgetreuer sie umgesetzt sind, wie bei jedem anderen „Deepfake" auch, das anhand eines Computerprogramms oder mit Hilfe von Künstlicher Intelligenz erstellt wurde. Daher ist es wichtig, sich an echten menschlichen Präparaten zu orientieren, wenn wir neue Zeichnungen erstellen, und den Unterschied zwischen einer Schemazeichnung und einer echten Anatomieabbildung immer erkennbar zu machen.

Sie sehen also, auch wir Anatomen wirken daran mit, dass Fakten und anatomische Abbildungen immer weniger verlässlich werden, obwohl sich natürlich alle Lehrbuchautoren und -autorinnen anstrengen, das zu vermeiden. Hoffentlich stürzen wir Anatomen damit unsere schöne Gesellschaft nicht in den Abgrund. Die ersten rein digital erstellten Atlanten der Anatomie gibt es aber erst seit 2005. Seit dieser Zeit kann man uns allen, die wir Lehrbücher gestalten, vielleicht vorwerfen, am Untergang unserer Welt beteiligt zu sein. Beruhigend ist für mich, dass es zumindest in den USA schon seit der Jahrtausendwende mit der Anatomie bergab ging, sodass wir Lehrbuchherausgeber zumindest nicht für die politische Situation dort verantwortlich sind.

Vielleicht ist es also sogar gut, dass wir Anatomen für den Erkenntnisgewinn nicht mehr so wichtig sind wie früher. Sonst trügen wir am Ende Schuld daran, dass man aktuell in unserem Land das Gefühl hat, die Politik würde auf der Stelle treten. Und das, obwohl die Ampel-Koalition zunächst nach großem Aufbruch aussah und einem bewusst wurde, wie viele Probleme in den Legislaturperioden zuvor nicht angegangen worden waren. Jetzt dagegen herrscht der Populismus und die Befriedung der Partei-Klientel scheint wichtiger zu sein als die Lösung der offensichtlichsten Probleme wie zum Beispiel der Klimakrise. Am zynischsten ist es, wenn Parteien mit dem Argument der Technikoffenheit jede Verpflichtung zum Fortschritt – sei es in der Heiztechnik für Wohngebäude oder in der Antriebstechnik von Kraftfahrzeugen – ausbremsen, die notwendig wäre, um die bereits bestehenden Probleme anzugehen. Das ist für mich als Mediziner so, als wüsste ich, dass die beste Behandlung für einen Tumor nach aktuellem Kenntnisstand dessen Entfernung ist. Da die Operation aber mit Schmerzen verbunden ist und man nicht riskieren möchte, dass sich der Patient am Ende einen anderen Arzt sucht und dadurch meine wirtschaftliche Zukunft gefährdet wäre, täte ich lieber nichts mit dem Verweis, dass in Zukunft ja vielleicht schonendere Therapieansätze erfunden werden könnten. Das mag ja alles so sein, aber der Tumor ist für den Patienten bis dahin vielleicht eben auch bereits tödlich gewesen!

Jetzt sehen Sie, warum ich bereits in meinem Studium für mich erkannt habe, dass sich Medizin und Geld nicht gut vertragen, was mich darin bestärkt hat, Anatom werden zu wollen. Und da ich nun Anatom bin und kein Historiker, Philosoph oder Politiker, beende ich den spekulativen Teil des Buches hiermit auch. Wie Sie erkannt haben, fällt es auch mir als begeistertem Anatomen nicht leicht, aus der aktuellen Bedeutungslosigkeit meines Fachgebietes für den wissenschaftlichen Fortschritt die Relevanz der Anatomie für die Gesellschaft abzuleiten. Außer ich würde mich auf das Niveau eines grundsätzlichen Zukunftsskeptizismus zurückziehen und behaupten, dass früher, als auch die Anatomie noch ihre Blütezeit hatte wie vielleicht bis zu den Achtzigerjahren des letzten Jahrtausends, alles besser war. Dann könnte ich sagen, mit dem Verfall der Anatomie sei auch die geistige Vorreiterrolle Europas in der Welt zu Ende gegangen. Das klänge zwar zunächst mal stimmig, auch wenn zeitliche Korrelationen in so großen Zeitintervallen wie Dekaden und Jahrhunderten natürlich immer schwierig sind. Problematisch an der Argumentationslinie wäre aber auch, dass die USA, in denen die Anatomie ja zu keinem Zeitpunkt der Geschichte je wirklich bedeutend war, sich gerade in dem Zeitraum zur immer noch aktuellen medizinischen Vorreiterrolle aufschwang, als es mit der Anatomie in diesem Land bereits bergab ging. Letztlich kann ich mir jetzt entweder eingestehen, dass ich der Versuchung anheimgefallen bin, in einen einfachen zeitlichen Abriss der Geschichte der Anatomie, wie ich ihn schon lange geplant habe, etwas mehr hineinzuinterpretieren. Oder aber, ich verkünde trotzdem, dass die Anatomie der Schlüssel zu allen Problemen unserer Welt ist? Leider geht das aber nicht, da ich dann auch die Fakten ausblenden würde.

Letztlich möchte ich auch vermeiden, dass am Ende der Eindruck entstünde, ich hätte ein Buch über Christian Lindner oder Wolfgang Kubicki geschrieben. Das kann ich ausschließen, denn Anatomen werden diese beiden Politiker sicher nicht, schon allein wegen der Einstellung zu Fakten. Letztlich geht es in diesem Kapitel auch nicht um einzelne Personen. Wenn Sie dieses Buch in hundert Jahren lesen sollten, sagen Ihnen die Namen dieser Politiker auch nichts mehr, während hoffentlich die Kapitel über die Geschichte der Anatomie noch genauso zeitlos sind wie heute. „Memories may last for years but names are just for souvenirs", um einmal Andrew Eldritch von den The Sisters of Mercy zu zitieren. Ich möchte aber betonen, dass ich den Einsatz mancher Minister(innen) sehr zu schätzen weiß, weil sie tatsächlich den Mut besitzen, eine problemorientierte Politik zu betreiben und dabei auch noch eine authentische Performance bieten, die sehr im Kontrast steht zum Politiktheater, das man zuvor schon fast als normal empfand. Vielleicht sollte aber das „Ampel"-Team doch mal zusammen für eine Woche einen Präparierkurs in der Anatomie absolvieren, wie Goethe und die Humboldt-Brüder es zu ihrer Zeit praktiziert haben. Das würde den Blick für die Anatomie der Fakten und die nächsten anstehenden Präparationsschritte zur Lösung der anstehenden politischen Probleme vielleicht wieder schärfen. Und nebenbei auch dem Teamgeist erhöhen, wie ich es als „Softskill" immer wieder anführe, die unser Fach in der Medizin vermittelt.

Die Einladung steht!

Allerdings muss man natürlich auch festhalten, dass den Parteien nur bedingt ein Vorwurf gemacht werden kann, wenn sie die nötigen Reformen nicht mit angemessenem Elan umsetzen. Sie fürchten einfach, von den Wählern abgestraft zu werden, denen die Veränderungen zu anstrengend oder finanziell zu aufwendig sind. Und da eigentlich immer in irgendeinem Bundesland gewählt wird, wollen sich auch die Parteien im Bund nicht dem Vorwurf aussetzen, die Wähler vergrault zu haben. Und die, die es doch tun, ziehen sich auch noch den Unmut der Pateifreundinnen und -freunde zu. Das Problem ist, dass aktuell einfach viele Bürger erschöpft sind von den vielen nacheinander und zeitgleich auf sie einprasselnden Krisen, die dazu führen, dass einige bereits finanzielle Probleme haben und andere sich Sorgen um die materielle Zukunft machen. Die Folge ist, dass zwar die Klimakrise zunehmend als große Bedrohung wahrgenommen wird, die Bereitschaft, einen eigenen Beitrag durch Verzicht oder materielle Umstellung zu leisten, aber gegenläufig dazu abnimmt. Also auch in der Bevölkerung fehlt die anatomische Grundeinstellung, sich mit den kleinen lästigen Details auseinanderzusetzen.

Also doch Präparierkurs für alle!

Sag ich ja schon immer. Und Sie erkennen auch, warum ich mich mit diesen holzschnittartigen Lösungsansätzen nicht als Politiker eigne und daher besser einfach Anatom bleibe.

Kapitel 26

Körperspendewesen und Leichenkonservierung

Bevor wir uns jüngsten Entwicklungen in der anatomischen Lehre zuwenden und ich in den bisherigen Kapiteln bereits mehrfach den Begriff „Körperspendewesen“ erwähnt habe, möchte ich an dieser Stelle klarstellen, unter welchen Bedingungen ein Mensch nach seinem Tod in ein anatomisches Institut wie bei uns an der Ludwig-Maximilians-Universität in München oder auch an anderen Universitäten kommen kann: Es handelt sich bei unseren Verstorbenen ausschließlich um Körperspender. Freiwillige also, die zu Lebzeiten ihren Körper einem bestimmten anatomischen Institut im Rahmen eines Vermächtnisses gespendet und dies schriftlich zusammen mit den Anatomien festgehalten haben. Für uns im deutschsprachigen Raum und auch sonst in Europa, Amerika, Australien und Neuseeland ist das inzwischen Standard und völlig normal. Das sollte aber nicht darüber hinwegtäuschen, dass die ersten Körperspendewesen an den Universitäten wie zum Beispiel in München erst seit den 1960er Jahren etabliert wurden[1] und davor die gleichen Zustände herrschten wie in anderen Teilen der Welt und wie zum Beispiel in den meisten Ländern Afrikas und auch in Chile heute noch. Dort werden auch heute noch vor allem sogenannte „unclaimed bodies", also Leichen ohne Angehörige, auf die keiner einen Anspruch erhob, in die Anatomien gebracht. Bei uns in München war das vor dem Zweiten Weltkrieg auch so, allerdings handelte es sich da weniger um Obdachlose als um Verstorbene aus den Krankenhäusern Münchens, die nach ihrem Ableben in die Anatomische Anstalt gebracht wurden. Nach dem Zweiten Weltkrieg war es auch für die Anatomen ein Lernprozess, dass sie nicht an die Zeit vor dem Nationalsozialismus anknüpfen konnten, was ihre Strategien zur Leichenrekrutierung anging[1]. Nachdem sie zum Beispiel in München vergebens versucht hatten, die Behörden zu überzeugen, ihnen weiterhin Leichen zur Verfügung zu stellen, die keine Angehörigen hatten, kamen sie 1960 auf die zündende Idee, die Bevölkerung vom ideellen Wert der Körperspende zu überzeugen. In einer Pressemitteilung zusammen mit der Regierung wandten sich die Münchner Anatomen an die Öffentlichkeit und waren im Anschluss vom Erfolg dieser Maßnahme verblüfft[1]. Die Zahl der Körperspenden wuchs immer mehr an, sodass in München ab Mitte der siebziger Jahre nur noch Körper von Vermächtnisgebern und -geberinnen für den anatomischen Unterricht verwendet wurden.

Es ist unbestritten, dass es abgesehen von einer Organspende nichts Sinnvolleres gibt, was man mit seinem Körper nach dem Tode tun kann, als diesen für die Aus- und Weiterbildung junger Ärztinnen und Ärzte zur Verfügung zu stellen. Heutzutage ist es allerdings mit unseren moralischen Werten unvereinbar, dass jemand nach seinem Tode ohne dessen ausdrückliche Zustimmung zu irgendetwas verwendet wird, sei es auch noch so gut und sinnvoll. Daher können auch nicht die Angehörigen nach dem Tod das Vermächtnis ausstellen, auch wenn sie den Wunsch des Verstorbenen genau kennen und wissen, dass es sein größter Wunsch gewesen ist, sich der Medizin zur Verfügung zu stellen. Der einzige Weg führt über eine schriftliche Einwilligung des Körperspenders selbst, nachdem er von uns das Informationsmaterial über die organisatorischen Abläufe und die Rahmenbedingungen erhalten hat.

Und das ist wichtig, da es manche Dinge gibt, die unbedingt geklärt werden müssen. Zum Beispiel ist es so, dass es an vielen anatomischen Instituten eine Zuzahlung gibt, die der Körperspender mit dem Vermächtnis entrichten muss. Bei uns in München ist diese Zuzahlung sogar höher als an vielen anderen Instituten, was darauf zurückzuführen ist, dass die Kosten für Leichentransport und Einäscherung bei uns in München höher liegen. Man mag hier erst mal verwundert sein, da manche vielleicht erwarten würden, für einen solch hohen Dienst wie die Körperspende sogar eine finanzielle Entschädigung zu erhalten. Die Entlohnung besteht aber darin, dass sich die Anatomische Anstalt wie die anatomischen Institute an anderen Orten auch um alle Abläufe nach dem Tod kümmert und auch die Grabpflege des Gemeinschaftsgrabs übernimmt. Und wenn Sie sich mal mit den Kosten einer Beerdigung auseinandergesetzt haben sollten, wissen Sie, dass man dafür ein Mehrfaches der von den anatomischen Instituten veranschlagten Beträge aufbringen muss.

Ich werde öfter mal gefragt, um welche Menschen es sich bei denen handelt, die ihren Körper nach dem Tod der Wissenschaft zur Verfügung stellen? Hier muss ich eingestehen, dass wir das nicht systematisch erfassen und auswerten, sodass ich nur meinen Eindruck über die Jahre wiedergeben kann. Die Körperspender sind so verschieden wie Sie, liebe Leserinnen und Leser. Ich bin nicht einmal sicher, ob mehr Mediziner und Ärztinnen unter den Körperspendern sind als in der Normalbevölkerung. Den Eindruck könnte man gewinnen, weil mir gegenüber doch manchmal zukünftige Vermächtnisgeber erläutern, dass sie sich der Medizin zur Verfügung stellen wollen, um das zurückzugeben, was ihnen selbst während ihres eigenen Studiums oder der Ausbildung ihrer Kinder ermöglicht wurde. Es sind aber sehr viele andere, die durch Hörensagen oder von Angehörigen auf die Möglichkeit der Körperspende gestoßen sind und diese für sich selbst als sinnvoll identifiziert haben. Es handelt sich überwiegend um Frauen, die sich vermachen, was für unsere Ausbildung übrigens nicht ganz optimal ist, da wir natürlich die Anatomie beider Geschlechter vermitteln wollen und bei den Geschlechtsorganen nicht nur Wissen über das weibliche Genitale weitergeben können. Dieses Geschlechterungleichgewicht führe ich am ehesten darauf zurück, dass Frauen vorausschauender sind und sich mehr Gedanken über ihre Gesundheit und anscheinend auch ihren eigenen Tod machen. Das ist ja auch schon bei den Vorsorgeuntersuchungen der Ärzte bemerkbar, die leider auch mehr von Frauen wahrgenommen werden als von Männern. Hinzu kommt, dass die Männer in den Beziehungen meist älter sind und, wie wir am Ende des Buches noch sehen werden, die Lebenserwartung der Frauen höher ist. Und so kommt es vor, dass nach dem Tod des Ehepartners die Damen verstärkt überlegen, was mit ihrem Körper nach dem Tode geschehen soll. Hier kommen wir neben der Dankbarkeit der Medizin gegenüber zu einer weiteren wichtigen Motivation, nämlich der Sorge um die Grabpflege. Da diese, wie gesagt, für unsere Körperspender von der Anatomischen Anstalt übernommen wird, begrüßen unsere Vermächtnisgeber, dass sie keine Angehörigen mit dieser Aufgabe betrauen müssen, so sie denn überhaupt Angehörige haben.

Im Rahmen des Leichenwesens gibt es noch ein Aufgabengebiet, dem wir uns widmen müssen, um die Voraussetzung für eine anatomische Lehre mit einem Präparierkurs für Studierende anbieten zu können. Dabei müssen wir uns mit den Fixierungsprotokollen auseinandersetzen, die wir für die Haltbarmachung der Körper verwenden[2,3]. Was zunächst langweilig klingt, ist der Tatsache geschuldet, dass im Jahr 2015 die hauptsächlich zur Konservierung verwendete Substanz Formaldehyd als potenziell krebserregend eingestuft wurde[2]. Andere giftige Substanzen wie Phenol[3] werden dagegen kaum mehr verwendet. Die Substanz kennt man unter dem Namen Carbol, das nach seiner Einführung als eine der ersten Substanzen für die Keimabtötung in Operationssälen großzügig eingesetzt wurde, bis man feststellte, dass sie besonders die Nerven aller Beteiligten angriff, die öfter mit der Substanz zu tun hatten. Formaldehyd kann in sehr hohen Dosen in Tierversuchen bösartige Tumore im Nasenrachenbereich auslösen, die man bei Menschen, die in der Anatomie tätig sind, noch nicht festgestellt hat[4,5]. Da Formaldehyd in diesen Konzentrationen außerdem stark die Augen reizt und tränen lässt, könnte wohl kaum ein Mensch über einen längeren Zeitraum derart exponiert werden, wie es bei den Versuchstieren geschehen ist. Trotzdem ist es natürlich sehr sinnvoll, dass man einen Grenzwert definiert hat, der weit unterhalb der Konzentration liegt, die im Tierversuch eingesetzt wurden.

Daher ist eine unserer Zielsetzungen, die Grenzwerte für Formaldehyd während des Unterrichts und möglichst auch bei der Behandlung der Körper im Institut einzuhalten. Wir als Anatomen sind nämlich von Formaldehyd sehr überzeugt, weil die Substanz neben der konservierenden Wirkung auch stabilisierend wirkt. Das ist wichtig, da gerade die feinen Nerven und Blutgefäße sonst nicht ihre Freilegung überstehen und danach noch für mehrere Monate Bestand haben würden, bis wir alle Testate und die dazu nötigen Demonstrationen abgeschlossen haben. Außerdem sollen ja die Studierenden die Möglichkeit haben, alles selbst anzufassen und zu „be"greifen, um die räumlichen Zusammenhänge nachvollziehen zu können. Das war übrigens unter den Bedingungen der Corona-Pandemie nur sehr eingeschränkt möglich, da bei uns immer nur zwei Studierende statt wie vorher üblich zehn am Tisch stehen können und daher in einem Semester nur wenige Male überhaupt in den Präpariersaal kommen. Manche sogar nie, da sie es vorgezogen haben oder dazu gezwungen wurden, in ihren Heimatländern zu bleiben und dem Kurs daher nur virtuell folgen konnten. Aber zu den Veränderungen in der Lehre, die sich aus der Corona-Pandemie ergaben, kommen wir gleich noch.

Übrigens hat die Formaldehyd-Problematik uns als Anatomen in unserem Austausch enger zusammengebracht. Im Jahr 2015 hat die Anatomische Gesellschaft eine Arbeitsgruppe zur Reduktion der Formaldehydexposition eingerichtet, in der über dreißig Mitglieder aus dem ganzen deutschsprachigen Raum regelmäßig zusammenkommen und über sinnvolle Maßnahmen diskutieren[2]. Auch dank der Unterstützung der Unfallversicherungsträger der einzelnen Bundesländer wissen wir inzwischen, dass eine moderne Belüftungstechnik, bei der jeder Präpariertisch an ein Abluftsystem angeschlossen ist und die Chemikalien absaugt, bevor sie eingeatmet werden, von zentraler Bedeutung ist. Darüber hinaus haben wir die Menge an Formaldehyd, die wir zur Haltbarmachung der Körper einsetzen, reduziert und die Substanz in einzelnen Arbeitsschritten komplett eliminiert[2].

Wir glauben, dass die Vorteile des Formaldehyds die Nachteile überwiegen, da die Substanz sehr gut charakterisiert ist und heutzutage viele wirksame Maßnahmen zur Expositionsreduktion in allen Anatomien eingesetzt werden. Kaum jemand bedenkt, wie vor Entdeckung des Formaldehyds anatomische Präparationen abliefen. Andreas Vesal hat in einer durch die Verwesungsanfälligkeit vorgegebenen Reihenfolge die einzelnen Organe und Körperregionen seziert und musste teilweise bei der Demonstration auf frisch geschlachtete Hunde ausweichen[6]. Auch Leonardo da Vinci hat die Leichen als grässlich bezeichnet und damit auf ihren Verfall abgehoben[7]. Diese Bedingungen wären für Studierenden und auch uns Anatominnen und Anatomen heutzutage unzumutbar.

Literatur

1. Schütz M. Leichen und Legitimation. Krise und Krisenbewältigung in der deutschsprachigen Anatomie 1900-1960. Kumulative Habilitati-

onsschrift zur Erlangung der Venia Legendi für das Fach Geschichte, Theorie und Ethik der Medizin an der Medizinischen Fakultät der Ludwig-Maximilians-Universität München 2023.

2. Waschke J, Bergmann M, Bräuer L, Brenner E, Buchhorn A, Deutsch A, Dokter M, Egu DT, Ergün S, Fassnacht U, Fietz D, Gundlach S, Heermann S, Hirt B, Kugelmann D, Müller-Gerbl M, Neiss W, Nimtschke U, Plendl J, Pretterklieber M, Redies C, Scaal M, Schmidt MHH, Schmiedl A, Schnittler HJ, Schomerus C, Sebestény T, Spittau B, Steiniger B, Tschernig T, Unverzagt A, Viebahn C, Voigt E, Weigner J, Weyers I, Winkelmann A, Winkler M, Paulsen F (2018) Recommendations of the working group of the Anatomische Gesellschaft on reduction of formaldehyde exposure in anatomical curricula and institutes. Ann Anat 2018,221:179–185.
3. Brenner E. Human body preservation-old and new techniques. J. Anatomy 2014; 224: 316–344.
4. Feron VJ, Bruyntjes JP, Woutersen RA, Immel HR, Appelman LM. Nasal tumours in rats after short-term exposure to a cytotoxic concentration of formaldehyde. Cancer Lett 1988; 39(1):101–11.
5. Pabst R. Exposure to formaldehyde in anatomy: an occupational health hazard? Anat Rec. 1987; 219(2):109–12.
6. Mani N. Vesals erste Anatomie in Bologna 1540: Ruben Erikssons Veröffentlichung eines Augenzeugenberichts. Gesnerus: Swiss Journal of the history of medicine and sciences 1960; 17 (1-2).
7. Isaacson W. Leonardo da Vinci – die Biographie. Berlin; Propyläen; 2019.

Kapitel 27

Wie Covid die universitäre Lehre in der Anatomie verändert hat

Wie wohl alle Lehrenden an der Universität haben auch wir in der Anatomie am Anfang der Pandemie einen Crashkurs in Lehrdigitalisierung mitgemacht. Ein Unterschied zu der Situation in Schulen war sicherlich, dass bei uns schon seit bald zwanzig Jahren Vorlesungen als Powerpoint-Präsentationen über Beamer ausgestrahlt werden und wir in München aufgrund unserer Studierendenzahlen schon immer in mehrere Hörsäle übertragen haben und daher auch über Hörsaalkameras verfügen. Als ich noch Student war, gehörte dagegen der Satz „Herr ..., nächstes Dia bitte" zu den meistgehörten Sätzen des Anatomieunterrichts und die Präparatoren waren zusätzlich noch Dia-Präsentatoren oder zeigten Originalabbildungen aus Lehrbüchern mittels eines Auflicht-Projektors. Das Setting war also gar nicht so anders als bei Mondino in Bologna im zwölften Jahrhundert, bei der ein

Demonstrator versuchte, den lateinischen Anweisungen des Lektors zu folgen.

Außerdem hat uns sicher geholfen, dass wir in der Wissenschaft regelmäßig über das Internet kommunizieren und eine Bearbeitung von E-Mails für jeden Anatomen zu einem leider signifikanten Anteil der Arbeitszeit gehört. Das unterscheidet uns sicher von den Schulen, wo früher nicht einmal alle Lehrer einen Computer und eine Schul-E-Mail-Adresse gestellt bekamen. Trotzdem war es für uns in München ein großer Schritt, als wir über die Osterfeiertage beschlossen haben, dass wir Zoom als Unterrichtsplattform verwenden und auch den Präparierkurs virtuell über Tablet-Computer aus dem Saal nach Hause zu den Studierenden übertragen wollen, da im Sommersemester 2020 alle Gebäude der LMU für den Publikumsverkehr geschlossen wurden. Beschließen kann man viel, Tablet-Computer für die dreimal fünfzehn Gruppen kaufen ist auch kein Hexenwerk, aber ich war doch sehr erleichtert, als ich sah, dass die Übertragung technisch auch funktionierte und wir sogar unsere mündlichen Testate an der Leiche mit guter Qualität abhalten konnten, ohne dass ein einziger Studierender im Saal anwesend war. Allerdings zeigte sich, dass Testate in Präsenz natürlich viel besser sind, weil die räumliche Orientierung am Präparat viel einfacher und unabhängig von der technischen Übertragungsqualität ist.

Interessanterweise haben wir in dieser Situation auch gut evaluieren können, welche Vorteile die digitalen Lehrformate mit sich bringen können. Wir hatten ja die einmalige Situation, dass der gleiche Jahrgang, der die Körper im Wintersemester zuvor schon eigenhändig und in Präsenz präpariert hatte, nun zu Hause vor den Computern saß. Überraschenderweise stellte sich heraus, dass man Seminare in Gruppen bis zwanzig ohne große didaktische Einbußen rein virtuell abhalten kann. Sobald aber etwas präpariert werden soll, wie zum Beispiel im Neuro-Seminar ein Gehirn, trifft das aber schon nicht mehr zu. Damit war auch klar, dass diese Einschränkungen noch viel mehr für den Präparierkurs relevant waren, weil dies die einzige Unterrichtsveranstaltung ist, bei der in einem über Monate andauernden, mehrstufigen Prozess die Präparate und damit das Anschauungsmaterial erst einmal hergestellt werden muss, bevor am Ende die Anatomie in all ihren Details erläutert und gezeigt werden kann. Daher wurde uns wieder einmal klar, dass besonders der Präparierkurs eine Veranstaltung sein sollte, bei der wir uns für das darauffolgende Wintersemester für einen Präsenz-Unterricht einsetzen wollten, da dieser nicht gleichwertig unterrichtet werden kann, wenn die Kursteilnehmer nie auch nur eine Leiche angefasst haben. Aus einer Umfrage unter Anatomen wurde die Empfehlung der Lehrkommission der Anatomischen Gesellschaft erarbeitet, dass nicht nur aufgrund technischer Schwächen so viel Präsenzlehre in der Anatomie angeboten werden sollte wie möglich[1].

Allerdings haben wir auch die Stärken der digitalen Lehre kennengelernt, da zum Beispiel die Demonstrationen vor einem Testat zum Teil sogar besser über Zoom angeboten werden können, da dann alle zu Hause vor ihren Bildschirmen alles gleich gut sehen konnten. Dies ist nämlich im Präpariersaal gerade bei kleinen Strukturen für zwanzig Anwesende nicht immer gewährleistet, auch wenn wir diesen Aspekt bis dahin notgedrungen vernachlässigten. So handhaben wir das auch momentan. Sie sehen also, dass die erzwungenen Einschränkungen während der Corona-Pandemie uns zur Entwicklung von Hybrid-Formaten geführt hat, die für die Anatomie-Lehre in der Zukunft sehr nützlich sein können. Wir sind gerade dabei herauszufinden, wo die Stärken der online-Formate liegen und zu welchem Anteil und auf welche Weise sie den Präsenzunterreicht ergänzen und bereichern können.

Bei den Vorlesungen gibt es gute Argumente für und wider eines Online-Angebots. Natürlich ist eine digitale Speicherung mit der Möglichkeit der asynchronen Ausstrahlung zu jedem beliebigen Zeitpunkt sehr praktisch und komfortabel, zumal man dazu nicht längere Anfahrtszeiten auf sich nehmen muss. Allerdings empfinde ich aufgenommene Vorlesungen als sehr langweilig, da die zumindest bei mir in gestelztem Ton und übertrieben deutlicher Aussprache aufgenommenen Sachtexte wenig unterhaltsam sind. Außerdem fehlt jede Spontanität, mit der man die Zuhörer durch gezielte Provokationen oder humorvolle Einlagen aus der Reserve locken kann, um die Aufmerksamkeit zu steigern. Es fehlt also der Show-Charakter, den in meinen Augen eine gute Vorlesung aus Fleisch und Blut, wenn die Formulierung hier verziehen ist, bieten muss, damit es sich lohnt, dieser beizuwohnen. Solch eine Formulierung würde ich zum Beispiel nicht in einer Vorlesung digital aufnehmen, da sie aus dem Kontext gerissen auch falsch verstanden werden kann.

Viele Inhalte einer Vorlesung kann man sich meist besser aus Lehrbüchern aneignen, zumal wir in unseren Lehrbüchern weniger Fehler haben sollten, als sie mir bei einer Vorlesung unterlaufen und Anatomie tatsächlich ein Lernfach ist, in dem man sich zu Hause gehörig hinsetzen muss, bis man alles weiß. Nur die Gewichtung von Inhalten gelingt in einer Vorlesung besser, da die Inhalte geschriebener Seiten erst mal alle gleichwertig erscheinen und man nicht immer schreiben kann, dass der kommende Aspekt jetzt aber noch wichtiger ist als andere, die auch wichtig genug sind, damit man sie in das Buch aufnehmen muss. Zumal Gewichtungen subjektiv sind und damit nicht von allen Dozierenden an anderen Universitäten unbedingt geteilt werden und daher Lehrbücher vollständig sein müssen. Aber das nur am Rande. Und diese Gewichtungen können natürlich auch aufgenommene Vorlesungen leisten, sodass ich die Aufnahme von Vorlesungsinhalten grundsätzlich für sinnvoll halte. Allerdings in meinen Augen am Besten in einer anderen Zusammenstellung als in einer echten Live-Vorlesung. Aber das ist Geschmackssache und das sehen auch alle Dozierenden unterschiedlich. Manche schaffen es auch, Vorlesungen so unterhaltsam aufzunehmen, als wäre ein Auditorium anwesend. Ich kann das allerdings nicht.

Es bleibt also spannend, wie die Lehre sich jetzt nach der Corona-Pandemie weiterentwickeln wird. Bereits heute ist sie besser und besonders vielfältiger als zuvor. Die von mir beschriebenen Neuerungen gelten übrigens in erster Linie für meine persönlichen Erfahrungen und die Lehre an der Anatomischen Anstalt der LMU, weil ich hier den Anatomie-Unterricht mitgestalte. Aus zahlreichen Gesprächen unter Kollegen und Kolleginnen weiß ich, dass an jeder Universität der Anatomie-Unterricht anders organisiert ist. Verschiedene Tendenzen bei der Digitalisierung der Lehre sind allerdings übereinstimmend. Bei Vorlesungen kann man die Inhalte sehr gut digital zur Verfügung stellen. Zumindest als Ergänzung, da ich sehr davon überzeugt bin, dass eine Hauptvorlesung sehr effektiv ist, um eine große Zahl an Studierenden mit sehr unterschiedlichem Schulwissen auf einen gemeinsamen Stand zu bringen und Gewichtungen der Inhalte für alle zu vermitteln, die aus den unterschiedlichen Lehrmedien, die die Studierenden nutzen, nicht erkennbar sind. Bei Seminaren scheiden sich die Geister, da es hier wohl sehr auf die Inhalte ankommt und auch die Bereitschaft der Studentinnen und Studenten, online in Präsenz über einen längeren Zeitraum aktiv dabei zu bleiben. Die Erfahrungen zeigen, dass sich einige lieber „berieseln" lassen oder gar einfach abschalten. Bei praktischen Kursen wie dem Präparierkurs dagegen ist klar, dass man diese nicht so einfach digital ersetzen kann, da es keine gleichwertigen virtuellen Medien gibt und die aktive Auseinandersetzung mit dem Präparat im Vordergrund steht. Außerdem funktionieren Praktika nicht ohne eine intensive persönliche Betreuung durch die Lehrenden und haben daher auch einen anderen Betreuungsschlüssel als Vorlesungen und Seminare. Ich würde daher sagen, dass man ein Praktikum, das vollständig online angeboten werden kann, gar nicht mehr braucht, sondern durch ein Online-Tutorial ersetzen kann, bei dem wenige Dozierende zu festgelegten Unterrichtszeitpunkten für Fragen zur Verfügung stehen, während die Studierenden die meisten Inhalte selbstständig und zu beliebigen Zeiten anhand von digitalisierten Aufnahmen erarbeiten können. Kursinhalte online in Präsenz anzubieten ist sehr anspruchsvoll und für große Kohorten von Teilnehmern schwierig zu betreuen, weil man auf die Einzelnen nur sehr eingeschränkt eingehen kann. Da kommt es dann vor, dass sich Studierende im Auto auf dem Weg zum Shoppen nebenbei eine Veranstaltung anhören, was deutlich wird, da sie ohne es zu merken die Mikrofone angelassen haben und nicht einmal bemerken, wenn man sie anspricht. Das ist übrigens eine aktuelle Erfahrung einer Dozentin von mir aus dem Frühjahr 2024 und nicht das Ergebnis meiner zugegeben manchmal blühenden Fantasie.

Hier berühren wir allerdings einen weiteren Punkt, den wir Anatomen auch unter didaktischen Gesichtspunkten immer wieder diskutieren. Wir sehen den großen Gewinn der Präparation echter menschlicher Körper gegenüber virtuellen Programmen darin, dass die Körper realistisch sind, während die Anatomieprogramme meist wenig detailliert sind und, wenn überhaupt, allenfalls dem in den USA niedrig angesiedelten Niveau des Anatomieunterrichts Genüge tun. Da stellt sich natürlich die Frage, ob eine Veränderung der Farbe, Konsistenz und Haptik durch unsere Fixierungsprotokolle diesem Streben nach maximaler Naturgetreue nicht entgegensteht? Manche Kollegen vertreten die Ansicht, man solle solche Fixierungsprotokolle verwenden, bei denen die Körper möglichst so aussehen und sich so anfühlen, als wäre der Körperspender gerade erst verstorben. In diesem Punkte denke ich, dass man zwischen Kursen in der Ausbildung für Mediziner und Weiterbildungskursen für Ärztinnen und Ärzten unterscheiden sollte. Für die Ärztinnen, die in einem Spezialgebiet ihre Kenntnisse vertiefen und neue Operationstechniken ausprobieren und üben wollen, sollte natürlich alles so sein wie in der Situation einer echten Operation am Lebenden. Für diese Kurse verwenden wir auch andere Fixierungsprotokolle mit weniger Formaldehyd und dafür mehr weichmachende Substanzen, die auch die Farben erhalten. Man muss aber dazu wissen, dass diese Kurse in der Regel auch nach wenigen Tagen abgeschlossen sind. Für die Präparierkurse im Studium dagegen ist der stabilisierende Effekt sogar erwünscht, weil hier junge Kollegen und Kolleginnen an der Arbeit sind, die meist erst nach Fertigstellung des Präparates genau wissen, was sie überhaupt dargestellt haben. Der andere Aspekt ist die Farbveränderung, die einem hilft, in einem Präparierkurs seine moralischen Vorbehalte zu überwinden, die jeder Mensch hat und haben sollte und davon abhalten, mit einem Messer in einen menschlichen Körper zu schneiden. Außerhalb des Präpkurses wäre das zu Lebzeiten sonst Körperverletzung, solange der Patient nicht im Rahmen der Aufklärung dem Eingriff explizit zustimmt. Nach dessen Tod handelt es sich um Leichenschändung, die ebenfalls strafbar ist. Ich frage meine Studierenden daher regelmäßig, ob sie die farbliche Veränderung durch die Fixierung, die unsere Leichen eher blass und gelblicher aussehen lassen, als positiv oder negativ einschätzen. Die allermeisten sind der Meinung, dass die Veränderung gut ist und es ihnen helfe, wenn die Körper nicht aussehen wie frisch verstorben.

Man bedenkt vielleicht auch nicht, dass eine in gesundem Maß stattfindende Distanzierung vom Patienten als Person für die Ausübung der Medizin notwendig und sogar unerlässlich ist. Und zwar nicht nur in den operativen Fächern, sondern auch in anderen Disziplinen, da man in der Medizin mit den Grenzen seiner ärztlichen Möglichkeiten konfrontiert wird und oft an den Punkt kommt, an dem man den Patienten nicht mehr helfen kann. Auch für diesen akademischen Reifungsprozess ist der Präparierkurs, der für viele Studierende die erste bewusste professionelle Auseinandersetzung mit dem Tod darstellt, von großem Wert. Das zeigt, dass ein Präparierkurs neben der Vermittlung von Wissen auch für den Erwerb vieler für den

Arztberuf nötiger Softskills wichtig ist. Dabei ist die manuelle Fertigkeit des Präparierens, abgesehen von ihrer Bedeutung für die dreidimensionale Erfassung der Strukturen, vielleicht nicht einmal so wichtig wie die Erlangung anderer Kompetenzen – wie die Auseinandersetzung mit dem Tod, die professionelle Distanzierung, das Erlernen von Team-Arbeit sowie auch den Umgang mit Stress und Unsicherheit durch den eingeschränkten Wissensstand.

Allerdings muss man auch festhalten, dass der vielleicht in der Anatomie und verwandten Disziplinen stärkere Prozess dieser professionellen moralischen Distanzierung in der Zeit des Nationalsozialismus einige Verbrechen erst ermöglicht hat, wie Sabine Hildebrandt in ihrem Buch „Anatomy of Murder" herausgearbeitet hat[2]. Wir haben bereits mehrere hundert Jahre vor Christus bei Herophilus und Erasistratos gesehen, die nicht mal davor zurückschreckten, noch lebende, aber zum Tode verurteilte Verbrecher zu sezieren, dass die Überschreitung moralischer Grenzen in der Anatomie und der Medizin überhaupt immer wieder vorkommen können. Daher möchte ich an dieser Stelle festhalten, dass eine ethische Transgression im Sinne eines Überschreitens der moralischen Grenzen in der Medizin immer vermieden werden muss. Auf der anderen Seite ist aber ein sinnvoller Distanzierungsprozess während des Studiums für die medizinische Professionalisierung notwendig und wird durch den anatomischen Unterricht an der Leiche sogar erleichtert. Aus diesen Überlegungen haben die Autoren um Herwig Czech und Sabine Hildebrandt in der Lancet-Kommission für Medizin, Nazismus und Holocaust 2023 auch gefordert, dass die Auseinandersetzung mit den Verbrechen in der Medizin während des Nationalsozialismus ein integraler Bestandteil der Medizin-Curricula weltweit sein sollte, damit die angehenden Ärztinnen und Ärzte aus den Fehlern der Vergangenheit lernen und zur Ausübung ihrer eigenen klinischen Tätigkeit in ihrer moralischen Bildung gefestigt werden[3].

Viele Studierende machen sich zu Beginn des Medizinstudiums auch zu viele Sorgen, ob sie über die nötige handwerkliche Begabung für die Präparationen der Leichen verfügen. Sehr herausragende Begabungen zur Präparation sieht man in den Kursen dagegen eher selten und benötigt sie auch gar nicht. Trotzdem ist es oft so, dass die angehenden Mediziner im Laufe des Präparierkurses feststellen, ob ein operatives Fach überhaupt etwas für sie ist. Ich habe sehr schnell festgestellt, dass ich für Operationen an Lebenden nicht geschickt und nicht geduldig genug bin. Da ich zur Zeit meines Anatomie-Kurses nicht im Traum daran dachte, mal Anatom zu werden, hat mich das sehr stark in die Richtung der Inneren Medizin gelenkt, die auch bis zum Abschluss meiner Doktorarbeit in der Anatomie mein Berufsziel bleiben sollte. Der Anatomieunterricht trainiert also zusammenfassend nicht nur praktische Tätigkeiten wie die Präparation mit einem Messer, bevor man dieses bei einem lebenden Menschen anlegt, sondern lehrt die Studierenden auch den verantwortungsvollen Umgang mit einem Präparat und bringt sie dazu, sich kritisch mit ihren eigenen Fähigkeiten und Berufszielen auseinanderzusetzen.

Viele dieser Kompetenzen konnten wir auch unter den eingeschränkten Bedingungen der Corona-Pandemie vermitteln. Was dagegen zu kurz kam, war das Gemeinschaftsgefühl, das entsteht, wenn man als Gruppe zusammen nicht nur das Präparat bis zu einer Prüfung fertigstellen muss, sondern auch gemeinsam für die Testate lernt und es immer wieder einzelne Studierende gibt, die anderen gerne etwas beibringen und dabei sogar ihre didaktischen Fähigkeiten entdecken. Oft sind es diese jungen Kollegen und Kolleginnen, die sich dafür entscheiden, im darauffolgenden Jahr als Präpassistentin Mitglied in unserem Lehrteam zu werden. Und manche von diesen machen sogar eine experimentelle Doktorarbeit bei uns. Und ganz wenige von diesen entscheiden sich für eine Laufbahn in der Anatomie. Für unser Fach ist das überlebensnotwendig, da wir Nachwuchs brauchen.

Es ist bereichernd, in unserem Team Naturwissenschaftler und Medizinerinnen zu haben, damit alle in Forschung und Lehre voneinander lernen können und auch die Studierenden die Vielfalt unseres Faches kennenlernen.

Literatur

1. Böckers A, Claassen H, Haastert-Talini K, Westermann J. https://www.ncbi.nlm.nih.gov/pubmed/30393181Teaching Anatomy under COVID-10 conditions at German universities: recommendations of the teaching commission of the anatomical society. Ann Anat 2021, 234:151669.
2. Hildebrandt S. The Anatomy of Murder. New York: Berghahn Books; 2016.
3. Czech H, Hildebrandt S, Reis SP, Chelouche T, Fax M, González-López E, Lepicard E, Ley A, Offer M, Ohry A, Rotzoll M, Sachse C, Siegel SJ, Simunek M, Teicher A, Uzarczyk K, van Viliez A, Wald HS, Wynia MK, Roelcke V. The Lancet Commission on medicine, Nazism, and the Holocaust: historical evidence, implications for today, teaching for tomorrow. Lancet 2023; doi.org/10.1016/S0140-6736 (23)01845–7

Kapitel 28

Wohin mit der medizinischen Ausbildung?

Was für Folgen hat es für die medizinische Ausbildung, wenn die Parallelitäten zwischen der Wertschätzung von Fakten in einer Gesellschaft und der Wertschätzung von Grundlagenwissen in der Medizin und speziell der Anatomie nicht völlig falsch sind? Welche Auswirkung ergeben sich für Ausbildung von jungen Ärztinnen und Ärzten?

Diese Fragen werden zum aktuellen Zeitpunkt brisant, weil eine Reformation des Medizinstudiums geplant ist. Angefangen hat es 2014, als der Wissenschaftsrat Empfehlungen abgegeben hat, wie man das Medizinstudium weiterentwickeln kann. Das Projekt läuft unter dem Namen Masterplan 2020[1] und ist grundsätzlich natürlich zu begrüßen, da man alles optimieren kann, besonders wenn es so alt ist wie die Ausbildung von Ärztinnen und Ärzten, wie Sie in diesem Buch erfahren haben. Ziele des Masterplans sind vor allem die Stärkung der

Allgemeinmedizin sowie der wissenschaftlichen Qualifikation in der Ausbildung und die bessere Verzahnung sogenannter „vorklinischer“ Ausbildungsinhalte in den Grundlagenfächern wie Anatomie, Physiologie und Biochemie mit den klinischen Fächern am Krankenbett. Die grundlegende Intention, alle Inhalte des aktuellen Medizinstudiums und besonders auch die Details der Grundlagenfächer wie auch der Anatomie neu und kritisch zu bewerten, sind sicher sinnvoll.

Allerdings muss man wissen, dass das Medizinstudium bezüglich seiner Organisation, der Qualifikation seiner Studienabgänger und in Anbetracht seiner sehr niedrigen Abbruchquote von wenigen Prozent zu einem der besten Studiengänge in Deutschland zählt und mit über 200 000 € pro Studienplatz[2] auch der mit Abstand teuerste Studiengang überhaupt ist. Zuletzt hat uns die Corona-Pandemie gelehrt, dass eine medizinische Versorgung nicht nur nach marktwirtschaftlichen Kriterien zu bewerten ist. Vielmehr stellt eine gute Krankenversorgung ein sehr hohes Allgemeingut dar. Man wird auch kaum sagen können, dass die immense Zahl von ca. 180 000 Corona-Toten bis zum Ende des Jahres 2023[3] allein in Deutschland dadurch bedingt wäre, dass die behandelnden Mediziner schlecht ausgebildet gewesen wären.

Daher ist natürlich eine Frage, wie viel einem die Weiterentwicklung des Medizinstudiums wert ist und in welchem Verhältnis Kosten und Nutzen stehen? Ohne auf einzelnen Euros herumzureiten, gingen Berechnungen des Medizinischen Fakultätentags 2021 davon aus, dass die Ausbildungskosten für die ca. 10 000 Medizinstudienplätze um ca. 20 % pro Studienplatz und damit 400–500 Mio. € steigen würden[1]. Und das jährlich, wobei einmalig zusätzlich ungefähr 180–300 Mio. € für die Umstellung des Ausbildungssystems veranschlagt wurden. Ganz abgesehen davon, dass der Betrag später noch einmal deutlich heruntergerechnet wurde, kann man jetzt darüber streiten, ob er, gemessen an den Gesamtausgaben des Staates, hoch ist oder nicht. Außerdem sind Aktualisierungen und Verbesserungen einschließlich einer grundsätzlichen Transformation in der Lehrorganisation zwangsläufig mit Kosten verbunden. Zumindest sind die kalkulierten Kosten aber so hoch, dass sich Bund und Länder lange nicht auf die Finanzierung einigen konnten und die Entscheidung über die Umsetzung der neuen Approbationsordnung im Frühjahr 2024 immer noch nicht getroffen worden ist. Und das ist schon bedenklich, wenn man sich vor Augen führt, dass der Masterplan – wie der Name sagt – im Jahr 2020 umgesetzt werden sollte und seitdem viele von uns mit Hochdruck an der Bewertung der Ausbildungsinhalte gearbeitet haben. Die letzten Schätzungen gingen im Jahr 2023 von einem Start frühestens im Winter 2027 aus.

Völlig unabhängig von der exakten Höhe der Mehrkosten muss man aber sicher feststellen, dass jede Kostenerhöhung der Forderung der Bundesärztekammer und auch der bayerischen Landesärztekammer aus dem Jahr 2022 entgegensteht, die Zahl der Medizinstudienplätze um 6 000 Plätze zu erhöhen[4], um den zunehmenden Ärztemangel auszugleichen und die medizinische Versorgung unserer zunehmend überalternden Gesellschaft in den Griff zu bekommen. Jetzt verstehen Sie vielleicht, warum ich einer Reform des Medizinstudiums nach amerikanischem Vorbild oder mit Ansätzen, die nur eine möglichst praxisorientierte Ausbildung von Ärztinnen und Ärzten im Sinn haben, kritisch gegenüberstehe. Auch Universitäten in Neuseeland sehen sich einer zunehmenden Privatisierung mit deren wirtschaftlichen Folgen ausgesetzt, sodass es sich um eine internationale Entwicklung zu handeln scheint. Ein neuseeländischer Kollege berichtete im Frühjahr 2024, sein Dekan habe ihn gefragt, wie er die jährlichen Mietkosten für den Präpariersaal von 800 000 NZD (≈ 450 000 €) aufbringen möchte. Das würde wohl nur durch das zusätzliche Angebot teurer Weiterbildungskurse für Ärztinnen und Ärzte gelingen.

Angesichts von Sparzwängen, die in den Bundesländern auch sehr unterschiedlich ausgeprägt sind, könnten diese Entwicklungen an den Universitäten aber sehr schnell einen Zustand wie in den USA herbeiführen. Dabei wird der Großteil der Mediziner nur darauf trainiert, in Standardsituationen des klinischen Alltags Algorithmen-konform Diagnostik und Therapie abzuspulen. Und natürlich nur dann, wenn die Patienten über eine entsprechende Krankenversicherung verfügen oder selbst für die Kosten aufkommen können. Da die finanzielle Situation an den einzelnen Universitätsstandorten sowieso nicht vergleichbar ist, kann eine enorme Heterogenität der medizinischen Ausbildung die Folge sein. Dies ist auch in den USA schon so, was wir immer gerne ausblenden, wenn wir unsere Universitäten nur mit den Ivy-League-Universitäten wie Harvard vergleichen, deren Finanzierung auch aufgrund der immensen Studiengebühren von bis zu 60 000 USD pro Jahr[5] mit der Situation an anderen Universitäten und bei uns nichts zu tun haben. Die Folge wäre, dass jede Uni die neue Approbationsordnung so umsetzen könnte, wie man es an diesem Standort in der Medizin für richtig hält. Und wenn eine medizinische Fakultät einen Anatomieunterricht mit Präparation menschlicher Leichen für zu aufwendig und kostspielig hält, könnte man den Kurs abschaffen und durch virtuelle Techniken ersetzen. Wenn zudem noch eine große Baumaßnahme von 30 Mio. € aufwärts nötig wäre, um einen neuen Präpariersaal zu bauen und die geltenden Sicherheitsstandards einzuhalten, steigt der Druck auf die Fakultäten ungleich mehr. Was diese Entwicklungen dann aber für die Qualität und Vergleichbarkeit der medizinischen Ausbildung bedeuten würden, ist unklar. Und ob diese dann flächendeckend in Deutschland besser sein wird als aktuell, kann man zwar hoffen, aber nicht unbedingt erwarten.

Zusammenfassend besteht das Risiko, dass wir den aktuell sehr hohen Qualitätsstandard im Medizinstudium leichtfertig verspielen. Für die Anatomie würde ich sogar sagen, dass wir weltweit einen Goldstandard erreicht haben. Und damit meine ich nicht München, sondern den Gesamtdurchschnitt aller

Anatomien in Deutschland und Österreich. Dozierende und Studierende vieler Länder dieser Erde, wie z. B.in Südamerika und Afrika, schauen mit Neid auf die Ausbildung in der Anatomie, in der Studierende selbst Leichen präparieren dürfen, um die Anatomie zu „be“greifen. Manche orientieren sich bewusst nicht an den USA, weil dort die Ausbildung in der Anatomie zu oberflächlich abläuft und man alles den Weiterbildungen in den jeweiligen Facharztdisziplinen überlässt.

Das führt zur zweiten und für mich noch wichtigeren Frage, was man durch die Neuorganisation des Medizinstudiums an Verbesserungen erreichen kann? Die genannten Ziele der neuen Approbationsordnung sind sicher sinnvoll, wobei man mit dem Unterricht am Krankenbett ab dem Beginn des Studiums vielleicht zurückhaltend sein sollte. Und das nicht nur, weil diese Lehrform aufgrund des engen Betreuungsverhältnisses sehr aufwendig und kostenintensiv ist. Sondern auch, weil die Studierenden am Anfang keine Ahnung von Bau und Funktion des menschlichen Körpers haben und daher Patienten weder untersuchen noch zu ihrer Krankengeschichte befragen können. Die angehenden Mediziner wissen ja vielleicht, dass es Herz, Leber und Lunge gibt, aber nicht, wo diese liegen und wie man sie untersuchen kann. Und um die richtigen Fragen stellen zu können, muss man auch erst etwas über die Symptome von Erkrankungen wissen. Aber das sind Details und bereits ein Semester später wissen die Studierenden bereits eine ganze Menge. Für uns in der Anatomie und auch den anderen vorklinischen Fächern ist sicher die Abstimmung mit den Inhalten klinischer Fächer ein großer Mehrwert, damit alle Studierenden bei uns auch das lernen, was sie als Grundlagen im klinischen Studienabschnitt brauchen. Und das hat der Nationale Kompetenzbasierte Lernzielkatalog Medizin (NKLM)[6], der inzwischen in einer präfinalen Form vorliegt, bereits geleistet. Um diesen ausgehend von einer Grundversion auszuarbeiten, war zunächst einmal eine große Kommission, die sich aus mehr als 800 Sachverständigen aus allen Fächern und auch aus Studierenden zusammensetzte, daran beteiligt, die einzelnen Inhalte des Medizinstudiums kritisch zu evaluieren und als Kompetenzen zu formulieren. Was jetzt nicht heißt, dass alle Ärztinnen und Ärzte, die nach früheren und der aktuellen Approbationsordnung ausgebildet wurden und werden, zwangsläufig inkompetent sein müssen. Man unterstellt aber doch ein wenig, dass Wissen allein nicht reicht und die momentan tätigen Ärzte Probleme haben, das Wissen anzuwenden. Denn nichts anderes sind Kompetenzen ja.

Bemerkenswert ist übrigens, dass die Sachverständigen bereits seit 2018 arbeiten und zigtausend Arbeitsstunden in dem Prozess versenkt haben, die sie auch für Krankenversorgung, Lehre oder Forschung (oder in ihre Ausbildung) hätten investieren können. Bemerkenswert deshalb, weil die Finanzierung der Umsetzung im Jahr 2024 weiterhin nicht geklärt ist und letztlich offenbleibt, ob die Umsetzung an diesem Punkt scheitert. Noch viel schlimmer ist aber, dass das Regelwerk der Approbationsordnung, das Ablauf und Inhalte des Medizinstudiums festlegt, aufgrund des Zeitdrucks erst parallel zu dem beschriebenen Bewertungsprozess ausgearbeitet wurde. Sie können sich vorstellen, dass dies die Arbeit der Sachverständigen stark verkompliziert hat, da diese gar nicht wussten, wann zum Beispiel die schriftlichen und mündlichen Prüfungen des Ersten Staatsexamens stattfinden sollen, bei denen alles abgeprüft wird, was an den Universitäten bis dahin hoffentlich unterrichtet worden ist. Und bei dieser Ausarbeitung kann man sich vorstellen, dass es zu vielen Detailfragen kommt, wenn man erreichen möchte, dass nicht im ganzen Reformeifer viele Errungenschaften der bisherigen und ja nicht ganz üblen Ausbildung leichtfertig über Bord geworfen werden. Dabei verwunderte es dann schon, dass erst 2019 der Arbeitsentwurf und dann 2020 der erste Referentenentwurf im Herbst angekündigt und dann im November oder Dezember zur Verfügung gestellt wurde mit der Bitte, dass Anfang Januar die Universitäten und die Fachgesellschaften ihre Verbesserungsvorschläge abgestimmt und koordiniert haben möchten. Inzwischen gibt es noch mehrere Referentenentwürfe und es wird schon unübersichtlich nachzuverfolgen, welche Kritikpunkte der Fachgesellschaften wie auch der Anatomischen Gesellschaft inzwischen aufgenommen worden sind und welche nicht. Das führte wiederholt zu Frust und erforderte Sitzungen über die Weihnachtsfeiertage und den Jahreswechsel. 2020 erfolgten diese Besprechungen parallel zur Versorgung von Corona-Patienten und Organisation von Online- und Präsenzlehre. Vorgehen und Timing in diesem Abstimmungsprozess vermittelten daher bisweilen den Eindruck, dass Kritik unerwünscht sei und hier vielmehr top-down ein neues Ausbildungssystem implementiert werden sollte.

Während des gesamten Prozesses habe ich mich dafür eingesetzt, den Bewertungsprozess der Studieninhalte voranzutreiben. Ich frage mich allerdings, ob ein so wichtiges Projekt wie die Weiterentwicklung eines Studienganges von derartig hoher gesellschaftlicher Relevanz, der unstrittig auch bisher schon deutschlandweit auf einem hohen Niveau angeboten wird, nicht eine andere Reihenfolge und Zeitplanung erfordern würde. Konkret also die Entwicklung einer Approbationsordnung in einem ausgewogenen Abstimmungsprozess, dann eine Finanzplanung mit anschließender Finanzierungszusage von Bund und Ländern, und erst danach die Bewertung der Inhalte und die Planung der konkreten Umsetzung. In diesem Fall aber wurden die Inhalte parallel zu einer Approbationsordnung (AO) entwickelt, was die wechselseitige Abstimmung, oder das „constructive alignment“, wie man heute viel schöner sagen würde, sehr erschwerte. (Gerne würde ich Leonardo, der ja damals seiner Zeit schon weit voraus war und daher bestimmt auch auf aktuelle Fragen gute Antworten hätte, fragen: Hey Bro, what do you think about constructive alignment. Is’nt that cutting edge, dude? Italienisch kann ich ja leider nicht, er aber heute bestimmt Englisch). Und dann, noch bevor Bewertung und AO fertig sind, stellte sich heraus, dass eigentlich keiner für die Transformation zahlen will und man am Besten alles lässt wie es ist.

Ein wenig zynisch und ein Hauptkritikpunkt der Fachgesellschaften ist übrigens, dass mit der Studienreform eine weitgehende Auflösung der Fächergrenzen einhergehen könnte. Aus finanziellen Gründen wäre damit möglich, dass die Anatomie von den Chirurgen, die Biochemie von der Kinderheilkunde und die Physiologie von den Kollegen der Inneren Medizin unterrichtet würden. Ganz zu schweigen, dass es auch anatomische und physiologische Inhalte gibt, die in das Gebiet der Neurologie fallen. Alternativ könnten alle Inhalte von Dozenten ohne fachliche Spezialisierung übernommen werden. Letztlich würden damit die Prozesse, die ich Ihnen am Beispiel der Trennung von Chirurgie und Anatomie im 18. und 19. Jh. erläutert habe und die prinzipiell ähnlich auch bei der Abgrenzung von Physiologie und Pathologie, die auch Teilgebiete der Anatomie waren, im 19. Jh. stattgefunden haben, zurückgedreht. Und dabei hat man die Trennung der Fächer damals vorgenommen, weil man gesehen hat, dass kein einzelner Gelehrter sonst alle Inhalte überblicken, geschweige denn in Forschung und Lehre weiterentwickeln kann. Eine erneute Zusammenführung der Fächer würde deren Weiterentwicklung behindern und letztlich die Ausbildungsqualität und den medizinischen Fortschritt limitieren.

Zur jetzigen Zeit sehen wir uns als Anatomen für die Ausbildung für Ärztinnen und Ärzte als systemrelevant an, da wir die Lehre hochhalten und uns sehr mit dem Unterricht identifizieren. Wenn jemand weniger Affinität zur Lehre hat, würde er sich auch nicht für ein derart lehrintensives Fach wie Anatomie entscheiden. Daher denke ich nicht mal, dass die Anatomie als erste Disziplin bei einer Neugestaltung des Medizinstudiums aufgegeben würde. Die Fächer der Vorklinik haben es also selbst in der Hand, ihr Schicksal zu gestalten, besonders wenn eine neue Approbationsordnung für das Medizinstudium kommt. Und die Universitäten sollten sicherstellen, nur solche Professorinnen und Professoren zu berufen, die nicht nur in der Forschung exzellent sind, sondern auch noch in der Lehre kompetent und vor allem auch begeistert.

Zusammenfassend würde ich sagen, wenn es über zweitausend Jahre lang die Philosophen, Ingenieure, Künstler, Intellektuellen und Schriftsteller für notwendig erachteten, sich dezidiert mit der Anatomie auseinanderzusetzen, sollte auch jeder Bürger und jede Bürgerin einer heutigen Gesellschaft sich soweit mit dem Bau des eigenen Körpers vertraut machen, dass sie oder er ein gewisses Grundverständnis besitzt, um einzuschätzen, was noch gesund und was schon krank ist und daher behandelt werden sollte. Und für die Ausbildung von Ärztinnen und Ärzten im Medizinstudium sollte das erst recht gelten.

Literatur

1. https://Medizinische-fakultaeten.de/themen/studium/masterplan-medizinstudium-2020
2. https://praktischarzt.de
3. https://de.statista.com
4. https://Forschung-und-lehre.de/detailview/aerztekammer-fordert-6000-weitere-medizin-studienplaetze-5101
5. https://wikipedia.de
6. https://nklm.de

Kapitel 29

Der Bau meines Körpers und die Entstehung von Krankheiten

Nachdem wir uns nun mit der Bedeutung der Anatomie für die Gesellschaft auseinandergesetzt haben, möchte ich im letzten Abschnitt dieses Buches persönlicher werden und die Frage aufbringen, welchen Stellenwert anatomisches Wissen für uns als Individuen hat. Die Relevanz des Themas „Anatomie" für jeden von uns ist einfach zu erläutern. Jeder sollte zumindest die Grundzüge, also die Basics, zum Bau seines eigenen Körpers kennen, um zu verstehen, warum wir so funktionieren, wie wir es im besten Fall tun. Oder warum wir vielleicht zumindest in Teilen gerade nicht optimal funktionieren. Man braucht das Wissen über den Körper also, um ein Verständnis von Gesundheit und Krankheit zu entwickeln und für sich selbst entscheiden zu können, ob man krank ist und ärztliche Hilfe braucht. Zusammengefasst brauchen wir Anatomie für unsere

Gesundheitskompetenz. Mit diesem Wissen kann man auch die Chancen erhöhen, ein langes und gesundes Leben zu führen.

Klingt vielleicht trivial. Ist im Einzelfall aber alles andere als einfach und sehr vom jeweiligen Typ abhängig, ob man bei jeder Veränderung am oder im Körper gleich das Symptom einer todbringenden Krankheit auszumachen glaubt. Dann ist man Hypochonder. Oder ob man im Gegenteil dazu jede Fehlfunktion so lange leugnet, bis es nicht länger möglich ist, weil man sein normales Leben nicht mehr aufrechterhalten kann. Diese indolente Einstellung wird ja nicht zu Unrecht eher dem männlichen Geschlecht nachgesagt als irgendeinem anderen. Jedenfalls benötigt man für eine Vorstellung von Gesundheit und Krankheit gewisse Kenntnis über Bau und Funktion des eigenen Körpers. Für das Individuum ist die Bedeutung der eigenen Anatomie daher einleuchtend.

Umso verwunderlicher, wie wenig Wissen über Bau und Funktion des eigenen Körpers in unserer Gesellschaft vorhanden ist. Auch hervorragend und spannend geschriebene Bücher zum Thema des menschlichen Körpers wie Bill Bryson's „Eine kurze Geschichte des menschlichen Körpers“[1] scheitern oft daran, einen systematischen Überblick zu verschaffen und die Verbindung zwischen dem Bau des Körpers und der Grundlage von Erkrankungen zu vermitteln. Vielmehr erfreuen sie eher als eine Ansammlung unterhaltsamer Anekdoten. Einen ersten Überblick über die Anatomie habe ich mit dem Buch „Mensch – einfach genial. Die Anatomie zwischen Locke und Socke“ bereits versucht[2]. Wir wollen uns nun mal vor Augen führen, welche Rolle eine intakte Anatomie für die Gesundheit eines Menschen und damit auch für ein langes und gesundes Leben spielt.

Wenn man jetzt überlegen möchte, wo man anfangen soll, sich mit der Anatomie des eigenen Körpers zu beschäftigen, könnte man eine erste Priorisierung vornehmen. Man könnte sich zuerst auf den Bau der lebensnotwendigen, systemrelevanten Organe und Funktionssysteme und deren Erkrankungen konzentrieren. Die Gründe liegen auf der Hand. Man muss dazu nur einmal ansehen, welcher Typus Patient nach Infektion durch das neue Corona-Virus (SARS-CoV-2) hauptsächlich gestorben ist, bis Ende 2023 allein in Deutschland die enorm hohe Zahl von 180 000 Menschen[3]. Es handelte sich dabei eben nicht nur um Patienten mit der durch das Virus hervorgerufenen Multisystem-Erkrankung Covid-19 (Corona virus disease 2019). Vielmehr hatten viele der verstorbenen Patienten neben der Coronavirus-Infektion andere Grunderkrankungen wie hoher Blutdruck (Hypertonie), die Zuckerkrankheit (Diabetes mellitus), Übergewicht (Adipositas) oder andere Erkrankungen der Lunge (wie z. B. Asthma), des Herzens (wie z. B. eine Herzmuskelschwäche/Herzinsuffizienz) oder eine Schwäche des Immunsystems[4, 5]. Allerdings waren diese zum Teil vorher gar nicht bekannt und sind (oder wären) erst bei einer Obduktion durch den Pathologen oder Rechtsmediziner aufgefallen[5]. Noch einmal kurz zur Erinnerung, was uns von diesen Disziplinen unterschiedet: Da wir Anatomen uns in unserem Unterricht mit der normalen Anatomie des Menschen beschäftigen und nicht nach Krankheitsursachen suchen, hätten wir viele dieser Veränderungen bei den Corona-Patienten schlichtweg übersehen. Die Pathologen dagegen wollen durch die Obduktion, wie man die Leicheneröffnung nennt, die Ursache für den Tod feststellen. Sie kommen dann zum Einsatz, wenn man von einer natürlichen Todesursache ausgeht, aber die den Tod verursachende Erkrankung und auch andere Begleiterkrankungen nicht sicher kennt. Wenn dagegen die Todesursache unklar ist und möglicherweise sogar eine unnatürliche Ursache zum Tode geführt hat – wie einen Unfall oder eine Gewalttat –, dann müssen die Rechtsmediziner ran.

Jetzt könnte man denken, dass wir Anatomen mit den zum Tode führenden Erkrankungen gar nicht in Kontakt kommen. Das ist allerdings nicht zutreffend. Kein Mensch stirbt gesund! Selbst wenn der Tote und sein Umfeld bis zum Tod von keiner Vorerkrankung wusste, ist es ein krankhafter Prozess, der zum

Tode führt. Dann kommen die Körperspender zu uns in den Präpariersaal, damit wir an deren Körpern angehende Ärztinnen und Ärzten so ausbilden, dass diese die Anatomie verstehen und begreifen können. Das ist also genau so wie bei den Patienten, die an Covid-19 sterben und in die Pathologie oder Rechtsmedizin kommen, sodass manche unterschieden haben, ob jemand an dem Virus oder mit dem Virus gestorben ist[5]. Ich denke, diese Unterscheidung ist am Ende nicht ausschlaggebend, zumal für das Jahr 2023 klar ist, dass in gut zwei Drittel aller Fälle (69 %) die Infektion mit dem neuen Corona-Virus die zum Tode führende Erkrankung war[6] und die Betroffenen mit ihren Grunderkrankungen noch einige gute Jahre vor sich gehabt hätten. Viel wichtiger ist daher, die wichtigsten Grunderkrankungen zu (er)kennen und so gut medizinisch zu behandeln, dass eine zusätzliche Infektion z. B.mit SARS-CoV-2 oder auch anderen Infektionen (es gibt ja auch die Grippe und viele mehr, was man nicht vergessen darf) nicht tödlich verläuft. Natürlich gilt dies ebenso für Infektionen mit irgendeinem anderen neuartigen Krankheitserreger, der vielleicht in Zukunft von Tieren auf uns Menschen übergeht und eine neue Epidemie oder sogar Pandemie verursacht, so das gehäufte Auftreten nicht auf einen Teil der Erde beschränkt bleibt, sondern die ganze Welt umfasst wie bei Covid-19. Und diese Grunderkrankungen sehen wir auch bei uns in der Anatomie und können die Entstehung oft aus dem normalen Bau des Körpers ableiten. An jedem Körper, den wir präparieren, lassen sich krankhafte Veränderungen erkennen, sodass wir bei der Ausbildung junger Medizinerinnen an vielen Beispielen auch die Veränderungen von einer normalen, gesunden Anatomie zu einer kranken, pathologischen Anatomie erläutern können. Mit Covid-19 kamen wir zumindest während der Pandemie im Rahmen unserer Präparationen allerdings kaum in Kontakt, da damals alle Körperspender, die zu uns kamen, auf SARS-CoV-2 getestet wurden, und im Falle eines Virusnachweises direkt bestattet und nicht für den Unterricht vorbereitet wurden. Die meisten Verstorbenen, die zum Zeitpunkt ihres Todes an Covid-19 erkrankt waren, kamen also gar nicht zu uns in die Anatomie.

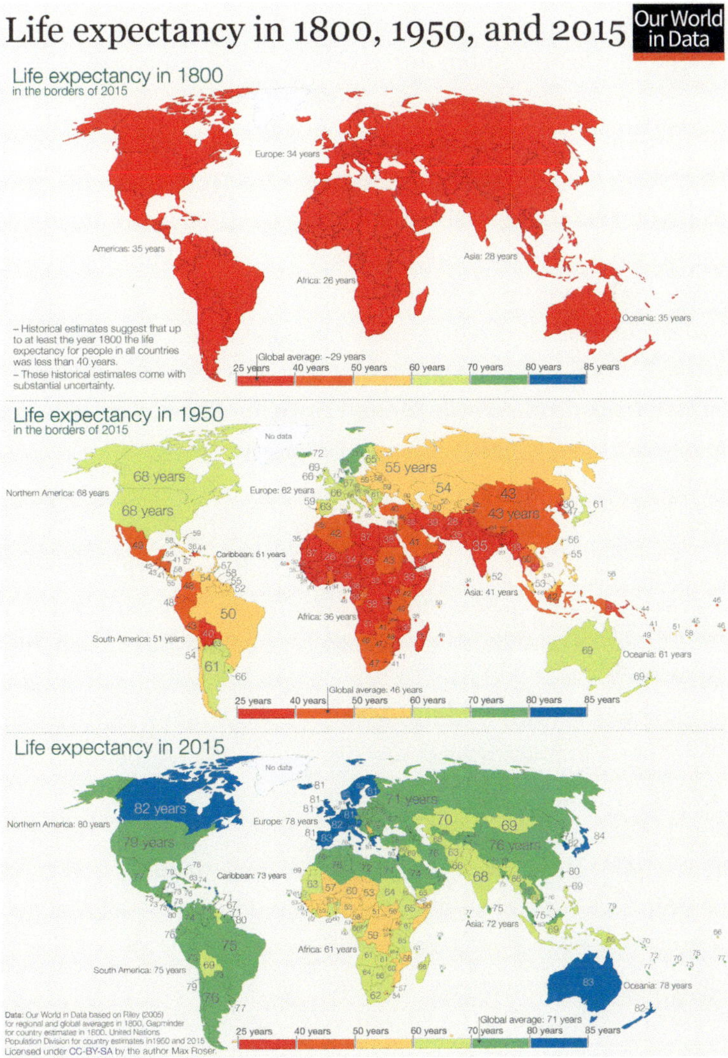

Abbildung 28: Lebenserwartung weltweit. Max Roser, CC BY 4.0, via Wikimedia Commons

Bei den Erkrankungen und ihren Ursachen gelten die Angaben in diesem Buch in der Regel nur für die westlichen Industrieländer. Bei uns sind die Herzkreislauferkrankungen und die bösartigen Tumorerkrankungen, die leider oft als „Krebs“[7] zusammengefasst werden, die mit Abstand häufigsten Todesursachen[6] und zu einem deutlichen Anteil durch unsere Ernährung und andere Lebensgewohnheiten wie Rauchen bedingt[8,9].

In manchen Regionen der Welt sieht es ganz anders aus. Hier stehen die Infektionskrankheiten als Todesursache ganz oben, und zwar über die Jahre hinweg gesehen nicht die in der Pandemie durch das neue Corona-Virus erkrankten Patienten, sondern vielmehr die Opfer der alten Bekannten: Tuberkulose, Malaria und AIDS, hervorgerufen durch Bakterien, Parasiten oder Viren[10]. Da die Lebenserwartung teilweise deutlich niedriger ist, scheinen Krebserkrankungen in vielen Entwicklungs- und Schwellenländern noch kein größeres Thema zu sein.

Bei allen Erkrankungen muss man grundsätzlich zwischen Organ- und Systemerkrankungen unterscheiden. Die Frage ist also, ob durch die Erkrankung spezifisch ein Organ geschädigt wird und am Ende versagt, also insuffizient wird, wie wir Mediziner sagen. Beispiele wären hier Leber- oder auch Nierenversagen, wobei natürlich auch diese Erkrankungen andere Organe wie Gehirn und Blutgefäße in Mitleidenschaft ziehen. Andere krankhafte Prozesse wie die Arteriosklerose betreffen die Wände der Blutgefäße, die in einem entzündlichen Prozess mit Fetteinlagerungen schließlich tatsächlich „verkalken“, wie der deutsche Begriff Arterienverkalkung zum Ausdruck bringt. An unseren anatomischen Präparaten sehen wir dann gelbliche, porzellanartige Plättchen in den Gefäßwänden, die man zerbröseln kann wie die Kalkauflagerungen auf den Schläuchen einer alten Waschmaschine. Da die Arteriosklerose alle Arterien betrifft und besonders an Gefäßverzweigungen und Abgängen von Seitenästen auftreten, an denen sich der Blutstrom verwirbelt, sind damit prinzipiell der ganze Körper und die meisten Organe betroffen. Daher handelt es sich hier um eine Systemerkrankung. So kann das Herz bei einem Verschluss der versorgenden Arterien einen Herzinfarkt erleiden und das Gehirn einen Schlaganfall. Bei einem schleichenden Verschluss der kleinen Blutgefäße kann das Gehirn Schaden nehmen und eine spezielle Form von Demenz verursachen (vaskuläre Demenz, 15–20 % aller Demenzerkrankungen). Nicht zuletzt kann Arteriosklerose auch zum Nierenversagen führen.

Die meisten bösartigen Tumorerkrankungen gehören zunächst zur Gruppe der Organerkrankungen, da sich ihr biologisches Verhalten und damit auch Prognose und Therapie danach richten, aus welchem Organ und welchem Zelltyp darin der Tumor hervorgeht. Der Biochemiker Benedikt Brors vom deutschen Krebsforschungszentrum in Heidelberg sagte dazu 2024 in einem Interview mit der Süddeutschen Zeitung „...die Anatomie ist nicht zu unterschätzen, also der Ort, an dem Tumoren entstehen“. Wenn das ein Biochemiker sagt, muss es stimmen, während man bei mir sicher eine gewisse Voreingenommenheit unterstellen kann. Es geht aber noch weiter, weil sich Tumore, die von einem Zelltyp ihren Ursprung nehmen, sich nach ihrer genetischen Ausstattung und den fehlgesteuerten Prozessen in der Zelle sehr gründlich unterscheiden können und daher für Tumore, die aus unterschiedlichen Organen stammen, mit den gleichen Therapien behandelt werden sollten.

Erst wenn die Tumore sich durch abgespaltene Zellen im Körper ausbreiten und dort Metastasen bilden, werden sie zu einer Systemerkrankung. Und dann ist die Prognose meist viel schlechter, da vollständige Entfernungen durch Operationen oft nicht möglich sind und bei den verschiedenen Therapieverfahren oft Tumorreste verbleiben. Letztlich sind die Metastasen der Tumore durch Zerstörung von Lunge, Leber und Gehirn oft tödlich, da diese Organe lebensnotwendig sind. Die allgemeine Bezeichnung „Krebs“ für alle bösartigen Tumore ist dagegen wenig hilfreich, da sie den Eindruck vermittelt, der Verlauf oder die therapeutischen Möglichkeiten wären grundsätzlich vergleichbar. Das führt bei Betroffenen oder deren Angehörigen nicht selten zu dem Eindruck, dass prinzipiell jeder Verlauf möglich sei und jede Tumorerkrankung heilbar. Dabei ist es dagegen so, dass man nach einer medizinischen Einschätzung der Tumorart und ihrer Ausbreitung im Körper sehr genaue Erfahrungswerte hat, wie die Prognose aussieht und was man mit einer Behandlung noch erreichen kann.

Literatur

1. Bryson B. Eine kurze Geschichte des menschlichen Körpers. München: Goldmann; 2020.
2. Waschke J (Hrsg). Mensch – einfach genial. Die Anatomie zwischen Locke und Socke. 1. Aufl. München: Elsevier; 2020.
3. de.statista.com
4. Eckert N, Lenzen-Schulte M. Vorerkrankungen Risikogruppen sind jetzt bekannt. Dtsch Ärzteblatt 2020; 117 (43): B 1738–1739.
5. Püschel K, Aepfelbacher M. Umgang mit Corona-Toten, Obduktionen sind keinesfalls obsolet. Dtsch Ärzteblatt 2020; 117 (20): B 892–894.
6. Statistisches Bundesamt, Wiesbaden. destatis.de
7. Mukherjee S. Der König aller Krankheiten: Krebs – eine Biografie. Köln: Dumont; 2012.
8. Mons U, Gredner T, Behrens G, Stock C, Brenner H. Cancers due to smoking and high alcohol consumption – estimation of the attributable cancer burden in Germany. Dtsch Ärzteblatt Int 2018; 115: 571–577.
9. Sosinsky A, Ambrose J, Cross W, Turnbull C, Henderson S, Jones L, Hamblin A, Arumugam P, Chan G, Chubb D, Noyvert B, Mitchell J, Walker S, Bowman K, Pasko D, Buongermino Pereira M, Volkova N, Rueda-Martin A, Perez-Gil D, Lopez J, Pullinger J, Siddiq A, Zainy T, Choudhury T, Yavorska O, Fowler T, Bentley D, Kingsley C, Hing S, Deans Z, Rendon A, Hill S, Caulfield M, Murugaesu N. Insights for precision oncology from the integration of genomic and clinical data of 13,880 tumors from the 100,000 Genomes Cancer Programme. Nat Med. 2024, doi: 10.1038/s41591-023-02682-0. Online ahead of print. PMID: 38200255
10. Kasper DL, Fauci AS, Hauser SL, Longo DL, Jameson JL, Loscalzo J, Suttorp N, Möckel M, Siegmund B, Dietel M. Harrisons Innere Medizin, 19. Aufl. Berlin: ABW Wissenschaftsverlag; 2016.

Kapitel 30

What's hot and what's not – mit der Anatomie welcher Organe sollte man sich beschäftigen?

Bereits der Anatom Andreas Vesal (1514–1564) machte sich sehr viele Gedanken, welche Organe wohl lebensnotwendig seien[1]. Organe sind abgeschlossene Funktionseinheiten, die meist von einer Kapsel oder Hülle aus Bindegewebe von der Umgebung abgegrenzt sind[2]. Sie bestehen aus unterschiedlich vielen Zelltypen, die in ihrer Zusammensetzung für das jeweilige Organ typisch sind und seine Funktion definieren. Die Zellen sind die kleinsten Baueinheiten des Körpers, die einen Stoffwechsel haben und sich mit all ihren Bestandteilen eigenständig vermehren können[2]. Sie halten damit den Körper als Ganzes am Leben. Gleichartige Zellen bilden ein Gewebe, von denen es vier Grundtypen gibt, die dann in den Organen unterschiedlich zusammengesetzt sind. Das sind zum einen die Epithelzellen des Epithelgewebes, die

Deckschichten an den äußeren Oberflächen wie der Haut oder der inneren Oberfläche der Darmschleimhaut bilden und den Körper somit vor dem Verlust von Körperflüssigkeit und dem Eindringen von Krankheitserregern schützen. Bindegewebe, zu dem auch Fett, Knorpel und Knochen zählt, besteht neben den Bindegewebs-, Fett-, Knorpel und Knochenzellen auch aus einem großen Anteil von Fasern zwischen diesen Zellen wie z. B. Kollagenfasern. Diese kennt man, da sie durch Kochen zu Gelatine werden, die den wesentlichen Bestandteil von Gummibärchen ausmachen. Muskelzellen können sich aktiv zusammenziehen, wir sagen auch kontrahieren. Sie bilden als Skelettmuskelzellen die Muskeln, mit denen wir unsere Knochen bewegen, z. B. um zu laufen oder Gegenstände mit den Händen zu greifen. Als glatte Muskelzellen kommen sie aber auch in der Wand von Organen vor wie dem Darm, der seinen Inhalt eigenständig hin- und her schunkelt und schließlich zum Anus bringt, an dem die Darmpassage endet. Nervenzellen oder Neurone sind noch spezieller, da sie Informationen als elektrische Erregungen weiterleiten können. So können Neurone in unserem Gehirn über ihre Fortsätze, die Axone, im Rückenmark weitere Nervenzellen aktivieren, die an der Fußsohle Muskeln aktivieren, die dann die vom Gehirn geplante Bewegung ausführen. Organe wie das Herz bestehen aus Herzmuskelzellen, die sich kontrahieren können. Das Gehirn verfügt neben Neuronen noch über Gliazellen, die als Stütz- und Ernährungszellen wichtig sind. Niere und Leber weisen verschiedene Zelltypen auf, die überwiegend zu den Epithelzellen gehören und für die organspezifischen Funktionen wichtig sind.

„Oh Schreck, Waschke!“, werden Sie jetzt sagen, „ist das immer noch die Geschichte, die Sie erzählen wollten, oder geht jetzt der Anatom mit Ihnen durch?“. Klingt auf einmal so kleinteilig und langweilig? Keine Sorge, ich bin gleich durch mit der Anatomie-Vorlesung alla Mondino!

Vesal hat vorgeschlagen, dass die lebensnotwendigen Organe diejenigen sind, die von Knochen umgeben geschützt werden[1], was weitgehend auch heute noch so zutreffend ist. Für ihn gab es aber nur drei absolut lebensnotwendige Organe: das Gehirn, das Herz und die Leber[1]. Auch bei den Lungen sah er bereits, dass das Herz die von diesen eingesogene Luft zum Überleben braucht[1], wie die übersetzte Textpassage aus seiner Fabrica uns bereits gezeigt hat. Da würden aus unserer Sicht noch ein paar Organe fehlen wie die Nieren, und auch Hormondrüsen wie die Bauchspeicheldrüse, Schilddrüse und die Nebennieren. Andreas Vesal meinte, dass das Gehirn von einem starren knöchernen Schädel umgeben ist, da es sich bei seiner Aktivität nicht ausdehnen muss[1]. Das sei anders als beim Herzen und auch den Lungen, die sich rhythmisch ausdehnen und zusammenziehen, um Blut oder Luft ein- und auszupumpen oder -saugen. Daher seien Herz und Lungen von beweglichen Rippen bedeckt im Brustkorb untergebracht. Die Leber liegt zwar in der Bauchhöhle, ist aber unter dem Zwerchfell, einem kuppel-förmigen Atemmuskel, noch von den unteren Rippen geschützt.

Auch wenn wir heutzutage einen umfassenderen Einblick in die Funktion der einzelnen Organe haben als die Anatomen der Renaissance, ist die Frage, welche Organe von vitaler Bedeutung sind, medizinisch weiterhin zentral. Bei all diesen Organen müssen sie an eine Transplantation denken, wenn die Organfunktion irreversibel geschädigt ist, und der Ausfall nicht durch Medikamente oder unterstützende apparative Maßnahmen wie eine Dialyse kompensiert werden kann. Von den wenigen Ausnahmen der Hormondrüsen am Hals (Schilddrüse und Nebenschilddrüsen) und dem Gehirn abgesehen, kann man davon ausgehen, dass die lebensnotwendigen Organe in der Brust- und Bauchhöhle gelegen sind. Die Organe der Beckenhöhle sind für Fortpflanzung und Ausscheidung von Stuhl und Urin sicher auch sehr wichtig und für die Arterhaltung absolut notwendig. Ein Ausfall führt aber nicht zum Tod des

Individuums, solange Erkrankungen aus diesen Organen nicht die Funktion anderer lebensnotwendiger Organe beeinträchtigt. Dies kann bei bösartigen Tumoren z. B. der Hoden, der Eierstöcke oder der Harnblase natürlich vorkommen, wenn sie Metastasen bilden oder direkt in benachbarte Organe einwachsen.

Von zentraler Bedeutung für unsere Gesundheitskompetenz sind besonders die lebensnotwendigen Organe und deren wichtigsten Erkrankungen, die entweder häufig sind, selbst tödlich verlaufen, oder den Körper so schwächen, dass zusätzlich auftretende Erkrankungen wie die Infektion mit einem Erreger wie SARS-CoV-2 einen tödlichen Verlauf nehmen können. Besonders Herz, Lungen und Leber sollten wir schützen, zumal diese auch von schweren Erkrankungen betroffen sein können. Durch die Risikofaktoren der Arteriosklerose werden auch die Bauchspeicheldrüse und die Nieren geschädigt.

Aber auch Erkrankungen des Bewegungsapparates sind medizinisch hoch relevant. Auch wenn diese weniger oft zum Tode führen, sind sie für die Lebensqualität sehr beeinträchtigend wie Rückenschmerzen oder der als Arthrose bezeichnete Verschleiß der Gelenke. All diese Erkrankungen gilt es zu vermeiden oder, wenn sie bereits aufgetreten sind, zu erkennen, damit sie entsprechend behandelt werden können. Und dafür benötigen Sie Wissen über die Anatomie Ihres Körpers!

Dieser Einschätzung wird übrigens auch bei der geplanten Neugestaltung des Medizinstudiums im Rahmen der neuen Approbationsordnung Rechnung getragen, um einen weiteren positiven Aspekt der Studienreform zu nennen. Es wurden ungefähr 35 „Grunderkrankungen" definiert[3], die man in zwanzig Gruppen einteilen kann, und die als derart zentral für die Ausbildung von Medizinern angesehen werden, dass diese Erkrankungen bereits in den ersten sechs Semestern von Grundlagenmedizinern und Klinikern zusammen unterrichtet werden sollen. Die Auswahl resultierte aus der Häufigkeit in der Bevölkerung, dem Ausmaß der Gesundheitsbeeinträchtigung und den für das Gesundheitssystem verursachten Kosten. Es wurden also zunächst mehrere statistische Zahlenwerke miteinander abgestimmt und dann von den Experten nach didaktischen Prinzipien gruppiert.

Nur vorweg, damit kein falscher Eindruck entsteht: Ich bin kein Epidemiologe. Wenn man sich aber mit den schwerwiegendsten Erkrankungen auseinandersetzen will, muss man wissen, welche Todesursachen häufig sind. Wenn man sich hier über verschiedene Jahre hinweg die Top 10 ansieht, dann stehen darin fünf Erkrankungen aus der Gruppe der Herzerkrankungen, wobei Herzinfarkt und die zugrundeliegende Durchblutungsarmut des Herzmuskels die beiden ersten Plätze einnehmen[4]. Daneben kommen noch Tumoren vor wie Lungenkrebs und Brustkrebs. Die übrigen drei Super-Killer sind die meist durch das Rauchen verursachte chronische Lungenerkrankung (COPD) sowie Demenz und Lungenentzündung (Pneumonie). Noch deutlicher wird es, wenn man Krankheitsgruppen bildet[4]. Wenn man nicht-natürliche Todesursachen wie Unfälle, Stürze und Selbstmord ausnimmt, die zusammen mit sonstigen Ursachen ungefähr 20 % der Tode hervorrufen, kann man fünf Gruppen bilden. Die erste mit ca. 40 % der Todesursachen sind Herzkreislauferkrankungen mit Herzinfarkt und Schlaganfall. Danach kommen Krebsleiden von Lunge, Brust, Darm und Prostata mit zusammen ungefähr 30 %. Dann folgen Lebererkrankungen mit der in Industrienationen vor allem durch Alkohol verursachten Leberzirrhose, Lungenerkrankungen wie Asthma und die chronisch obstruktive Raucherkrankheit und schließlich die Infektionen.

Übrigens war es bereits vor Covid-19 so, dass Lungenentzündungen immerhin 5 % aller Todesfälle verursachten. Das zeigt, dass eine Entzündung der Lunge besonders für ältere Menschen schon immer gefährlich war und oft unterschätzt wurde. Neue Zahlen vom Statistischen Bundesamt zu den Todesursachen liegen inzwischen aus dem Jahr 2022 vor[4]. Von den insgesamt über 1 Mio. Verstorbenen sind ein Drittel (33,6 %) an Herz-Kreislauf-Erkrankungen verstorben und an „Krebs“ ein

Fünftel (21,7 %). Covid-19 als ausschlaggebende Todesursache erlagen in dem Jahr 4,9 % der Verstorbenen. Dabei handelt es sich um ca. 52 000 Menschen. Man muss sich allerdings vor Augen halten, dass im gleichen Zeitraum 45 000 Menschen Bronchialkarzinomen zum Opfer gefallen sind, die bei 90 % aller Patienten durch Rauchen verursacht und damit vermeidbar sind.

Angesichts der Überalterung unserer Gesellschaft muss man annehmen, dass auch in der Zukunft Herzkreislauferkrankungen und Tumore die beiden wesentlichen Todesursachen in den Industrienationen sein werden.

So unerfreulich die letzten Absätze aber auch sein mögen, jetzt wissen wir, welche Erkrankungen häufig und schlimm sind. Aus dieser Auflistung können Sie jetzt schließen, dass die Anatomie der inneren Organe und hier besonders der lebensnotwendigen Teile des Körpers es wert wäre, dass Sie sich bei Gelegenheit damit beschäftigen. Die betroffenen Organe hat bereits Andreas Vesal vor fast fünfhundert Jahren in ihrer Bedeutung richtig eingeschätzt.

Literatur

1. Garrison DH, Hast MH. The fabric of the human body (Kommentierte Übersetzung des Werks von Andreas Vesalius). Basel: Karger; 2014.
2. Waschke J (Hrsg). Mensch – einfach genial. Die Anatomie zwischen Locke und Socke. 1. Aufl. München: Elsevier; 2020.
3. NKLM.de
4. Statistisches Bundesamt, Wiesbaden. destatis.de

Kapitel 31

Blick in die Zukunft: Werden wir unsterblich oder lieber Mensch-Maschinen?

Mal angenommen, unser Planet hält lange genug durch und es existiert in hundert Jahren auch noch menschliches Leben.

Die Schreckensszenarien haben sich in den letzten Jahrzehnten gewandelt. Während des Kalten Kriegs und vor der Jahrtausendwende war es ein Atomkrieg, den man sich als Ende der Menschheit ausmalen konnte. Und auch 2024 gibt es in vielen Teilen dieser Welt wieder Krieg. In den letzten beiden Dekaden kam zunehmend auch der Untergang des Planeten durch Umweltverschmutzung und Vernichtung der letzten natürlichen Reservate in den Fokus. Seit 2020 kommen die Pandemien wieder in den Blickwinkel, die seit der Spanischen Grippe 1918–20 eher nicht mehr als Top-Favorit gehandelt wurden. Zumindest im allgemeinen Bewusstsein – bei den Infektiologen dieser

Welt sah das natürlich anders aus, da es ja auch in den letzten Jahren immer wieder Erkrankungen gab, die von Tieren auf den Menschen übergesprungen sind.

Nehmen wir also an, es mache Sinn, sich mit der Frage zu beschäftigen, ob man die Anatomie des menschlichen Körpers irgendwie modifizieren könnte, um den Menschen ein längeres und glücklicheres Leben zu ermöglichen. Zwei Ansätze sind in den letzten Jahren entwickelt worden, auf die ich eingehen möchte. Allerdings bezweifle ich, dass diese dem Anspruch gerecht werden, Länge und Glück des Lebens zugleich zu erhöhen, besonders aber Glück in der durch eine Verlängerung gewonnenen Lebensphase. Egal, ob diese jetzt zehn oder fünfzig oder hundert Jahre lang sein mag.

Ein Ansatz ist das von dem Philosophen Noah Yuval Harari vorgeschlagene Upgrade der menschlichen Anatomie durch künstliche, also bionische, Komponenten zur Erschaffung eines „Homo deus", eines „göttlichen Menschen"[1]. Der Vorschlag sieht ungefähr so aus, dass man durch Implantation von Schnittstellen auf die Gehirnoberfläche die Leistungsfähigkeit des Gehirns durch direkte Nutzung der Rechenleistung der implantierten Komponenten oder Vernetzung mit dem Internet immens erhöhen könnte. Ich spreche jetzt also nicht über querschnittsgelähmte oder anderweitig schwer kranke Patienten, für die die Implantation eines Mikrochips in das Gehirn vielleicht die einzige Hoffnung sein kann, wieder einen Körperabschnitt zu bewegen oder mit der Umwelt zu interagieren. Solche Versuche, wie sie verschiedene Wissenschaftler und auch die Firma Neuralink von Elon Musk durchführen, haben eine konkrete medizinische Behandlungsintention. Nein, ich beschränke mich im Folgenden nur auf die Idee, gesunde Menschen durch eine technische Erweiterung wie der Implantation eines Chips zu einer Art Superwesen zu machen.

Statt also wie bisher über ein Zwischengerät wie einen Computer, ein Smartphone, eine smarte Uhr, Brille, Kopfhörer oder eine sprachfähige Dose, wie sie alle Internet-Konzerne anbieten, um die Menschen gleich auch noch zu Kunden zu machen, könnte man auf den ganzen Schnickschnack verzichten und direkt mit dem Äther kommunizieren. Bei solchen Unternehmungen wäre man schnell bei den großen Playern wie Google und Apple. Hieße das jetzt, das ich mich vor der Implantation entscheiden muss, ob ich eher die IOS- oder die Android-Schnittstelle eingesetzt bekomme? Insofern egal, weil alle meine Gedanken und Gefühle dann in den USA abgegriffen werden und nicht in China, da Huawei ja bestimmt noch viel weniger vertrauenserweckend wäre. Oder verbreite ich hier jetzt auch ähnliche Hypothesen wie die oben genannten Verschwörungstheoretiker?

Blöd wäre natürlich auch, dass nach einer Implantation der Elektroden mit den Gimmicks wie dem Smartphone und der Smartwatch diese dann auch als Statussymbole wegfallen und zu diesem Zweck fast nur noch Handtaschen übrig blieben. Gerade hatten die Smartphones doch so umständliche, weil schwierig vorzeigbare, und außerdem immens teure Vorgängervarianten wie Auto oder Yacht abgelöst, und waren gerade so erschwinglich, dass sie immer noch als hipp durchgingen. Und jetzt sollen sie wertlos sein? Ein Jammer aber auch. Wie Sie sehen, zähle ich zu den Menschen, die kein Smartphone mit sich herumtragen. Und zwar deshalb, um Herr meiner eigenen Zeit zu bleiben. Denn Zeit ist das höchste Gut, zumindest, wenn man das Glück hat, ein solches Anatomen-Leben zu führen wie ich.

Davon abgesehen bleibe ich bei meiner Meinung, dass auf die Idee, Fremdkörper in den Schädel einzusetzen, nur jemand kommen kann, der kein Mediziner oder Anatom ist. Man ist als Ärztin oder Arzt froh, wenn eine Körperhöhle geschlossen ist und die Organe vor eindringenden Erregern geschützt bleiben. Und dabei meine ich jetzt nicht super-neue Pandemie-Erreger, sondern die ganz banalen Keime der Umwelt, allen voran Bakterien, die sogar auf unserer eigenen Haut leben. Bei jeder Eröffnung der Brust- oder Bauchhöhle ist man sehr zurückhaltend, da eindringende Keime in der Bauchhöhle eine Bauchfellentzündung (Peritonitis) verursachen können. Diese kann neben Verklebungen zwischen den Organen, die auch einen lebensbedrohlichen Darmverschluss (Ileus) hervorrufen können, sich auch durch Eindringen der Erreger ins Blut zu einer Blutvergiftung (Sepsis) auswachsen. Dann verbreiten sich die Keime im ganzen Körper und können alle Organe befallen. Da wir jetzt gelernt haben, dass einige dieser Organe lebensnotwendig sind, ist klar, warum das Versagen eines dieser Organe oder noch schlimmer von mehreren gleichzeitig, was man als Multiorganversagen bezeichnet, ein Desaster und damit über kurz oder lang tödlich ist.

Bei der Schädelhöhle, die unser Gehirn schützt, wie schon Andreas Vesal 1543 nicht müde wurde zu betonen, ist man als Neurochirurgin gleich noch viel zurückhaltender, bevor man sie eröffnet, indem man den Schädel aufsägt oder anbohrt. Eine Infektion der Hirnhäute (Meningitis), die das Gehirn einhüllen wie mehrere Lagen stabiles Zeitungspapier, oder gleich eine Entzündung des Gehirns (Enzephalitis) ist der Super-GAU. Erreger aus dem Hirn wieder vollständig zu eliminieren ist so schwierig, wie einen verrückten Gedanken wieder loszuwerden, wenn man ihn erst einmal gehabt hat. Eins ist also sicher, Noah Yuval Harari mag ein begnadeter Philosoph sein, im Unterschied zu Aristoteles ist er aber sicher kein Anatom.

Wenn man also das Gehirn freilegt und einen Mikrochip implantiert, der dauerhaft darin eingebettet ist, könnte man das Eindringen von Erregern nur verhindern, wenn man die Signale dann durch Bluetooth oder so nach außen transportiert. Nehmen wir aber mal an, die Sensoren wären so stark, dass sie die Häute und Dickschädel durchdringenden Schwingungen des Gehirns bei dessen Aktivität auch ohne Eingriff wahrnehmen können. Wäre das ein Glücksfall?

Gut, im Falle einer Pandemie könnte man nicht nur über die Smartwatches und Fitnessarmbänder anhand einer erhöhten Herzfrequenz und einer erhöhten Körpertemperatur einen Risikokandidaten für eine Infektion sofort ermitteln. Nein, man könnte sogar gleich die Umsetzung einer häuslichen Quarantäne über GPS sicherstellen, indem durch eine Impulssetzung der Motorcortex, der alle Bewegungen des Körpers induziert, gezielt außer Kraft gesetzt wird, wenn die Wohnungstür überschritten wird. Ich hoffe, Sie empfinden beim Lesen dieser Zeilen den gleichen Schrecken wie ich beim Schreiben. Natürlich würden Sie sagen, so etwas gäbe es in einer demokratischen Gesellschaft wie bei uns sicher nicht. In autokratischen Staaten oder autoritären Systemen wie in China wäre sich aber wohl keiner mehr so sicher, wo eine Totalüberwachung in Abschnitten des Landes schon vor der Corona-Pandemie gang und gäbe war, und während des Ausnahmezustands im Rahmen der Infektionswelle noch deutlich ausgeweitet wurde. Trotzdem, nicht mal in Europa oder in Deutschland würde ich mir ein Upgrade durch eine Hirnschnittstelle oder einen Schädelsensor gönnen.

Und auch abgesehen von Katastrophen-Szenarien und Ausnahmezuständen können Sie sicher sein, dass jedes Computersystem auch gehackt werden kann. In diesem Fall also Ihr Hirn und damit Ihr Körper. Damit ist dieser Ansatz für mich ad acta gelegt. Aber vielleicht braucht man als Philosoph einfach ein Konzept, das so catchy und eingängig ist, dass sogar ein einfacher Anatom sich bemüßigt fühlt, sich an diesem Gedankengebäude abzuarbeiten. Dann erreicht man bald eine Plattform, um seine anderen, wirklich wichtigen Ideen und Erkenntnisse einem Weltpublikum zu präsentieren wie beim Weltwirtschaftsgipfel in Davos. Ich würde aber Yuval doch mal gerne fragen, ob er bei der Implantation eines Chips selbst dabei wäre. Hier und jetzt, implantiert bei ihm und natürlich nicht ausgeführt von mir, einem Anatomen, der einen Kopf vielleicht aufsägen und ein Gehirn präparieren, beides aber sicher nicht wieder halbwegs intakt wiederherstellen könnte. Nein, von Spezialisten aus der Neurochirurgie natürlich.

Die zynische neueste Wendung ist, dass sich nach der Einführung des Sprachmodells ChatGPT-4 Technik-Gurus wie Elon Musk und bemerkenswerterweise auch Harari für ein Moratorium ausgesprochen haben, um erst mal die Gefahren der Künstlichen Intelligenz näher zu erforschen. Bei Musk könnte man argwöhnen, er wolle in der Zwischenzeit ein eigenes Sprachmodell entwickeln, das es mit ChatGPT aufnehmen kann. Bei Harari dagegen fragt man sich, ob er jetzt doch Angst hat, dass ihm künstliche Intelligenz über die Schnittstelle im Hirn irgendetwas einflüstert, was die Algorithmen spontan herbeihalluziniert haben.

Der zweite Ansatz, den menschlichen Körper gezielt zu verändern, beruht auf dem Traum vom ewigen Leben. Es gibt ja immer mal Berichte von Menschen, die sich (hoffentlich nach ihrem Tod) einfrieren lassen, um die Zeiten dann aufgetaut noch zu erleben, in denen die Medizin dieses Ziel erreichen kann. Bei diesem Therapieansatz will man das Immunsystem befähigen, Körperzellen in den verschiedenen Organen oder auch den Blutgefäßen regelmäßig zu eliminieren, bevor diese zu Zombis degenerieren und mit gestörter und vielleicht sogar schädigender Funktion ihr weiteres Dasein fristen[2]. Ich kann mir tatsächlich vorstellen, dass man einzelne Erkrankungen wie zum Beispiel die Arteriosklerose sehr gut in den Griff bekommen kann, da hier eine Fehlfunktion von Endothelzellen in den Gefäßen und Muskelzellen in deren Wand den entzündlichen Krankheitsprozess vorantreiben. Auch der Typ2 der Blutzuckerkrankheit Diabetes mellitus, bei der die Zellen der Organe nicht auf Insulin ansprechen und daher den Zucker aus dem Blut nicht aufnehmen können, gehört vielleicht in diese Kategorie von Erkrankungen, die so behandelbar wären. Eine Verzögerung dieser beiden Leiden, die als Ursache von Herzinfarkten und Schlaganfällen zu den häufigsten Todesursachen überhaupt zählen, würde das Leben vieler Menschen sicher deutlich verbessern und verlängern.

Die Folge wäre allerdings, dass diese Menschen dann andere Erkrankungen bekommen, die sie sonst nie erlebt hätten, wie zum Beispiel Krebs. Bei manchen Krebsarten wie beim Prostatakarzinom, das von der Vorsteherdrüse der männlichen Geschlechtsorgane ausgeht und damit nur für die Hälfte der Menschheit relevant ist, sagen die Urologen heute schon, dass jeder Mann dieses Karzinom bekommt, wenn er nur alt genug wird. Dazu kommen dann sicher noch ein paar andere Arten von Karzinomen, die bei beiden Geschlechtern jetzt schon extrem häufig sind, wie Dickdarmkrebs, Lungenkrebs oder Brustkrebs. Das bedeutet, dass das Konzept der Zombi-Eliminierung auch alle von bösartiger Entartung betroffenen Körperzellen umfassen müsste. Und alle Hirnzellen, deren Veränderung mich einer Demenz oder Parkinson-Erkrankung entgegentreibt. Wobei hier das Problem sein dürfte, Neurone auch in entsprechender Anzahl wieder zu ersetzen, da man ja sonst der Demenz und der Bewegungseinschränkung nur Vorschub leistet.

Aber mal angenommen, all das wäre möglich. Dann würden wir alle uralt werden und der Zunahme der Weltbevölkerung zusehen. Wir würden mitansehen müssen, wie alle, die sich die Therapie nicht leisten können, oder bei denen sie aus irgendeinem Grund nicht anschlägt, versterben. Und wir würden alle irgendwann als Population der Hochrisikopatienten für die nächste Pandemie gelten, die wahrscheinlich von einer wohlgemeinten Quarantäne gleich in die nächste übergehen würden. Wohlgemerkt ohne unsere Ur-Ur-Ur-Enkel zwischendrin mal in den Arm nehmen zu können. Auch ein Videotelefonanruf wäre gefährlich, weil das Glücksgefühl den Puls ansteigen lassen würde, was das Fitness-Armband als Infektionszeichen werten würde und die implantierte Schnittstelle im Gehirn daraufhin sofort den Motorcortex im Gehirn lahmlegen würde. Was blöd wäre, wenn man alleine zu Hause auf sich gestellt ist wie viele alte Menschen.

Sie sehen schon, man kann mit mir als Super-Anatomie-Pessimisten auf diesem Gebiet keine erquickliche Diskussion führen und auch keine hoffnungsfrohe Kunde mehr erwarten. Daher verlege ich mich darauf, was man vielleicht wirklich aus dem Buch mitnehmen könnte und wie sich die Lebenserwartung ganz konkret erhöhen ließe. Neben diesen beiden eher „visionären" Ansätzen, entweder die Leistungsfähigkeit des Menschen durch technische Applikationen zu verbessern, oder das Leben durch Eliminierung degenerierter Zellen substantiell zu verlängern, gibt es zur Abhängigkeit der Lebenserwartung aktuelle Erkenntnisse, aus denen sich tatsächlich für uns alle Handlungsoptionen ableiten lassen. Im Jahr 2021 lag die Lebenserwartung in Deutschland bei 83 Jahren für Frauen und 78 Jahren bei Männern[3]. Man könnte daraus schließen, dass Frauen offensichtlich deutlich gesünder leben, dass am Ende fünf Jahre mehr herauskommen. Der Unterschied, der auf „bessere" weibliche Gene zurückzuführen ist, soll dabei allerdings geringer sein, als der des gesünderen Lebensstils der Frauen[4]. Frauen sind neben einer vernünftigeren Ernährung auch einfach umsichtiger und verletzten sich und andere nicht mit hirnloser Gewalt oder Raserei im Straßenverkehr.

Einschränkend muss man hier Auswertungen aus dem Jahr 2020 anführen, die gezeigt haben, dass man aus den altersabhängigen Sterberaten in Deutschland die Lebenserwartung zwar bis auf Ebene der einzelnen 402 Landkreise abschätzen kann[5], die Angabe der Lebenserwartung für ein ganzes Land und der internationale Vergleich aber wenig aussagekräftig sind. Weltweit liegt Deutschland bei der Lebenserwartung übrigens auf Platz 30. Selbst in Deutschland gibt es so starke regionale Unterschiede, dass zwischen den Kreisen die Spanne der Lebenserwartung von 81,8 und 85,7 Jahren bei Frauen und 75,8 und 81,2 Jahren bei Männern reicht[5]. Damit würden die Männer sich international entweder auf dem 53. oder dem 6. Platz und die Frauen auf Platz 46 oder 5 wiederfinden. Bitte erlauben Sie mir hier einen Vergleich zu den Exzellenz-Rankings der Universitäten. Diese sagen auch wenig über die einzelnen Fächer aus, da es oft wenige

Leistungsträger sind, die international punkten können. Aber natürlich schmücken sich alle an den jeweiligen Universitäten mit diesen Federn und ein Aufstieg von 53 auf 6 wäre für eine Universität ein absoluter Karrieresprung!

Die Kreis-spezifische Schätzung der Lebenserwartung ist eindrucksvoll und zeigt, dass es andere Faktoren gibt als die genannten geschlechtsspezifischen Ursachen. Und es kommt noch besser. Wenn man ansieht, wer vorne und wer hinten liegt, glaubt man zunächst, die Einflussfaktoren bereits zu kennen. Ganz vorne liegt bei beiden Geschlechtern München mit Umgebung[5]. Das Schlusslicht bilden Bremerhaven und ein Landkreis in Sachsen-Anhalt. Insgesamt gibt es ein starkes Nord-Süd-Gefälle, wobei Baden-Württemberg und Süd-Bayern durchweg vorne liegen. Es lässt sich aber kein Stadt-Land-Gefälle erkennen und andere beliebte Großstädte wie Frankfurt, Hamburg und Berlin rangieren im Mittelfeld. Interessant ist auch, dass Bevölkerungsdichte, Pro-Kopf-Einkommen und auch die Arztdichte eine untergeordnete Rolle spielen[5]. Mehr Ärzte pro Einwohner stellen also keine medizinische Besserversorgung dar, sondern reduzieren in den alten Bundesländern die Lebenserwartung sogar leicht. Das wirft natürlich die Frage auf, was die vielen Ärzte mit ihren Patienten so treiben, und ob die vielen diagnostischen Maßnahmen und operativen Eingriffe besonders auch bei Privatpatienten tatsächlich sinnvoll sind?

Es spielt für die Lebenserwartung also auch nicht die große Rolle, wie hoch das durchschnittliche Einkommen ist und wie viele Spitzenverdiener den Durchschnitt hier nach oben treiben. Das ist interessant, da in Starnberg im Süden Münchens auch die meisten Millionäre Deutschlands leben. Entscheidend ist vielmehr, wie viele wirklich arme Menschen es in einer Region gibt, da die niedrigste Lebenserwartung mit hoher Arbeitslosigkeit, Kinderarmut und Hartz IV-Geld (Bürgergeld gab es damals noch nicht) korrelierte. Und das zeigt, dass man, wenn man arm ist, andere Probleme hat, als an gesunde Ernährung und körperliche

Betätigung im Fitnessstudio oder das Lesen von Anatomie-Büchern nachzudenken oder die Vorsorgeuntersuchungen der Ärzte wahrzunehmen, auch wenn sie einem genauso zustehen wie anderen. Auch Rauchen, hoher Alkoholkonsum und riskantes Verhalten sind mit Armut vergesellschaftet. Da es sich hierbei um die Risikofaktoren für die häufigsten Volkskrankheiten handelt, kann man die Risiken von Armut für die Erkrankungen, die die Lebenserwartung reduzieren, abschätzen.

Umso wichtiger ist es, dass unsere Gesellschaft sich bemüht, durch geeignete Maßnahmen das Ausmaß an Armut in unserer Gesellschaft zu reduzieren. Und gerade in und nach Pandemiezeiten ist hier die Politik gefragt, damit diese Schere zwischen Arm und Reich und Nord und Süd in Zukunft nicht noch weiter aufgeht!

Wichtig ist in meinen Augen aber tatsächlich die Erkenntnis, dass der Lebensstil für die Lebenserwartung ausschlaggebender ist als „die Gene“ oder zumindest der Einfluss einzelner Gene. Daher teile ich den Enthusiasmus von Jennifer Doudna nicht, die für die CRISPR-Genschere 2020 den Nobelpreis erhalten hat[9] und in einem Interview mit dem SPIEGEL 2023 die Hoffnung äußerte, dass man in Zukunft auch viele andere Erkrankungen behandeln kann wie z. B. Herz-Kreislauf-Erkrankungen aufgrund zu hohem Cholesterin. Studien zu Diabetes und speziellen Leukämie- und Tumorformen scheinen zu laufen.

Unstrittig ist, dass es durch die CRISPR-Gentherapie erstmals möglich ist, unterschiedliche Gene auszuschalten oder so zu verändern, dass einzene Erkrankungen geheilt werden können. Im Dezember 2023 wurde auch in Deutschland die erste Therapie zugelassen, mit der nun Patienten und Patientinnen mit Sichelzellanämie und Beta-Thalassämie behandelt werden können[6], bei denen einzelne Gendefekte im Hämoglobin der roten Blutkörperchen zu Blutarmut und anderen Problemen führen können[7, 8]. Da die Kosten der Therapie bis zu 2 Mio. € pro Patient betragen könnten, steht sie auf absehbare Zeit sicher nicht für die Mehrzahl der Patienten zur Verfügung, die in Afrika oder in Südostasien leben[6]. Viel entscheidender ist aber für mich, dass diese Therapie vor allem für Erkrankungen sinnvoll ist, die durch Veränderung in einem einzelnen Gen hervorgerufen werden und am besten auch, wenn diese Mutation Blutzellen betrifft, sodass man die Genschere außerhalb des Körpers anwenden kann. Dadurch reduziert sich das Risiko erheblich, dass ohne es zu bemerken an falschen Stellen unerwünschte Schnitte im Genom vorkommen, die vielleicht mit Jahren Verspätung zu anderen Erkrankungen wie auch Krebs führen könnten.

Ich denke, dass es bei sehr wenigen Erkrankungen bleiben wird, bei denen wirklich ein einzelnes Gen entscheidend an der Krankheitsentstehung beteiligt ist und die Risikoabwägung immer schwierig bleiben wird. Für die Masse der Patienten weltweit wird die Therapie auf absehbare Zeit unerschwinglich und nicht zugänglich sein. Daher bleibt die Anpassung des Lebensstils der Weg zum Ziel, das Erkrankungsrisiko erheblich zu reduzieren, zu dem natürlich auch verschiedene Gene beitragen.

Literatur

1. Harari YN. Homo deus. München: Beck; 2017.
2. Scudellari M. To stay young, kill zombie cells. Nature 2017; 550 (7677): 448–450.
3. Statistisches Bundesamt, Wiesbaden. destatis.de
4. Atance D, Claramunt MM, Varea X, Aburto JM. Convergence and divergence in mortality: A global study from 1990 to 2030. PLoS One. 2024;19(1): e0295842. doi: 10.1371
5. Rau R, Schmertmann CP. Lebenserwartung auf Kreisebene in Deutschland. Dtsch Ärzteblatt 2020; 117 (29-30): B 493–499.
6. Metz S. Die Therapie ändert das Leben. Süddeutsche Zeitung. 2023; Nr. 298.
7. Frangoul H, Altshuler D, Cappellini MD, Chen YS, Domm J, Eustace BK, Foell J, de la Fuente J, Grupp S, Handgretinger R, Ho TW, Kattamis A, Kernytsky A, Lekstrom-Himes J, Li AM, Locatelli F, Mapara MY, de Montalembert M, Rondelli D, Sharma A, Sheth S, Soni S, Steinberg MH, Wall D, Yen A, Corbacioglu S. CRISPR-Cas9 Gene Editing for Sickle Cell Disease and β-Thalassemia. N Engl J Med. 2021; 384(3):252–260.
8. Sharma A, Boelens JJ, Cancio M, Hankins JS, Bhad P, Azizy M, Lewandowski A, Zhao X, Chitnis S, Peddinti R, Zheng Y, Kapoor N, Ciceri F, Maclachlan T, Yang Y, Liu Y, Yuan J, Naumann U, Yu VWC, Stevenson SC, De Vita S, LaBelle JL. CRISPR-Cas9 Editing of the HBG1 and HBG2 Promoters to Treat Sickle Cell Disease. N Engl J Med. 2023; 389(9):820–832.
9. Wikipedia.de

Kapitel 32

Ewig leben – falls ja, dann aber wie?

Eine intakte Anatomie Ihrer lebensnotwendigen Organe ist das höchste Gut, über das Sie verfügen. Sogar noch viel wichtiger als die Kontrolle über Ihre Zeit, wie ich in einem der letzten Kapitel behauptet habe, und die bei strenger Betrachtung eine Luxus-Problematik darstellt, wie in den letzten Absätzen zu den Abhängigkeitsfaktoren unserer Lebenserwartung deutlich wurde. Und keiner weiß, wie lange Ihnen diese intakte Anatomie vergönnt ist, da es Erkrankungen wie Tumoren gibt, bei denen ein Zusammentreffen zufällig auftretender Gen-Veränderungen (Mutationen) die Ursache ist, was Sie in den meisten Fällen nicht verhindern können. Eine Ausnahme stellt Lungenkrebs dar, den Sie ziemlich sicher vermeiden können, wenn Sie nicht rauchen (außer Sie sind Asbest oder anderen giftigen Stoffen ausgesetzt). Auch das Entstehen von Hautkrebs lässt sich vermeiden, wenn Sie keine UV-Strahlen abbekommen, indem Sie die Sonne meiden.

Daher gilt es also, durch eine gesunde Lebensweise die intakte Anatomie zu bewahren. Und ich bin bestimmt kein Gesundheitsapostel und selbst auch kein optimales Vorbild. Was können wir also für unser tägliches Leben an Ratschlägen mitnehmen? Wenn Sie in medizinischen Lehrbüchern die Absätze zu Prävention und Prophylaxe studieren, lassen sich ein paar eindeutige Grundsätze ableiten. Ein besonderer Stellenwert kommt sicherlich der Prophylaxe zu, wenn es darum geht, sich vor Infektionskrankheiten zu schützen. Grundvoraussetzung ist, dass man weiß, unter welchen Bedingungen man Krankheitserregern ausgesetzt ist und diese auch so gut kennt, dass man abschätzen kann, was uns wirksam vor diesen schützt. Für lange Zeit haben wir dies als gegeben angesehen. Für mich war für lange Zeit AIDS die letzte Krankheit, von der ich in meiner Jugend zum ersten Mal gehört hatte und dann über die Jahre und letztlich im Medizinstudium gelernt habe, dass die Infektion ähnlich wie Hepatitis durch Blut und Körperflüssigkeiten übertragen wird. Die vorbeugenden Maßnahmen ergeben sich aus der Kenntnis dieser Übertragungswege. Tropenerkrankungen wie Malaria kennt man auch und weiß, dass man sich informieren muss, wenn man fremde Länder außerhalb Europas bereist, um zu klären, ob eine Prophylaxe nötig ist. Covid-19 hat uns dann gelehrt, dass eine Pandemie einen auch zu Hause heimsuchen kann. Nachdem man zunächst dachte, es handele sich um eine reine Lungenkrankheit, die ein Problem der chinesischen Stadt Wuhan sei, musste man dann schnell lernen, dass man eben nicht von bekannten Viruserkrankungen wie einer Influenza auf andere Infektionen schließen kann, nur weil diese auch über die Atemwege übertragen werden.

Abgesehen davon, UV-Licht und Infektionen zu vermeiden, sind ein paar andere Schlüsse einfach: Kein Rauchen, so wenig Alkohol wie möglich, Essen nur in solchen Mengen, wie der Körper durch seine Aktivität an Kalorien auch umsetzt. Beim letzten Punkt werden von echten und selbsternannten Fachleuten natürlich Milliarden umgesetzt. Hier kann man offensichtlich den Ansatz verfolgen, aus der Ernährung auf der einen Seite eine komplexe Wissenschaft zu machen, da das Problem einer gesunden Ernährung sonst ja jeder lösen könnte. Gleichzeitig muss man das Thema Ernährung auf der anderen Seite aber so weit herunterbrechen und vereinfachen, dass es jeder und jede anhand der Lektüre eines Gesundheitsratgebers nachvollziehen kann und am besten glaubt, das Thema einfach mit einer App abhandeln zu können. Daher sage ich jetzt nichts dazu, an welchen und wie vielen Stunden am Tag man essen sollte, weil ich davon auch nichts verstehe. Ich denke aber, dass dies Feintuning ist.

Das Hauptprinzip ist, dass man bewusst isst und sich dabei Gedanken macht, wie viele Kalorien man dabei jeweils zu sich nimmt. Am Ende ist es nämlich immer die Bilanz zwischen Aufnahme und Verbrauch von Energie, also Kalorien, die entscheidend ist. Isst man mehr als man verbraucht, nimmt man zu. Führt man weniger zu als man verbrennt, nimmt man ab. Eine stark positive Bilanz führt zu Fettleibigkeit (Adipositas).

Die meisten Diäten, die erfolgreich zu einer Gewichtsreduzierung führen, bewirken, dass man die Kalorienaufnahme reduziert. Wenn man sich bewusst mit seiner Ernährung auseinandersetzt, fällt einem auf, wie viel versteckte Kalorien im Lieblingsgetränk oder Wohlfühlessen so stecken. Und man versucht nachzuvollziehen, ob die eigenen Nahrungsmittel möglichst natürlich oder naturnah sind. Bei einer ausgewogenen Ernährung unprozessierter, also natürlicher Nahrungsmittel kann es Ihnen nämlich nicht passieren, dass versteckte Komponenten wie zu viel Salz, Zucker oder Konservierungsmittel enthalten sind, wie dies bei vielen Fertiggerichten der Fall ist. Und natürlich ist es so, dass die Chance geringer ist, sich einen Überschuss an Kalorien reinzuziehen, wenn Sie die Zeit für die Nahrungsaufnahme auf wenige Stunden am Tag reduzieren.

Wie Sie sehen, sind meine Ausführungen hier sehr undifferenziert. Die ausgeklügelte Waschke-Anatomen-Diät gibt es nicht. Vielleicht kommt das mal, wenn mir nichts anderes mehr einfällt, womit ich mich beschäftigen kann und es sich (aus meiner Sicht) lohnen würde, darüber ein Buch zu schreiben. Eine Freundin spottete schon, dass ich nach diesem Buch nur noch anfangen könnte zu backen, dann aber wohl bald die Idee hätte, ein Backbuch zu schreiben. Das stimmt wohl, und zwar ein anatomisches Backbuch, wie ich mich so kenne.

Neben der gesunden Ernährung sollte man auch die Vorsorge-Untersuchungen wahrnehmen, die von den Ärzten angeboten und von den Krankenkassen bezahlt werden. Zumindest für die häufigsten Tumorarten gibt es hier einfache Tests. Auch das klingt eigentlich einfach, aber man weiß ja selbst, dass man sich motivieren muss, regelmäßig beim Hautarzt die Leberflecke auf Zeichen einer Entartung überprüfen zu lassen und spätestens ab dem Alter von Fünfzig auch mal eine Darmspiegelung und eine Prostata-Untersuchung durchführen zu lassen, da die Häufigkeit von Dickdarmkrebs und Prostatakarzinomen zunimmt. Wobei bei der Prostata-Untersuchung die Frage ist, ob die anale Ertastung mit dem Finger tatsächlich sensitiv genug ist. Frauen haben es da häufig einfacher, da sie im Idealfall schon ab der Jugend bei einer Frauenärztin oder einem Gynäkologen in Betreuung sind, der auch Vorsorgeuntersuchungen für den Gebärmutterhalskrebs und Brustkrebs durchführt. Diese Tumorarten treten bereits viel früher auf als das Endometriumkarzinom der Gebärmutter, das erst nach der Menopause häufiger wird.

Und zuletzt darf man die Bedeutung der Bewegung nicht vergessen. Auch hier gibt es Studien ohne Ende, die berichten, dass schon ein paar Stunden Ausdauersport in der Woche genügen, um die Gesundheit zu steigern und das Risiko für viele Krankheiten zu reduzieren. Selbst kurze Maximalbelastungen im Minutenbereich scheinen schon etwas zu bringen! Jede Bewegung ist daher besser als keine Bewegung. Mehr will ich dazu aber auch nicht sagen, da es sich auch hier nicht um mein Metier handelt.

Man kann also zusammenfassen, dass es einmal die Gruppe an Maßnahmen gibt, bei denen man schlicht weniger tun sollte, nämlich Rauchen und Alkohol, Kalorien, Zucker und Fett zuführen oder sich dem UV-Licht aussetzen. Und dann die Maßnahmen, von denen es gerne mehr sein darf, wie körperliche Aktivität und Gesundheitsvorsorgeuntersuchungen. So bleibt die Motivation, dass es sich lohnen würde, etwas in die eine oder in die andere Richtung zu ändern! Wie wir alle wissen, ist es gar nicht einfach zu beurteilen, was einem leichter oder schwerer fällt. Das ist wahrscheinlich auch für jede und jeden von uns und in Abhängigkeit von der jeweiligen Lebenssituation sehr verschieden, da ein mehr an Bewegung meist auch mit erhöhtem Zeitaufwand verbunden ist, während weniger Essen einfach eine Frage der Disziplin ist. Zumindest wenn man nicht adipös ist. Adipositas ist eine Krankheit und nicht nur einfach ein Mangel an Disziplin.

Bei mir hat geholfen, meine körperliche Aktivität dadurch zu erhöhen, dass ich recht häufig mit dem Fahrrad zur Arbeit fahre, wenn es der Zustand der Fahrradwege zulässt, was leider in München im Winter nicht ganz einfach ist. Das kostet nicht mal viel mehr Zeit als der Weg mit den öffentlichen Verkehrsmitteln oder dem Auto. Allerdings reicht das Ausmaß meiner körperlichen Aktivität nicht aus, mein Gewicht zu reduzieren, obwohl ein paar Kilogramm weniger wohl gut wären, wie ein Blick in den Spiegel oder die regelmäßige Bewertung meiner Söhne („Papa, du bist so fett!") immer mal wieder unmissverständlich erkennen lassen. Das heißt, ich müsste einfach weniger essen und auch weniger kalorienreich. Aber da mangelt es an der Selbstdisziplin. Oder der Leidensdruck ist einfach nicht hoch genug.

Sie erkennen hier die Probleme der letzten Kapitel dieses Buches. Zum einen verflacht zunehmend die Qualität der Inhalte, da ich mich mit diesen nicht wirklich auskenne und mich auch nicht eingelesen habe. Und zum anderen kann ich mich selbst nicht als gutes Vorbild präsentieren und bin daher doch nur

Anatom und kein Ernährungs- und Fitnesscoach. Also mehr „Comfortably numb“ als „Cutting edge“!

Kapitel 33

Man lebt nur einmal!

Nach allen Anmerkungen zur gesunden und enthaltsamen Ernährung möchte ich abschließend als Anatom anmerken, dass man auch die eigene Lebensqualität im Auge behalten sollte und es daher nicht sinnvoll ist, sich jeden Genuss zu verbieten. Das erscheint mir wichtig, da man zwar die meisten Herzkreislauf- und Stoffwechselkrankheiten wie Herzinfarkte, Schlaganfälle, hohen Blutdruck und Diabetes durch eine gesunde Ernährung vermeiden kann. Es gibt aber keine Garantie, dass man nicht stattdessen an einer Tumorerkrankung oder Demenz verstirbt, da man auch mit einem gesunden Lebenswandel eben nicht alle Krankheiten vermeiden kann.

Einen Aspekt, über den ich vor ein paar Jahren auf einer Kongressreise gestolpert bin, möchte ich Ihnen aber nicht vorenthalten. Lebensqualität im Sinne von Entspannung und Schlaf sowie soziale Interaktionen stabilisieren und verlängern die Telomere an den Enden unserer Chromosomen in der Erbsubstanz und damit die Möglichkeit, dass sich die Zellen unseres Körpers länger teilen können und nicht zugrunde gehen. Dies hat die Nobelpreisträgerin Elizabeth Blackburn herausgefunden. Wie sie in einem sehr eindrucksvollen Vortrag mal erläutert hat, kann es sogar sein, dass letztlich viele Faktoren das Altern der Zellen und damit unseres Körpers dadurch beeinflussen, dass sie die Telomere entweder verkürzen oder verlängern. Zumindest haben nach ihrer Ansicht die Menschen und die Populationen, in denen viele Hundertjährige leben, durchschnittlich längere Telomere. Bildlich gesprochen sei es also eine im Einzelfall nicht zu beantwortende Frage, ob es für die Telomere jetzt gut oder schlecht ist, wenn man in netter Gesellschaft einen Wein zusammen trinkt, da Alkohol die Telomere verkürzt, die Geselligkeit dabei aber einen gegenteiligen Effekt haben könnte. Einsam zu trinken ist dagegen sicher schlecht, sobald es den positiven Wohlfühleffekt ausbalanciert. Selbst wenn die wissenschaftlichen Grundlagen zu den Ursachen für eine Verkürzung oder Verlängerung der Telomere richtig sein sollten, wäre der Wert dieser Erkenntnisse für uns im Einzelnen auch völlig unklar, solange wir nicht in Echtzeit unsere eigene Telomerlänge der Chromosomen messen können. Spätestens wenn das möglich wird, werde ich mir auch eine Fitnesswatch oder ein Smartphone zulegen müssen, befürchte ich. Spannend ist die Überlegung aber schon, da die guten und schlechten Einflüsse auch auf die Telomere der Chromosomen in unseren Spermien und Eizellen einwirken und man daraus ableiten könnte, dass Kinder ein und desselben Elternpaars mit unterschiedlichen Telomer-Längen ins Leben starten, je nachdem, ob sie in einem eher glücklichen oder einem stressigen Lebensabschnitt gezeugt wurden. Die Effekte würden sich also unter Umständen über Generationen hinweg auswirken, während die Hirnschnittstele von Harari zum Glück die Nachfahren verschont und die Eliminierung der Zombi-Zellen nur so lange anhält wie man die entsprechenden Medikamente einnimmt.

Sie werden jetzt vielleicht die Hände über dem Kopf zusammenschlagen, wenn ich abschließend auch noch mit der einfachen und wohlbekannten Erkenntnis um die Ecke komme, dass jeder von uns nur einmal lebt. Dennoch kann ich es nicht lassen. In der Theorie ist das vielen klar, zumindest wenn sie nicht aus religiösen oder spirituellen Gründen an ein Leben nach dem Tod oder ein sich immer wiederholendes Leben glauben. Im Kleinklein des Alltags verliert man diese Einsicht aber leicht mal aus den Augen. Und oft bedarf es eines massiven Lebenseinschnitts wie dem Tod eines Angehörigen, Partners oder vertrauten Mitmenschen, bis man sich der eigenen Endlichkeit bewusst wird und sich mit dem eigenen Leben auseinandersetzt. Und selbst kann man auch aus heiterem Himmel eine schwere Krankheit bekommen, die manchmal sogar als Zufallsdiagnose anhand eines veränderten Blutwertes beim Hausarzt oder durch banale Symptome wie einem geschwollenen Lymphknoten auffällt, und sich dann als Leukämie oder bösartiger Tumor entpuppt. Und ehe man sich versieht oder ohne auch nur an der Krankheit gelitten zu haben, ändert sich die gesamte Perspektive auf das Leben, dessen Endlichkeit einem dann plötzlich als eine der Verlaufsmöglichkeiten der näheren Zukunft bewusst wird. Ich habe nach meinem Studium über ein Jahr lang in der Inneren Medizin mit dem Schwerpunkt Hämatologie/Onkologie gearbeitet und Zeit mit der Betreuung von Patienten mit bösartigen Tumoren, Lymphomen und Leukämien verbracht. Dieses Jahr war für mich sehr prägend, da ich oft mit der Endlichkeit des Lebens konfrontiert wurde. Zwar starben nicht in jeder Woche Patienten auf unserer Station, über das Jahr hinweg waren es aber doch einige und manchmal starben auch diejenigen, die ich am Anfang meiner Tätigkeit in gutem Befinden und nur mit einer Zufallsdiagnose aufgenommen hatte und bei denen wir alle hofften, dass sie geheilt oder zumindest länger leben würden. Sogar bei meinem ersten Dienst auf einer anderen Tumorstation, deren Patienten ich nicht kannte, starb ein Patient, den ich vor diesem Tag noch nie gesehen hatte, an Leukämie. Diese Erfahrungen waren für mich sehr einschneidend und haben mich in meinem Entschluss, Anatom zu werden, nur bestärkt.

Ich will hier keine Schreckensszenarien verbreiten, und die häufigsten zum Tode führenden Erkrankungen habe ich auch bereits aufgeführt. Die Erkenntnis aber bleibt, dass es jeden von uns und zu jeder Zeit treffen kann, egal wie gut man auf seine Anatomie und seine Gesundheit achtgegeben hat. Und im Rahmen meiner Tätigkeit in der Klinik ist mir daher klargeworden, wie wichtig es ist, das Leben bewusst zu verbringen und es zu genießen, wo das möglich ist. Und damit meine ich nicht ein Leben in Saus und Braus oder den dauerhaften Exzess, sondern vielmehr die Auseinandersetzung mit den eigenen Zielen im Leben und der Vorstellung, wie es verlaufen soll. Damit kehren wir mit der Maxime „Carpe diem" des römischen Dichters Horaz (341–270 v. Chr.) in die Zeit zurück, in der auch die Anatomie ihren Anfang nahm. Horaz war aber leider kein Anatom, auch wenn man das hätte annehmen können, wenn er seinen Sinnspruch, den Tag zu nutzen, wirklich ernsthaft umgesetzt hätte.

Für mich persönlich ist die Einsicht, dass es keinen höheren Sinn des Lebens gibt, ungemein entlastend. Man muss also nicht nach Höherem streben. Am Ende, am Übergang vom Leben zum Tod und danach, sind wir alle gleich. Das sehen wir auch bei uns im Präpariersaal, wo alle Körper gleich sind. Zwar bleibt jede und jeder ein Individuum, aber das Leben vor dem Tod spielt bei uns keine Rolle mehr. Und auch in den letzten Momenten des Lebens wird es wohl egal sein, ob man im Leben etwas „Großartiges" vollbracht hat oder nicht. Es wird immer Menschen geben, die sich an einen als Person erinnern. Nach Honoré de Balzac (1799–1850) lebt man daher also doch nicht nur einmal, wie ich gerade noch behauptet habe, sondern zweimal: „Man lebt zweimal, das erste Mal in der Wirklichkeit, das zweite Mal in der Erinnerung".

Vor diesem Hintergrund kann man sich vor Augen führen, dass es zum Glücklich-Sein im Leben in der Wirklichkeit nicht viel braucht. Das wichtigste sind neben einem ausreichenden materiellen Auskommen wohl Familie und Freunde, also echte soziale Kontakte, die einem Rückhalt geben und mit denen man die Zeit, über die man frei verfügen kann, zusammen verbringen kann. Damit meine ich nicht die Social-Media-Freunde. Und auch nicht die Zahl der Likes auf irgendwelchen Kanälen, was bei jüngeren Menschen oft übersehen wird. Diese Kontakte machen einen am Ende des Lebens nicht glücklich! Ebenso wenig wie die Zahl der Publikationen oder die Summe an Geldern, die man zur Finanzierung seiner Forschung während der Tätigkeit eingeworben hat. Das hätten Sie jetzt auch nicht vermutet, nehme ich an. Es handelt sich dabei aber um gängige Surrogat-Parameter zur Messung des Erfolges in der Wissenschaft. Und so hat jedes Tätigkeitsgebiet und jeder Beruf seine eigenen Maßeinheiten für Erfolg, von denen leider nicht viel bleibt, wenn man die Tätigkeit einmal abgeschlossen hat und in den Ruhestand geht. Ich denke, dass sich hier das Denken in den letzten Jahrzehnten grundlegend verändert hat und die meisten Menschen verstanden haben, dass es keinen Sinn ergibt, das Erreichen von Zielen oder endlich das Leben genießen zu wollen in die Zeit nach der Berentung oder Pensionierung zu verschieben.

Ich will hier übrigens nicht den Eindruck erwecken, als müsse jeder sein Leben auf den Kopf stellen und ab jetzt alles grundlegend anders und „besser" machen. Ganz im Gegenteil, bei kritischer Betrachtung ist ja meist nicht das ganze Leben „beschissen" oder auch nur unbefriedigend. Und man sollte sich bei dieser Gelegenheit mal überlegen, was vielleicht sogar alles gut läuft und dann entscheiden, wo man etwas ändern sollte und auch könnte. Man sollte also eher versuchen, das Leben im Rahmen seiner Möglichkeiten so angenehm wie möglich zu gestalten. Und ich denke, für ein paar glückliche Momente wie einen schönen Tag am Badesee, ein gemeinsames Essen mit Familie und Freunden oder einen Urlaub auf einem Campingplatz in den Bergen oder an der Küste braucht es weniger, als man oft denkt. Aber auch diese Dinge sind leider nicht für jeden und jede unter uns möglich, wie wir alle wissen.

Was mich aber betrübt und sehr beschäftigt, ist, dass man leider in seinem Befinden doch sehr von der aktuellen körperlichen Verfassung beeinflusst wird und sich diese im Alter oft verschlechtert. Dass man also in seinem Empfinden doch immer wieder von seiner Anatomie eingeholt wird. Ich kenne viele ältere Menschen, die sich mit den zunehmenden Einschränkungen ihres alltäglichen Lebens gut arrangieren oder sogar erstaunlich gut mit chronischen Schmerzen umgehen können. Viele Menschen aber sind auch unglücklich, wenn ihnen der Körper und damit die Anatomie die Grenzen zeigt, vor allem klar wird, dass es perspektivisch nur abwärts gehen kann und nur die Frage ist, wie schnell das passiert. Leider kann man dann oft nicht von den vielen glücklichen und gesunden Jahren zehren, die man genossen hat und in denen man ein gutes oder „erfolgreiches" Leben geführt hat, wie mir in den letzten Lebensjahren meines Vaters bewusst geworden ist. Manchmal scheint die Fallhöhe sogar noch zuzunehmen, solange man sich noch erinnern kann, wie erfüllt das Leben einmal gewesen ist und was früher alles möglich war und jetzt nicht mehr. Ich würde mir wünschen, man könnte diese Erinnerungen auch als körperliche Empfindungen speichern und bei Bedarf abrufen und so die harten Zeiten einer Krankheit oder die Einschränkungen des Alterns besser erträglich machen. Aber das ist wohl nur ein naiver Wunsch.

Das war‘s! Das Anatomen-Konzept für ein langes und gutes Leben:

> Safe your anatomy,
> stay healthy,
> be happy,
> live long!

Nachwort

An dieser Stelle möchte ich erläutern, wie es zu diesem Buch gekommen ist, zumal es eine für mich ungewöhnlich lange, weil mehrjährige Entstehungsgeschichte hatte.

Wie bereits erläutert, basiert das Buch auf meiner Vorlesung zur Geschichte der Anatomie, die ich seit meinem Wechsel nach München 2011 einmal im Jahr halte. An ein Buch zu diesem Thema war zu dieser Zeit aber nicht zu denken. Und zwar nicht nur, weil man mit dem Inhalt einer 45-minütigen Vorlesung kein Buch füllen kann. Sondern, weil ich einfach anderes zu tun hatte. Und damit meine ich nicht mal nur den Anatomie-Unterricht für ungefähr tausend Studierende zu organisieren und den Aufbau meiner wissenschaftlichen Arbeitsgruppe an der LMU. Zudem war ich mit unserem Fachbuch Anatomie – das Lehrbuch bei Elsevier beschäftigt. Nachdem Friedrich Paulsen und ich 2010 die 23. Auflage des Sobotta-Atlas der Anatomie veröffentlicht hatten, arbeiteten wir mit Tobias Böckers, einem Neuroanatomen aus Ulm, an einem begleitenden Lehrbuch, das 2015 zum ersten Mal erschienen ist und an dessen dritter Auflage wir gerade arbeiten. Bei einer Neuseeland-Reise hatte ich 2018 dann die Idee zum Sachbuch „Mensch – einfach genial. Die Anatomie zwischen Locke und Socke“, das im Herbst 2019 bei Elsevier erschien. In diesem Buch konnte ich bereits einige historische Aspekte zur Entwicklung der Anatomie unterbringen, sodass für mich damit zunächst alles gesagt schien. Dann aber kam die Covid-Pandemie. Zum Erscheinungstermin hatten der Verlag und ich für das Sachbuch eine einzige Lesung organisiert, bevor der Lockdown Buchhandel und Verlage wie uns alle in eine Auszeit zwang. Diese Zeit gab mir die Möglichkeit, den Krimi „Einbein" fertigzuschreiben, den ich 2019 auf einer Urlaubsreise nach Florida begonnen hatte. Und dann wurden die beiden Unternehmungen von der Pandemie überrollt. „Mensch – einfach genial" erschien mir in gewisser Weise überholt, weil ein Buch zur Gesundheitskompetenz unvollständig war, wenn in diesem kein einziges Mal das Wort „Corona" vorkam. Das ist ärgerlich, da die meisten anderen Inhalte dagegen zeitlos sind und sicher zu einer Verbesserung der Gesundheitskompetenz beitragen können. Und zum anderen benötigte ich für den Krimi einen Verlag, und versuchte es über einen Agenten. Da ich weiterhin in der Pandemie mehr Zeit hatte, auch weil Kongressreisen für mich für die kommenden zwei Jahre unmöglich waren und viele Sitzungen und Gremien in Präsenz entfielen, überlegte ich mir ein Konzept, um die Geschichte der Anatomie mit einem weiteren Sachbuch zur Anatomie zur verbinden. Die Idee war, neben der Geschichte besonders den Bau der Organsysteme genauer zu beschreiben, deren Beteiligung bei Covid-19 die Prognose der Infektion mitbestimmten wie z. B. das Herz-Kreislaufsystem und das Atmungssystem. Dabei wollte ich auch auf die häufigsten anderen Erkrankungen dieser Organe eingehen, die für die meisten Todesfälle in unserer Gesellschaft verantwortlich sind. Soweit der Plan. Im Herbst 2020 hatte ich ein erstes Manuskript erstellt, das einige der geplanten Textbausteine enthielt und so die Grundstruktur erkennen ließ. Leider war allerdings für die Agentur die Suche ähnlich erfolglos wie parallel für den Krimi und es fand sich kein Verlag, der Interesse an einer Veröffentlichung hatte. Nur einmal hatten wir im Frühjahr 2021 einen Pitch, was für mich eine merkwürdige Erfahrung war. Die Lektorin des Verlags hatte mein Manuskript offensichtlich nicht sehr genau gelesen und schlug vor, ich solle das Buch genau in dem Stil ändern, dass am Ende „Mensch – einfach genial“ herausgekommen wäre. Da ich mich nicht kopieren wollte, habe ich das abgelehnt, und am vorgeschlagenen Konzept hatte der Verlag kein Interesse. So kam es am Ende zu keiner Veröffentlichung bei einem Verlag und auch die Zusammenarbeit mit der Agentur war zu Ende, bevor sie richtig begonnen hatte.

Das einzig Gute war, dass ich mich nach langem Überlegen dazu durchringen konnte, den Krimi 2021 im Selbstverlag über quoWADIs zu veröffentlichen. Im Jahr darauf hatte ich nach der Fortbildung „Präparieren für Anatomen“ auch wieder die Arbeit an meinem Geschichtsbuch aufgenommen und das Konzept grundlegend geändert. Übrig blieb die Geschichte der Anatomie und die Überlegungen zu aktuellen Themen rund um die Anatomie, während die Anatomie selbst und die Krankheitslehre rausgefallen sind. Ich musste mir auch eingestehen, dass die Verlage recht hatten, wenn sie das Konzept des Buchentwurfs nicht gut fanden, da ich der Komplexität einer Krankheitslehre mit Therapieentwicklungen für den ganzen Körper nicht gerecht werden konnte.

Die Veröffentlichung des Krimis war dann auch für „Cutting edge“ die Rettung, da sie mich mit Lehmanns Media zusammenbrachte. Von den insgesamt 745 bis Ende 2023 verkauften „Einbeinen“ wurde nämlich ein Großteil über Lehmanns Media und deren Webshop verkauft. Umso mehr freute ich mich, dass der Verlag 2023 nicht nur „Einbein“ in einer zweiten Auflage veröffentlichte, sondern auch dem zweiten Teil der Nodus-Reihe „Waidmannsheil“ eine Heimat gab. Damit hatte ich dann den Kopf frei für „Cutting edge“ und danke Lehmanns, dass sie mir 2023 auch zu diesem Jahr eine Zusammenarbeit zusagten. Mit dieser Sicherheit konnte ich das Buch 2024 nach vier Jahren schließlich fertigstellen. Allerdings war die Arbeit dann nochmal ziemlich intensiv, da ich die Geschichte der Anatomie jetzt viel eingehender darstellen wollte als ursprünglich geplant, als ich mich nur auf unsere drei großen Anatomen Galen, Leonardo und Vesal konzentrieren wollte.

Das Cover zur Toskana-Landschaft verdanke ich meinem Firmenpartner Dr. Andreas Dietz, der es vor meinen Augen mit Hife von KI in wenigen Minuten kreierte. Die Wahl der Hügellandschaft ist eine Homage an die Bildhintergründe in Vesals „Fabrica". Den Titel und Untertitel verdanke ich den Diskussionen mit Johannes Oldenbourg bei unseren Treffen der Zwanglosen. Volker Thurner und Bernhard Thieme von Lehmanns Media haben das Buch lektoriert und Jasmin Plawicki hat wieder liebevoll den Einband gestaltet. Herr Thurner hat das Buch auch durch viele der sehr abwechslungsreichen Abbildungen bereichert, die weit über meine bescheidenen Vorschläge hinausgingen, und für mich seine Begeisterung für das Projekt ausdrücken.

Ich danke dem Team von Lehmanns Media ganz herzlich, dass sie weiter an meine Bücher glauben, obwohl die Verkaufszahlen dies sicher nicht rechtfertigen.

Und während man von Autoren anderer Verlage schlimme Dinge hört, mit wie wenig Respekt mit den eigenen Texten umgegangen wird, ist das Publizieren bei Lehmanns Media für mich ein echtes Vergnügen.

Anhang

Quellenverzeichnis

Atance D, Claramunt MM, Varea X, Aburto JM. Convergence and divergence in mortality: A global study from 1990 to 2030. PLoS One. 2024;19(1): e0295842. doi: 10.1371

Bargmann W. Aus der Werkstatt der Anatomen. Stuttgart: Georg Thieme Verlag; 1965.

Bartens W. Als die Medizin Wissenschaft wurde. Süddeutsche Zeitung. 2024; Nr. 35

Benninghoff A., 1. Lehrbuch der Anatomie des Menschen. München-Berlin: J. F. Lehmanns Verlag; 1942.

Böckers A, Claassen H, Haastert-Talini K, Westermann J. Teaching Anatomy under COVID-10 conditions at German universities: recommendations of the teaching commission of the anatomical society. Ann Anat 2021, 234:151669.

Bourgery JM, Jacob NH. Atlas of human anatomy and surgery. Köln: Taschen; 2005.

Brennan PA, Standring SM, Wiseman SM. Gray's Surgical Anatomy. Elsevier; 2020.

Brenner E. Human body preservation-old and new techniques. J. Anatomy 2014; 224: 316–344.

Bryson B. Eine kurze Geschichte des menschlichen Körpers. München: Goldmann; 2020.

Camilleri G. Entwicklung der Anatomie in China. Zeitschrift für Chinesische Medizin 2/2016.

Clayton M, Philo R. Leonardo da Vinci Anatomist. London: Royal Collection Trust; 2017.

Czech H, Hildebrandt S, Reis SP, Chelouche T, Fax M, González-López E, Lepicard E, Ley A, Offer M, Ohry A, Rotzoll M, Sachse C, Siegel SJ, Simunek M, Teicher A, Uzarczyk K, van Viliez A, Wald HS, Wynia MK, Roelcke V. The Lancet Commission on medicine, Nazism, and the Holocaust: historical evidence, implications for today, teaching for tomorrow. Lancet 2023; doi.org/10.1016/S0140-6736 (23)01845-7

de.statista.com

DFG.de

Doty RW. Alkmaion's discovery that brain creates mind: a revolution in human knowledge comparable to that of Copernicus and of Darwin. Neuroscience 2007; 147(3): 561–568.

Eckart WU, Gradmann C. Ärzte-Lexikon: Von der Antike bis zur Gegenwart. Berlin-Heidelberg: Springer; 2001.

Eckert N, Lenzen-Schulte M. Vorerkrankungen – Risikogruppen sind jetzt bekannt. Dtsch Ärzteblatt 2020; 117 (43): B 1738–1739.

Ferguson D. Annotaded version of Andreas Vesalius's masterwork on human anatomy up for auction. The Guardian 2024, 15. Jan. theguardian.com

Feron VJ, Bruyntjes JP, Woutersen RA, Immel HR, Appelman LM. Nasal tumours in rats after short-term exposure to a cytotoxic concentration of formaldehyde. Cancer Lett 1988; 39(1):101–11.

https://Forschung-und-lehre.de/detailview/aerztekammer-fordert-6000-weitere-medizin-studienplaetze-5101

Frangoul H, Altshuler D, Cappellini MD, Chen YS, Domm J, Eustace BK, Foell J, de la Fuente J, Grupp S, Handgretinger R, Ho TW, Kattamis A, Kernytsky A, Lekstrom-Himes J, Li AM, Locatelli F, Mapara MY, de Montalembert M, Rondelli D, Sharma A, Sheth S, Soni S, Steinberg MH, Wall D, Yen A, Corbacioglu S. CRISPR-Cas9 Gene Editing for Sickle Cell Disease and β-Thalassemia. N Engl J Med. 2021; 384(3):252–260.

Frotscher M. Curriculum vitae (Klinikum Hamburg-Eppendorf).

Fuchs, M., Radeva, M. Y., Spindler, V., Vielmuth, F., Kugelmann, & Waschke, J. (2023). Cytoskeletal anchorage of different Dsg3 pools revealed by combination of hybrid STED/SMFS-AFM. Cellular and Molecular Life Sciences, 80(1): 25.

Garrison DH, Hast MH. The fabric of the human body (Kommentierte Übersetzung des Werks von Andreas Vesalius). Basel: Karger; 2014.

Gasser RJ/ Marktgemeinde Perchtoldsdorf. Der Anatom Josef Hyrtl 1810-1894. Wien-München-Bern: Verlag Wilhelm Maudrich; 1991.

Gensthaler BM. Von Vesalius zur Zelladhäsion. Weltanatomietag 2019. Pharm. ZTG, 164. Jahrgang, 44. Ausgabe, 31.10.2019.

Harari YN. Homo deus. München: Beck; 2017.

Hentschel J. Ein Knall oder eine Sirene können mich sehr erschrecken. Interview mit Keith Richards, Süddeutsche Zeitung. 2023; Nr. 284.

Hesse V. Auxiologie und Anatomie bei Goethe: Größer als die Zeitgenossen, Dtsch Arztebl 1998; 95(34-35): A-2038/B-1725/C-1621.

Hesse V. Goethe und die Brüder Humboldt-Medizin und Biologie. Liber Amicorum Katharina Mommsen, Bernstein; 2010.

Hildebrandt S. Wolfgang Bargmann (1906-1978) and Heinrich von Hayek (1900-1969): Careers in Anatomy continuing through German National Socialism to postwar leadership. Ann Anat. 2013: 283–295.

Hildebrandt S. The Anatomy of Murder. New York: Berghahn Books; 2016.

Hildebrandt S, Paulsen F, Waschke. Naturgetreue Darstellung als höchste Priorität. Sobotta Atlas der Anatomie. 25. Aufl. München: Elsevier; 2022.

Hirth MH. Anatomie in China-Eine Spurensuche. 2. Auflage. München: Kiener; 2018.

Hilloowala R, Lanza B, Pucetti MLA, Poggesi M, Martelli A. The anatomical waxes of La Specola. Premiere edizione. Firenze: Arnaud; 1995.

Holstein AF. Ein anderes Anatomiebuch – Die Geschichte des Anatomischen Instituts in Hamburg 1919-1972. Eigenverlag des Freundes- und Förderkreises des Universitätsklinikums Hamburg-Eppendorf e.V.; 2020.

Hyrtl J. Lehrbuch der Anatomie des Menschen. Friedrich Ehrlich, Prag; 1846.

Hyrtl J. Die alten deutschen Kunstworte der Anatomie. Werner Fritsch, München; 1966.

Isaacson W. Leonardo da Vinci-die Biographie. Berlin; Propyläen; 2019.

Klimt K. Lutherus Medicinae – Aus dem Leben eines Leichenräubers. 1. Aufl. Halle. Projekte-Verlag Cornelius; 2010.

Lanz T, Wachsmuth W. Praktische Anatomie. Berlin-Heidelberg-New York. Springer-Verlag; 1955–1993.

Laurenza D. Leonardo Anatomie. Stuttgart: Belser; 2009.

Leveling HP. Anatomische Erklärung der Original-Figuren von Andreas Vesal. Facsimile-Druck. Lindau: Antiqua; 1982.

Loyd G. Alcmaeon and the early history of dissection. Sudhoffs Archiv 1975; 113–147.

Mani N. Vesals erste Anatomie in Bologna 1540: Ruben Erikssons Veröffentlichung eines Augenzeugenberichts. Gesnerus: Swiss Journal of the history of medicine and sciences 1960; 17 (1-2)

https://Medizinische-fakultaeten.de/themen/studium/masterplan-medizinstudium-2020

Metz S. Die Therapie ändert das Leben. Süddeutsche Zeitung. 2023; Nr. 298.

Mons U, Gredner T, Behrens G, Stock C, Brenner H. Cancers due to smoking and high alcohol consumption – estimation of the attributable cancer burden in Germany. Dtsch Ärzteblatt Int 2018; 115: 571–577.

Mukherjee S. Der König aller Krankheiten: Krebs – eine Biografie. Köln: Dumont; 2012.

Neuhuber WL, Denker H-W. Obituary: Prof. Dr. med. Dr. h.c. Michael Frotscher (1947-2017). Cells Tissues Organs 2017; 204:326

NKLM.de

Nutton V. Galen-A thinking doctor in imperial Rome. New York: Routledge; 2020.

onlineonly.christies.com

Pabst R.Exposure to formaldehyde in anatomy: an occupational health hazard? Anat Rec. 1987;219(2):109–12.

Paulsen F, Waschke J (Hrsg). Sobotta Atlas der Anatomie. 25. Aufl. München: Elsevier; 2022.

Peichl L, Seyfahrt E. Vor 100 Jahren: Nobelpreis für Golgi und Ramón y cajal. Neuroforum 4/06, de Gruyter; 2006.

Persaud TVN, Loukas M, Tubbs RS. A history of human anatomy. Springfield: Thomas; 2014.

Plewig G. Andreas Vesalius-Das Buch der medizinischen Bücher und die Universität München: Medizin und Kunst. http://medizin-kunst.de uploads, 2020/05

praktischarzt.de

Pritchard J. In Memoriam Wolfgang Bargmann. J. Anatomy 1979; 128: 407.

Püschel K, Aepfelbacher M. Umgang mit Corona-Toten, Obduktionen sind keinesfalls obsolet. Dtsch Ärzteblatt 2020; 117 (20): B 892-894.

Qiu S, Hu Y, Huang Y, Gao T, Wang X, Wang D, Ren B, Shi X, Chen Y, Wang X, Wang D, Han L, Liang Y, Liu D, Liu Q, Deng L, Chen Z, Zhan L, Chen T, Huang Y, Wu Q, Xie T, Qian L, Jin C, Huang J, Deng W, Jiang T, Li X, Jia X, Yuan J, Li A, Yan J, Xu N, Xu L, Luo Q, Poo MM, Sun Y, Li CT, Yao H, Gong H, Sun YG, Xu C. Whole-brain spatial organization of hippocampal single-neuron projectomes. Science. 2024 383(6682): doi: 10.1126

Rau R, Schmertmann CP. Lebenserwartung auf Kreisebene in Deutschland. Dtsch Ärzteblatt 2020; 117 (29-30): B 493–499.

Rauber A, Kopsch F. Anatomie des Menschen. 7. Aufl. Leipzig: Thieme; 1906.

Reinhardt V. Die Macht der Seuche. Wie die Große Pest die Welt veränderte. München: Beck; 2021.

Roberts KB, Tomlinson JDW. The fabric of the body. Oxford: Oxford University Press; 1992.

Sachs M. Geschichte der operativen Chirurgie (Band 1 und 4). Heidelberg: Kaden-Verlag; 2000/2003.

Schaffer J. Vorlesungen über Histologie und Histogenese. Leipzig: Verlag von Wilhelm Engelmann; 1920.

Scudellari M. To stay young, kill zombie cells. Nature 2017; 550 (7677): 448–450.

Sharma A, Boelens JJ, Cancio M, Hankins JS, Bhad P, Azizy M, Lewandowski A, Zhao X, Chitnis S, Peddinti R, Zheng Y, Kapoor N, Ciceri F, Maclachlan T, Yang Y, Liu Y, Yuan J, Naumann U, Yu VWC, Stevenson SC, De Vita S, LaBelle JL. CRISPR-Cas9 Editing of the HBG1 and HBG2 Promoters to Treat Sickle Cell Disease. N Engl J Med. 2023; 389(9):820–832.

Sosinsky A, Ambrose J, Cross W, Turnbull C, Henderson S, Jones L, Hamblin A, Arumugam P, Chan G, Chubb D, Noyvert B, Mitchell J, Walker S, Bowman K, Pasko D, Buongermino Pereira M, Volkova N, Rueda-Martin A, Perez-Gil D, Lopez J, Pullinger J, Siddiq A, Zainy T, Choudhury T, Yavorska O, Fowler T, Bentley D, Kingsley C, Hing S, Deans Z, Rendon A, Hill S, Caulfield M, Murugaesu N. Insights for precision oncology from the integration of genomic and clinical data of 13,880 tumors from the 100,000 Genomes Cancer Programme. Nat Med. 2024, doi: 10.1038/s41591-023-02682-0. Online ahead of print. PMID: 38200255

Spindler V, Gerull B, Green KJ, Kowalczyk AP, Leube R, Marian AJ, Milting H, Müller EJ, Niessen C, Payne AS, Schlegel N, Schmidt E, Strnad P, Tikkanen R, Vielmuth F, Waschke J. Meeting report - Desmosome dysfunction and disease: Alpine desmosome disease meeting. J Cell Sci. 2023; 136 (1)

Standring S. Gray's Anatomy. 42nd edition. Elsevier; 2021.

Statistisches Bundesamt, Wiesbaden. destatis.de

Schütz M. Leichen und Legitimation. Krise und Krisenbewältigung in der deutschsprachigen Anatomie 1900-1960. Kumulative Habilitationsschrift zur Erlangung der Venia Legendi für das Fach Geschichte, Theorie und Ethik der Medizin an der Medizinischen Fakultät der Ludwig-Maximilians-Universität München 2023.

Schütz M, Schochow M, Waschke J, Marckmann G, Steger F. Anatomical Vitamin C-Research during National Socialism and the Post-war Period: Max Clara's Human Experiments at the Munich Anatomical Institute. Medizinhist J. 2014;49(4):330-55.

Schütz M, Waschke J, Marckmann G, Steger F. The Munich Anatomical Institute under National Socialism. First results and prospective tasks of an ongoing research project. Ann Anat. 2013 Jul;195(4):296–302.

Schütz M, Waschke J, Marckmann G, Steger F. Munich anatomy and the distribution of bodies from the Stadelheim execution site during National Socialism. Ann Anat. 2017 May;211:2–12.

Toellner R. Illustrierte Geschichte der Medizin. Andreas und Andreas, Verlagsbuchhandel, Salzburg; 1978.

Voigt A. Die Organisation der medizinischen Versorgung in den Städten während des 15. Und 16. Jahrhunderts. Norderstedt: Grin; 2001.

Vollmuth R. Die Anatomie der Renaissance von Leonardo Da Vinci bis Andreas Vesal. München: Neuer Merkur; 2004.

Waschke J. Terminologia anatomica: Evolution but not Revolution. Anat Sci Int 2024, accepted.

Waschke J (Hrsg). Mensch – einfach genial. Die Anatomie zwischen Locke und Socke. 1. Aufl. München: Elsevier; 2020.

Waschke J, Böckers T, Paulsen F (Hrsg). Sobotta Lehrbuch Anatomie. 2. Aufl. München: Elsevier; 2019.

Waschke J, Bergmann M, Bräuer L, Brenner E, Buchhorn A, Deutsch A, Dokter M, Egu DT, Ergün S, Fassnacht U, Fietz D, Gundlach S, Heermann S, Hirt B, Kugelmann D, Müller-Gerbl M, Neiss W, Nimtschke U, Plendl J, Pretterklieber M, Redies C, Scaal M, Schmidt MHH, Schmiedl A, Schnittler HJ, Schomerus C, Sebestény T, Spittau B, Steiniger B, Tschernig T, Unverzagt A, Viebahn C, Voigt E, Weigner J, Weyers I, Winkelmann A, Winkler M, Paulsen F (2018) Recommendations of the working group of the Anatomische Gesellschaft on reduction of formaldehyde exposure in anatomical curricula and institutes. Ann Anat 2018, 221:179–185.

Wieh H. Niels Stensen-Sein Leben in Dokumenten und Bildern. Würzburg: Echter; 1988.

Wikipedia.de

Winkelmann A. Von Achilles bis Zuckerkandl. 2. Aufl. Bern: Verlag Hans Huber; 2009.

Winkelmann A. The ëconomy of truth New historical sources allow new insights into Hermann Stieve's use of bodies of execution victims for research. Ann Anat. 2022 Apr; 241:151893.

Winkelmann A, Freiberger I. Anatomist Hermann Stieve used Nazi victims for his research on the menstrual cycle, but did he also fabricate facts? Arch Gynecol Obstet. 2022 Oct;306(4):1287–1298.

Zissler D, Von „Danton's Tod" bis zum Nervensystem der Barben Naturforscher: Georg Büchner (1813–1837). Ber. Naturf. Ges. Freiburg i.Br. S.133-164, Freiburg; 1991.

Der Autor

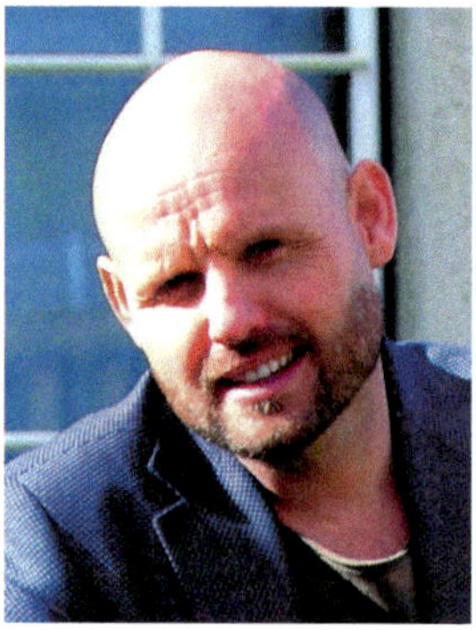

Jens Waschke, geb. 1974 in Bayreuth, lebt mit seiner Frau und seinen beiden Söhnen in München. Nach Medizinstudium und Promotion im Fach Anatomie an der Universität Würzburg arbeitete er in der Inneren Medizin, bevor er seine Weiterbildung in der Anatomie fortsetze.

Nach einem Forschungsaufenthalt an der University of Davis (Kalifornien) im Fach Physiologie habilitierte Waschke 2007 für das Fach Anatomie und Zellbiologie und wurde auf den neu gegründeten Lehrstuhl III für Anatomie in Würzburg berufen. Im Jahr 2011 folgte er dem Ruf auf den Lehrstuhl I an der Anatomischen Anstalt der Ludwig-Maximilians-Universität in München. Weitere Rufe nach Wien und Hannover lehnte Waschke ab. Im Jahr 2018 wurde er zum Präsidenten der Anatomischen Gesellschaft gewählt und war bis 2022 Vorstandsmitglied. Jens Waschke ist Ehrenmitglied der anatomischen Gesellschaften in Äthiopien und Chile.

In seiner Forschung untersucht Jens Waschke Erkrankungen, die durch eine Fehlfunktion von Desmosomen hervorgerufen werden wie die Autoimmunkrankheit Pemphigus und die Arrhythmogene Kardiomyopathie. Er folgt dabei dem Credo, dass Erkrankungen in sehr unterschiedlichen Organen wie Herz, Haut und auch dem Verdauungssystem bei chronisch entzündlichen Darmerkrankungen durch ähnliche Mechanismen verursacht sein können, wenn dabei die Haftung von Desmosomen gestört ist. Sein Ziel ist daher, durch eine verbesserte Haftung der betroffenen Zellen neue Therapieansätze zu entwickeln.

Seit 2007 ist Jens Waschke Herausgeber verschiedener Anatomie-Bücher, wie auch des Sobotta-Atlas und hat das Sachbuch „Mensch – einfach genial. Die Anatomie zwischen Locke und Socke" geschrieben. Mit Dr. Andreas Dietz hat er das Lernprogramm quo**wadi**s-anatomie.de entwickelt. Um seine Begeisterung für Anatomie auch außerhalb seiner Tätigkeit auszuleben, hat Waschke die Anatomie-Krimis um Professor Nodus entwickelt, von denen bisher „Einbein" und „Waidmannsheil" erschienen sind.

Jens Waschke ist Mitglied der Zwanglosen Gesellschaft.

Anatomenregister